体脂肪を燃やす
スポーツトレーニング

別冊宝島編集部 編

宝島社
文　庫

体脂肪を燃やすスポーツトレーニング

体脂肪を燃やすスポーツトレーニング＊目次

PART1　1日15分！　体脂肪を燃やす「赤筋」倍増プログラム

プッシュアップ【腕立てふせ】＆シットアップ【腹筋】の「混合筋トレ」で、シャープな身体をつくる！

混合型筋トレ

PART2　マフェトン理論で健康なアスリートになる！

PART3　ライフスタイル別食事管理術

20％カロリーカットで「理想の体重」を目指す！

制作・レイアウト
酒井均
砂田幸子
（酒井メディア工房）

PART 1

1日15分！　体脂肪を燃やす「赤筋」倍増プログラム

プッシュアップ【腕立てふせ】＆シットアップ【腹筋】の「混合筋トレ」で、シャープな身体をつくる！

理想は逆三角形の身体！

プッシュアップ

男性ならだれもが憧れる逆三角形の体型。しまった厚い胸板に必要なのは、大胸筋と三角筋と腕まわり。プッシュアップはその3つの筋群を一気に鍛えられる。基本フォームはもちろん、バリエーションもマスターしよう。

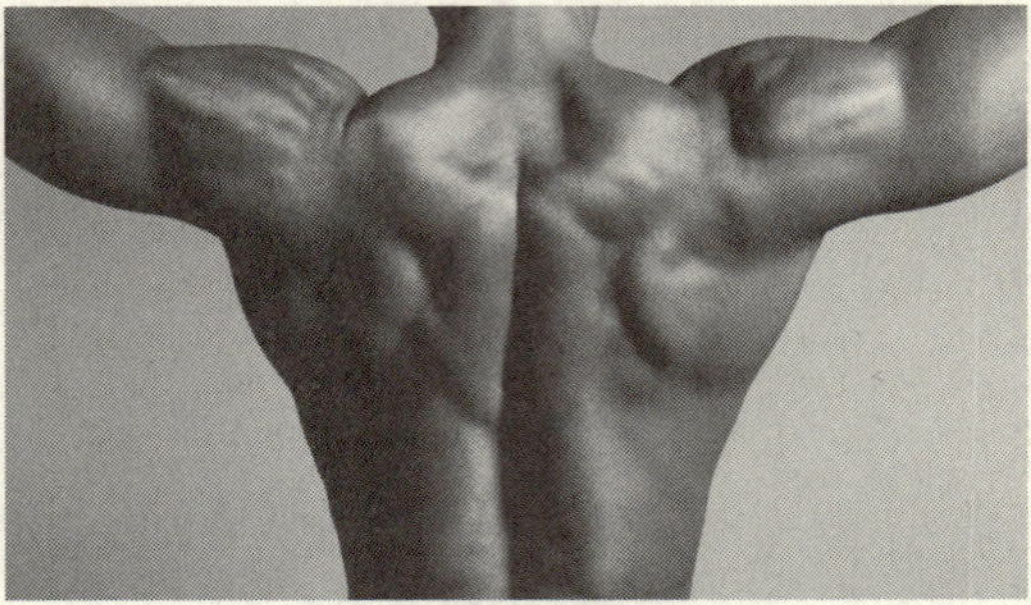

プッシュアップのポイント

●腕を伸ばした状態からスタートせず、床に近づけた状態から始めよう。胸の筋肉を縮めていくコンセントリック（P.52「筋肉講座」参照）から始めると、胸の筋肉に意識が集中しやすい。

●自分の身体を床から押し上げるのではなく、腕で床を押し下げるような意識で行なう。

●回数をこなすより、正しいフォームでしっかり行なうほうが効果がある。うつぶせになって行なうプッシュアップの動きは、日常生活ではほとんどない。鏡で見づらく、フォームが崩れやすいので注意しよう。

監修／中野・ジェームズ・修一　取材・構成／青木まき子　写真／平山法行
モデル／杉本里栄、藤田百合江　本文イラスト／勝山英幸

プッシュアップベーシック

プッシュアップはポピュラーな筋トレだが、意外と正しいフォームで行なわれていない。正しいフォームで効果を高める。

① スタートポジション
手はハの字に開き、肩のラインからまっすぐ下に置く。1〜3は息を吐きながら行なう。

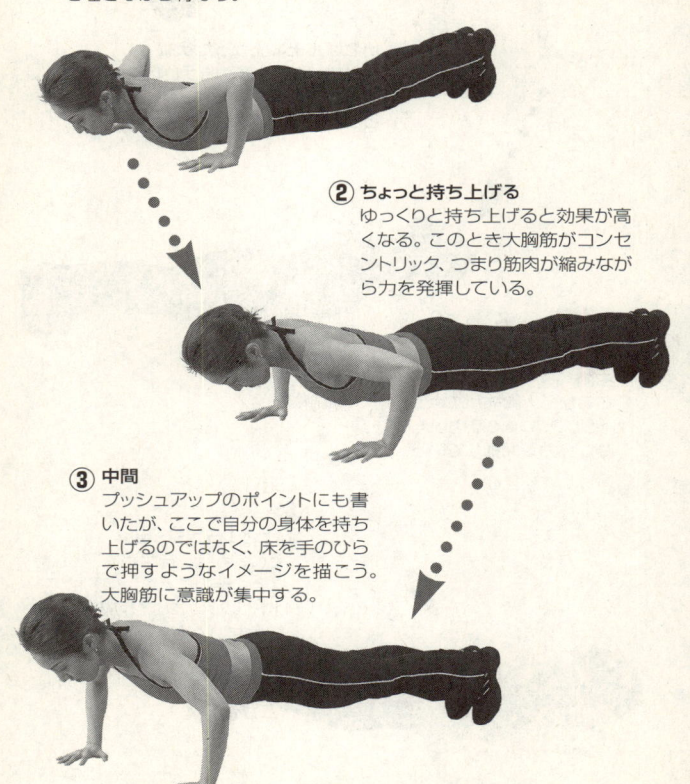

② ちょっと持ち上げる
ゆっくりと持ち上げると効果が高くなる。このとき大胸筋がコンセントリック、つまり筋肉が縮みながら力を発揮している。

③ 中間
プッシュアップのポイントにも書いたが、ここで自分の身体を持ち上げるのではなく、床を手のひらで押すようなイメージを描こう。大胸筋に意識が集中する。

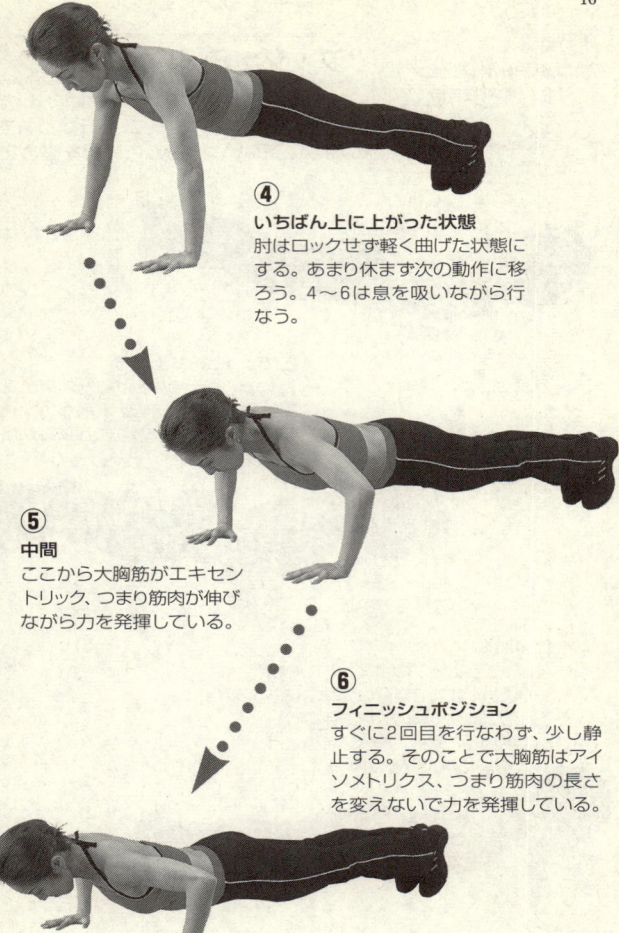

④

いちばん上に上がった状態

肘はロックせず軽く曲げた状態にする。あまり休まず次の動作に移ろう。4〜6は息を吸いながら行なう。

⑤

中間

ここから大胸筋がエキセントリック、つまり筋肉が伸びながら力を発揮している。

⑥

フィニッシュポジション

すぐに2回目を行なわず、少し静止する。そのことで大胸筋はアイソメトリクス、つまり筋肉の長さを変えないで力を発揮している。

筋力は人によってさまざま。
自分に合った強度レベルで徐々に
筋力をつけていこう。

強度調節 4 Level

Level 1

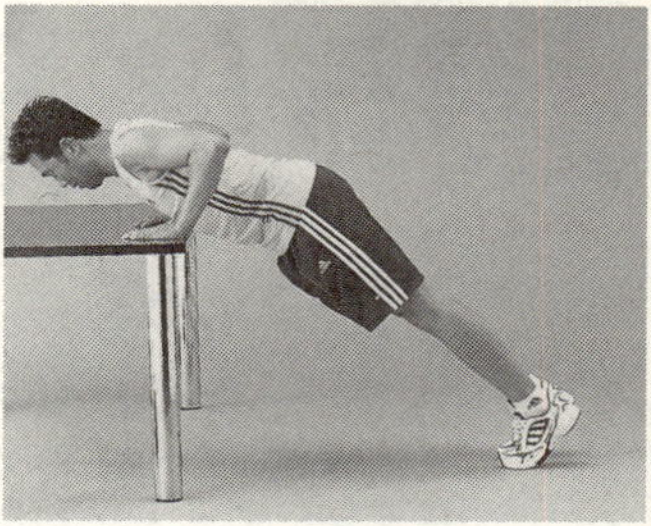

テーブルの縁に手を置き、腕を曲げた状態から、テーブルを押すつもりで腕を伸ばしていく。背中から下肢のラインはまっすぐに保つ。伸ばしていくときは息を吐き、曲げるときは息を吸う。

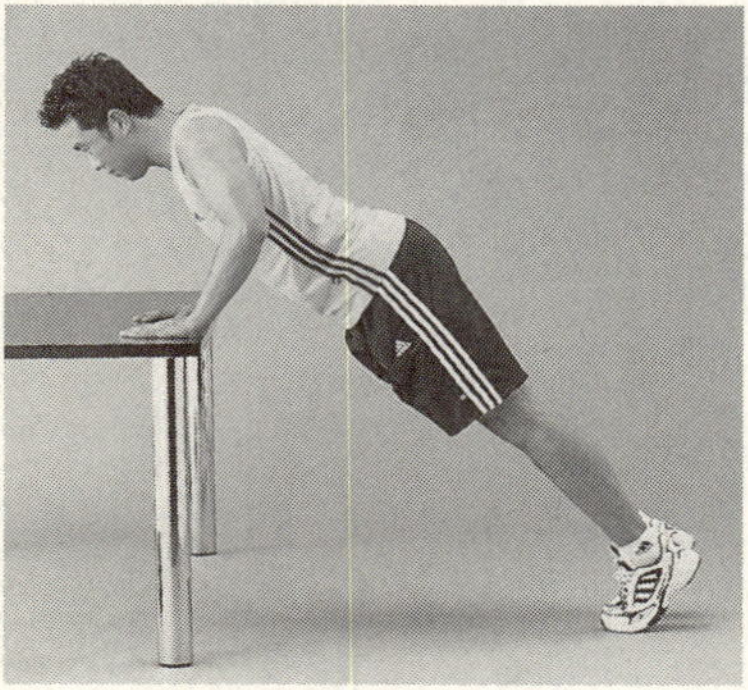

Level 2

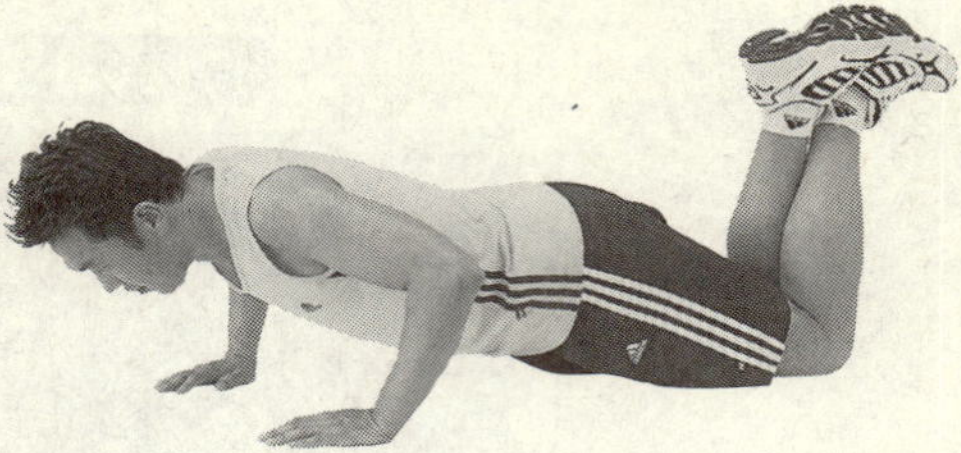

床に膝をつけた状態。曲げた腕を伸ばすときは、手で床を押すように意識する。背中から下肢のライン、呼吸などLevel 1と同じ。

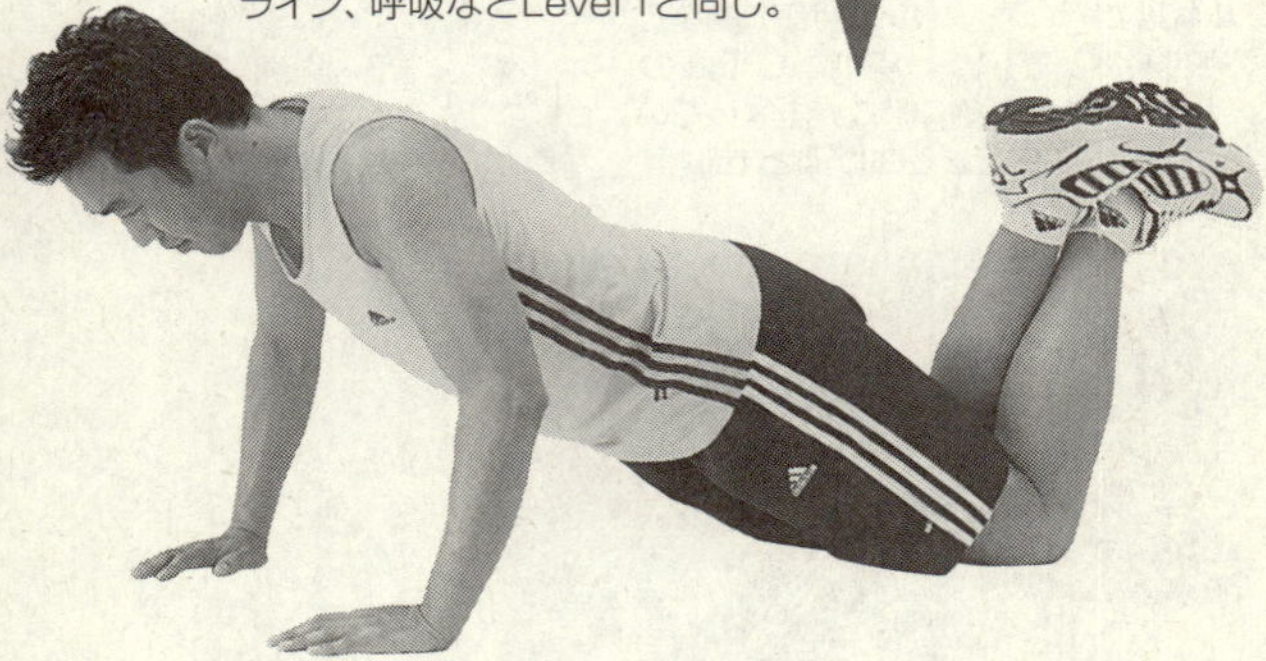

Level 3

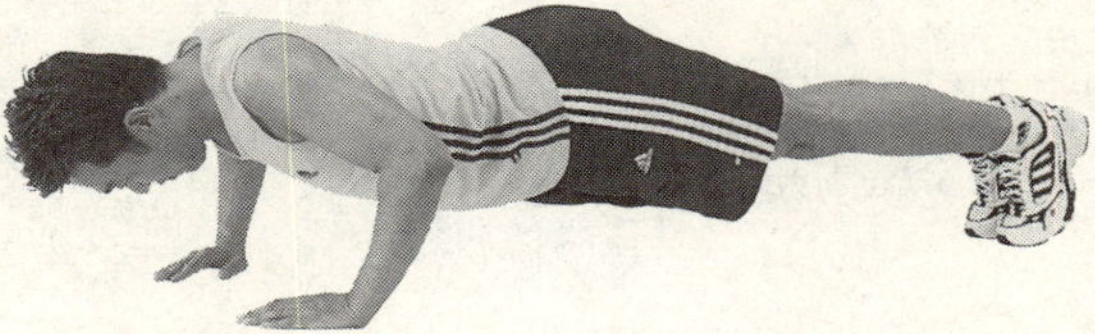

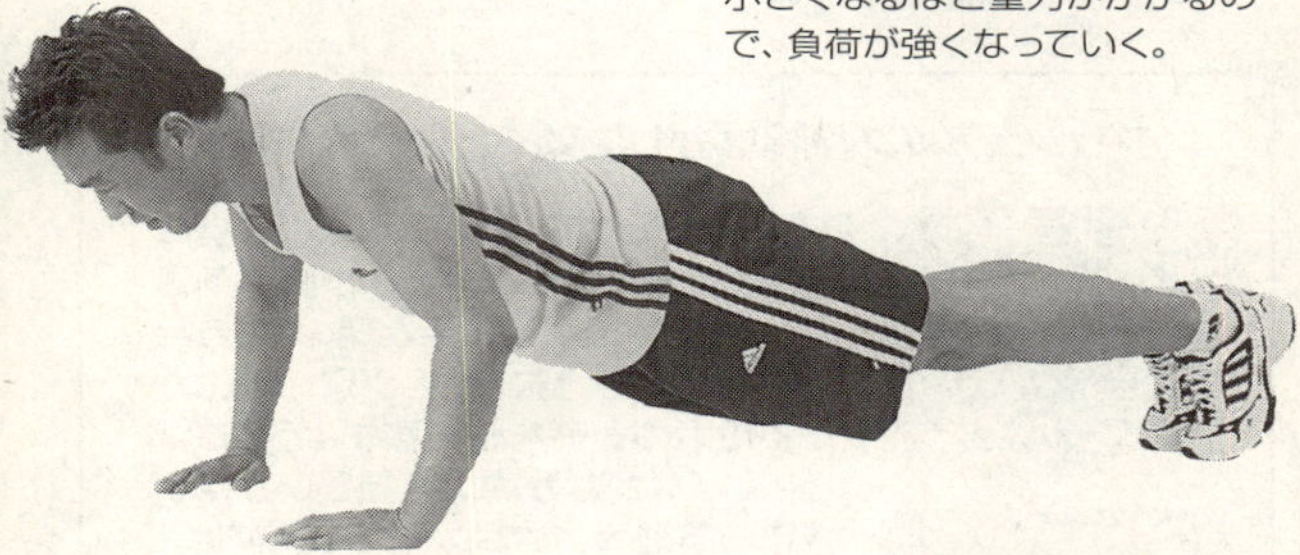

ベーシック。やり方はP.15を見よう。床と身体のラインの角度が小さくなるほど重力がかかるので、負荷が強くなっていく。

Level 4

かなり上級者向け。負荷が高く、瞬発力も要するので白筋（速筋）に効果があり、筋肥大しやすくなる。着地のとき、手首を捻らないよう気をつけよう。

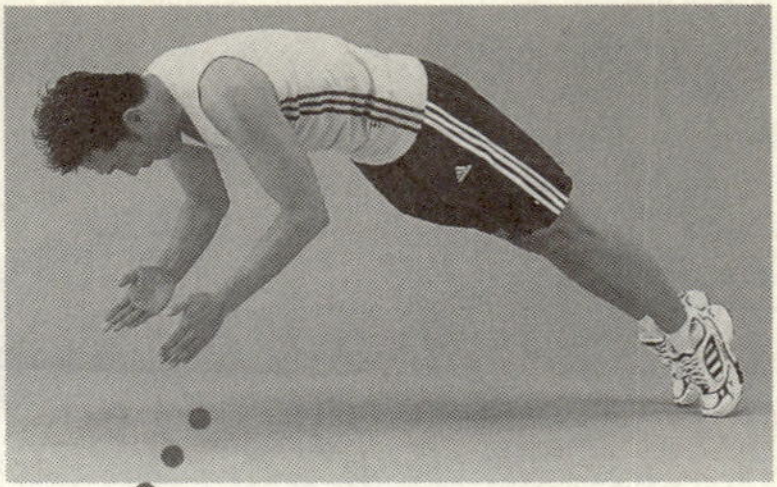

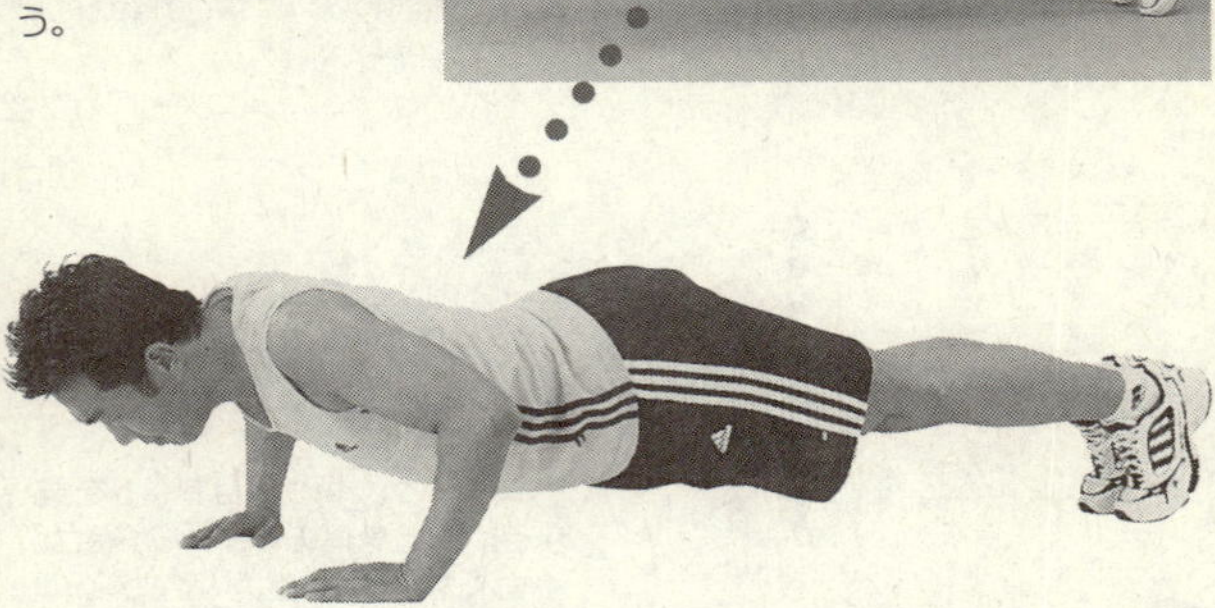

プッシュアップが腕ばかりに効くという人には

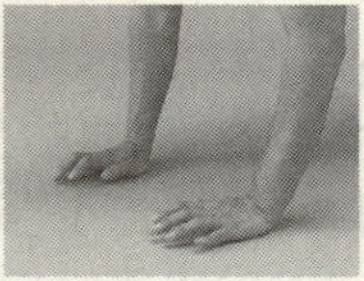

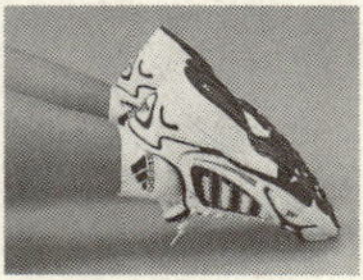

プッシュアップをすると胸よりも腕の筋肉がつくという人は、より胸に刺激が与えられるように、手と足のポジションを写真のようにし、手や足の先にかかる重力の負荷を胸に移すようにするとよい。なかなか胸に意識がいかない人にもお勧め。ただし、かなり負荷は強くなる。

同じプッシュアップでも、腕の位置を変えるだけで大胸筋はもちろん、胸周辺の筋肉にさまざまな変化が起き、刺激の強弱もつく。

腕の位置を変える

ナロウスタンス

両手を肩幅よりも狭くした状態。胸と肩の関節可動域が広がり、大胸筋にかかる負荷が高くなる。大胸筋だけでなく、上腕三頭筋、三角筋にと、まんべんなく刺激を与えることができる。大胸筋によりフォーカスしたい場合には、ワイドスタンスを行なうとよい。

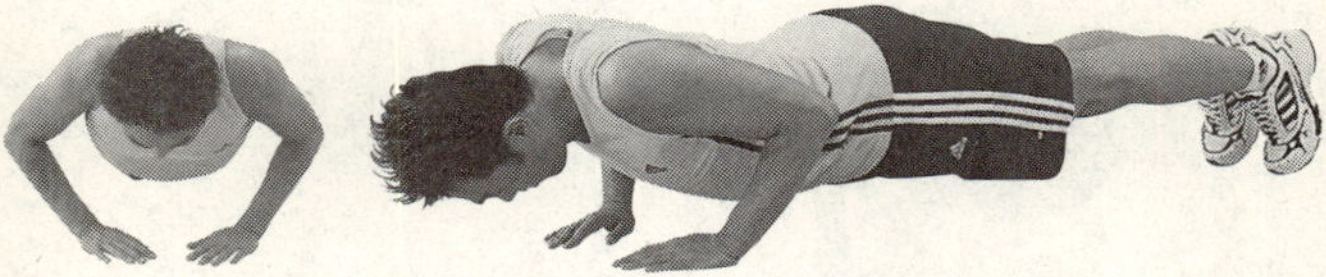

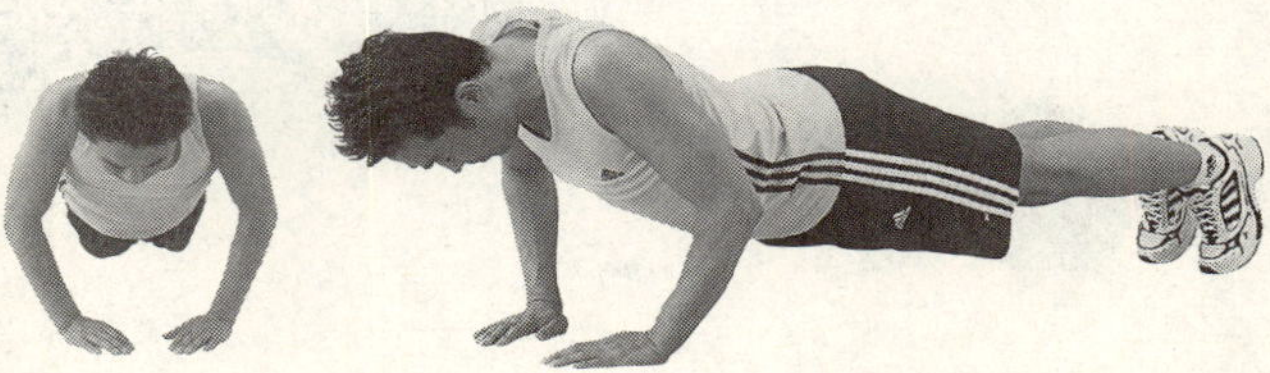

ワイドスタンス

両手を肩幅よりも大きく開いた状態。このことによって胸と肩の関節可動域が狭くなるので、結果として大胸筋にかかる負荷はナロウスタンスに比べて低くなる。大胸筋に意識（刺激）がいきやすいので、ベーシックなプッシュアップでは胸の筋肉に効果がないという人によい。

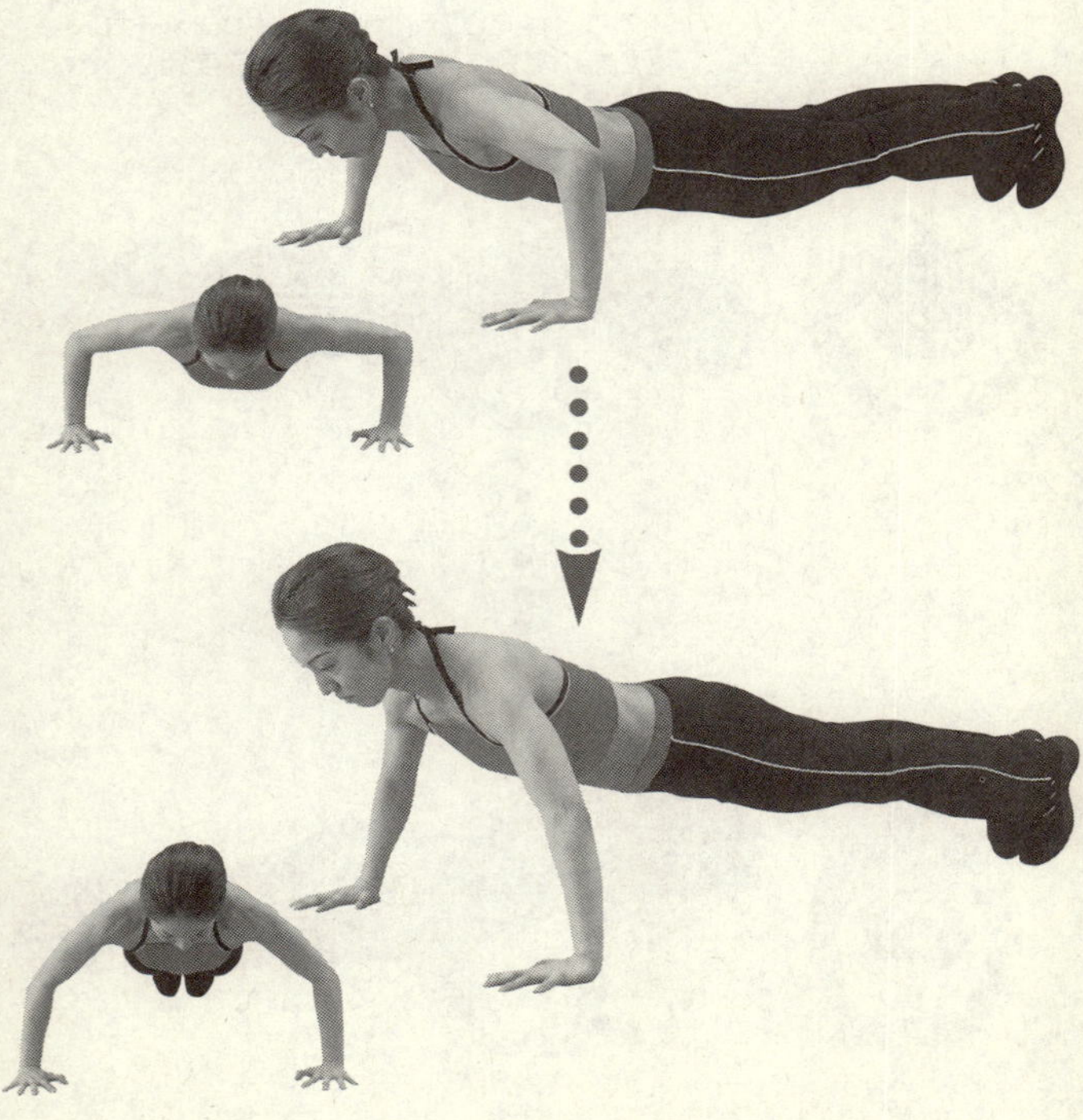

オルタネイト

電話帳や薄い台などを使って、片方の手の位置を高くする。生活習慣や利き腕、スポーツ（テニスなど）で左右の胸の筋力が違う人、また、片方ずつしっかり鍛えたい人に向いている。台にのせたほうの胸と肩の関節可動域が広がり負荷が上がる。

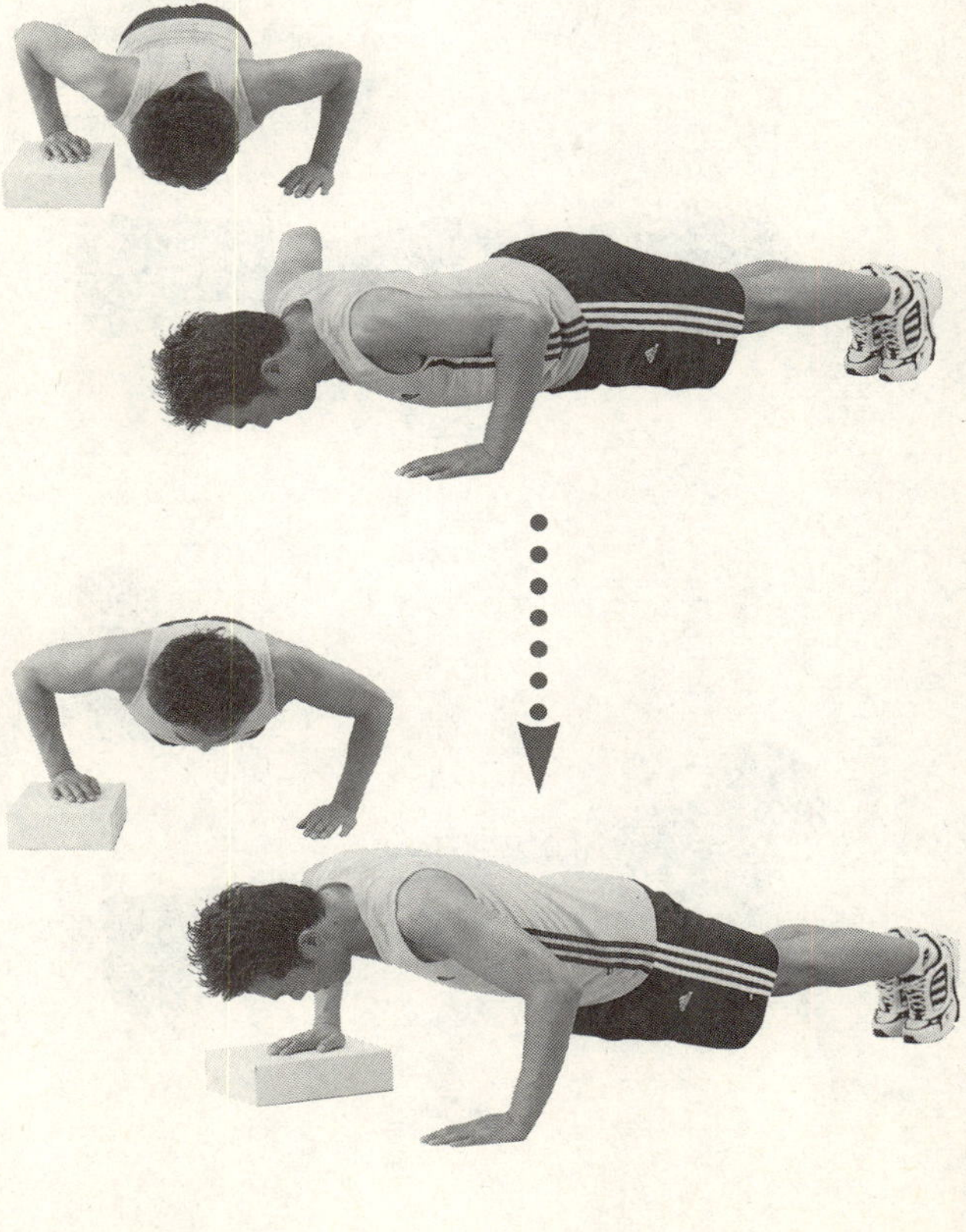

サジタリーワイド

片手を前、もう片手を後ろのポジションにする。
前に出したほうの手は、その手の側の大胸筋上部と三角筋に効果がある。
後ろに引いたほうの手は、その手の側の大胸筋下部に効果がある。

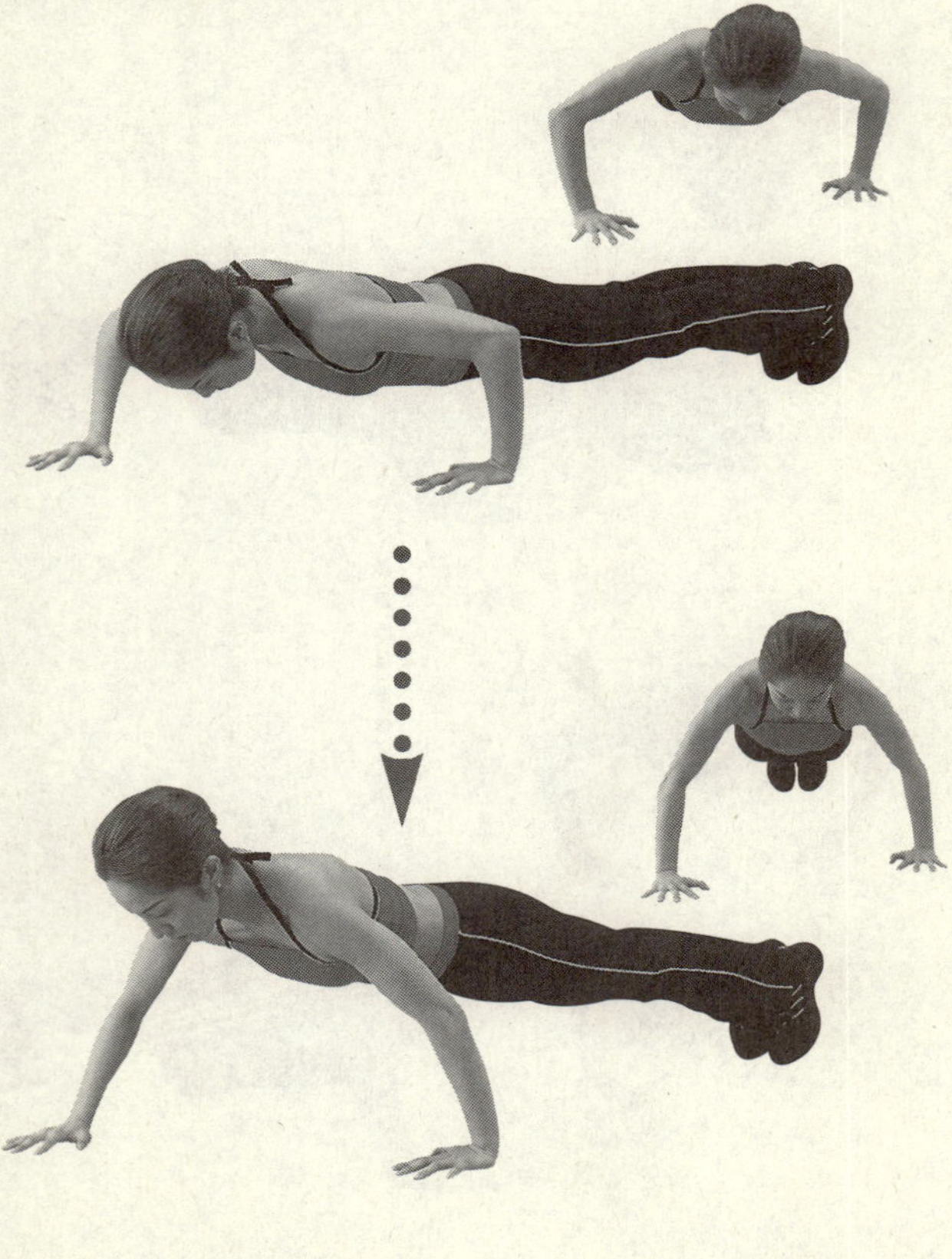

脚の位置を変える

腕の位置同様、脚の位置を変えると同じ大胸筋でも効果の表われる部分が変わってくる。自分の目標に合わせて挑戦してみよう。

インクライン

上肢が斜め上になった状態。大胸筋下部に効果がある。しかし床に対して重力の負荷が軽くなるので、筋力不足の人、プッシュアップが苦手な人にお勧め。

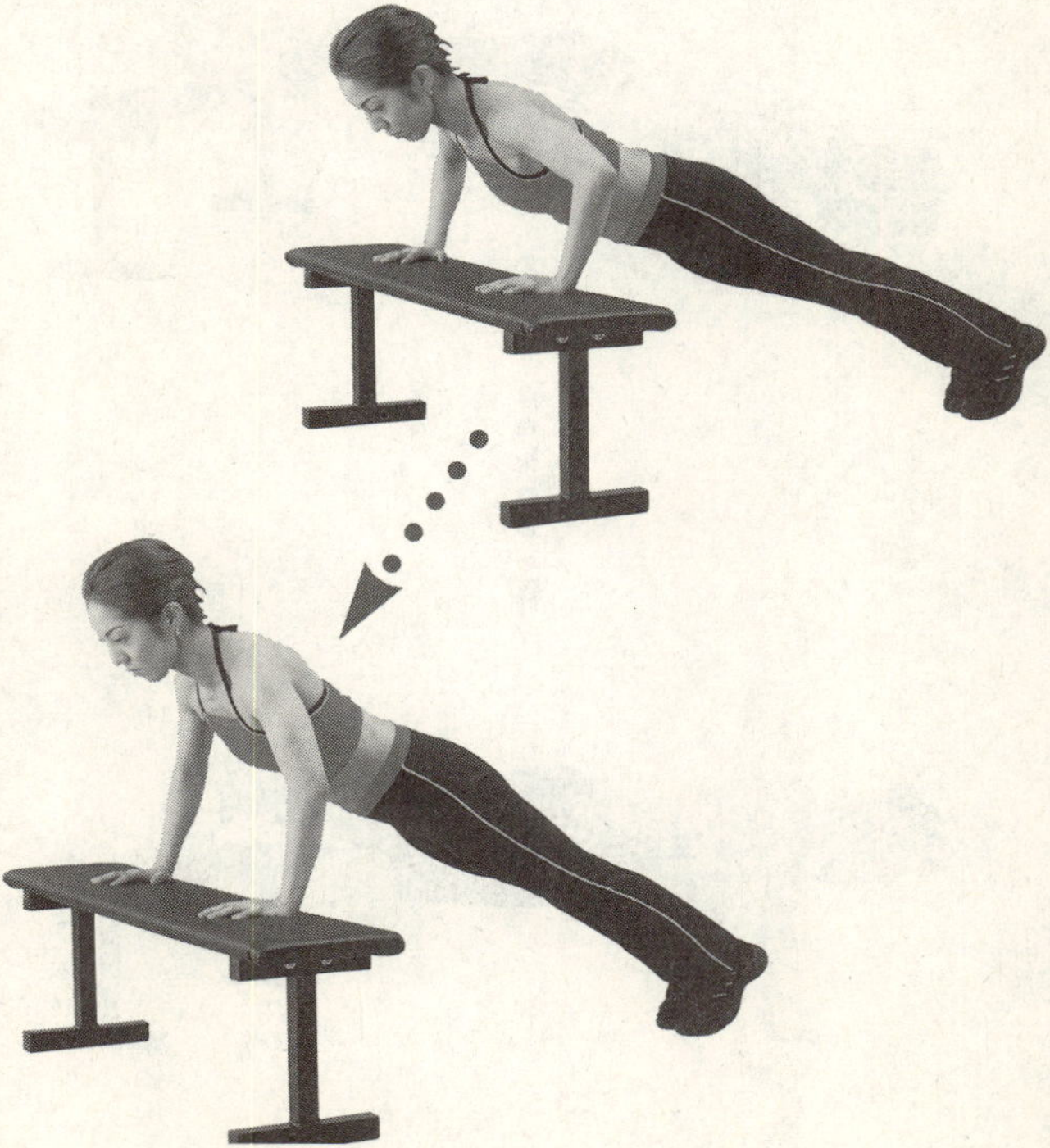

デクライン

上肢が斜め下になった状態。関節可動域が上がる。下肢にかかっていた重力の負荷が上肢に配分されることにより、より胸に負荷がかかる。大胸筋上部に効果がある。

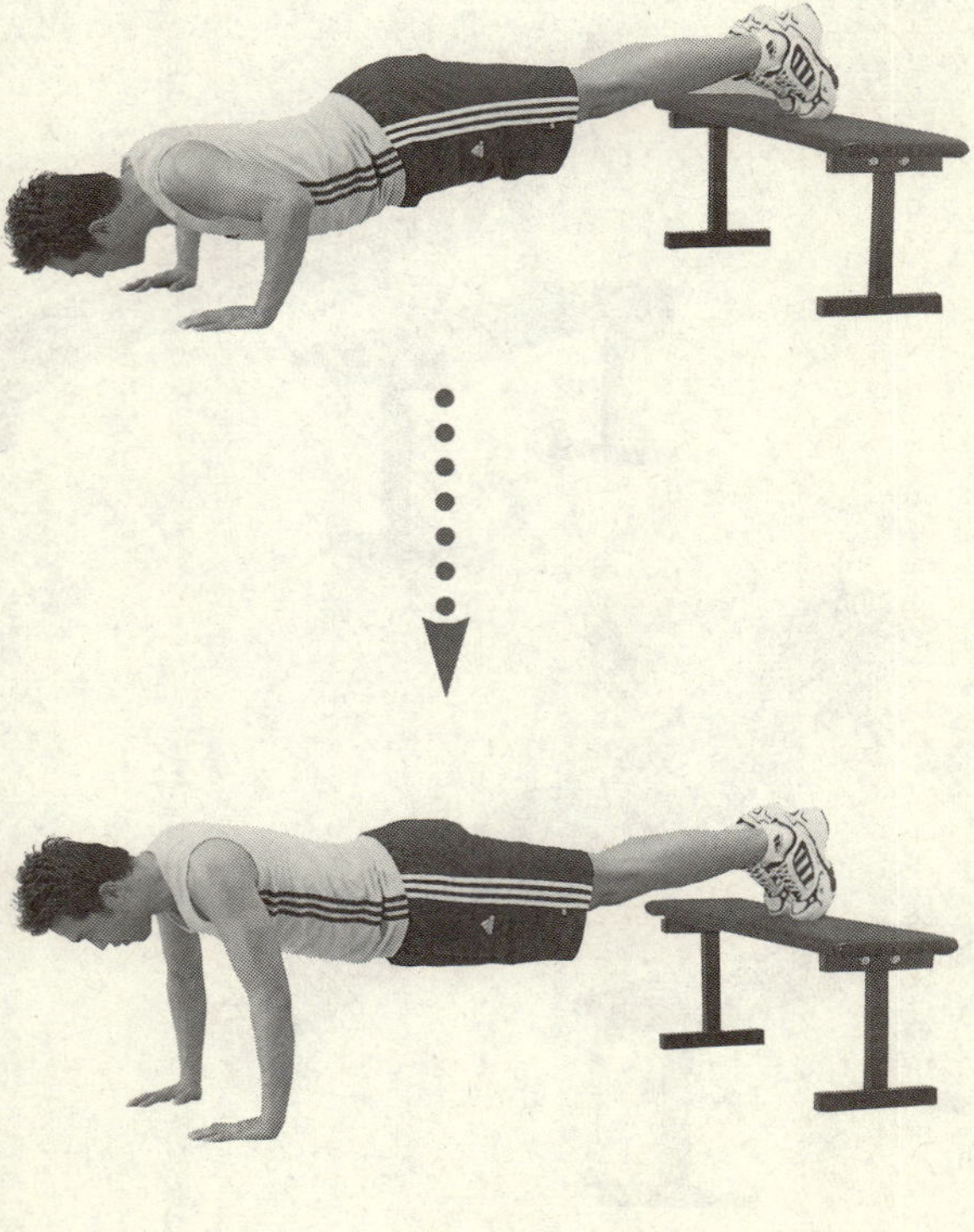

プッシュアップスタンドを利用する

プッシュアップでかなり筋力がついてきたなら、自分の体重の負荷がさらに大きくなる、プッシュアップスタンドを利用してみるのもいい。

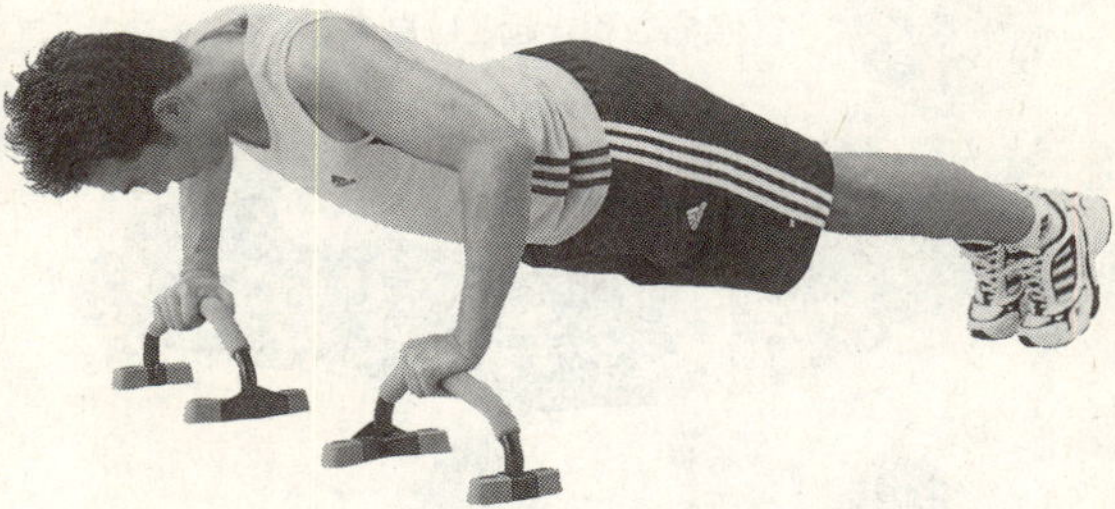

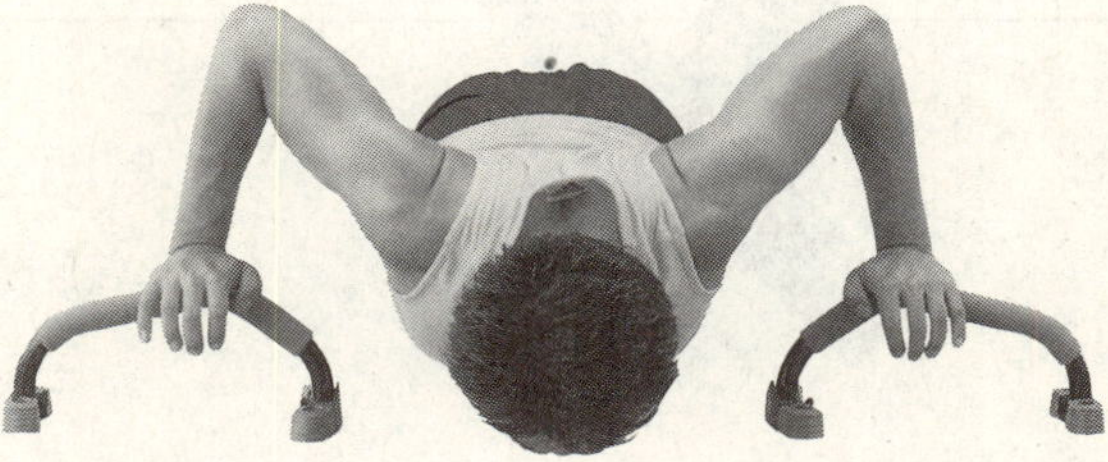

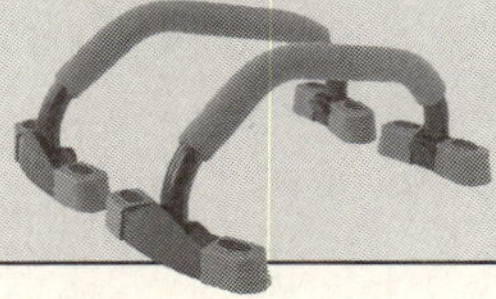

2000円程度で買えるプッシュアップスタンド。これを利用すれば、肩、胸の関節可動域が広がり、より大胸筋に刺激を与えやすくなる。

こんなプッシュアップはNG!

腰が反っているために、あごが出てしまうパターンをよく見かける。あごが上がりすぎると、頚椎にも負担がかかる。腰が反ると腰部に負担がかかり、腰痛を引き起こしやすくなる。

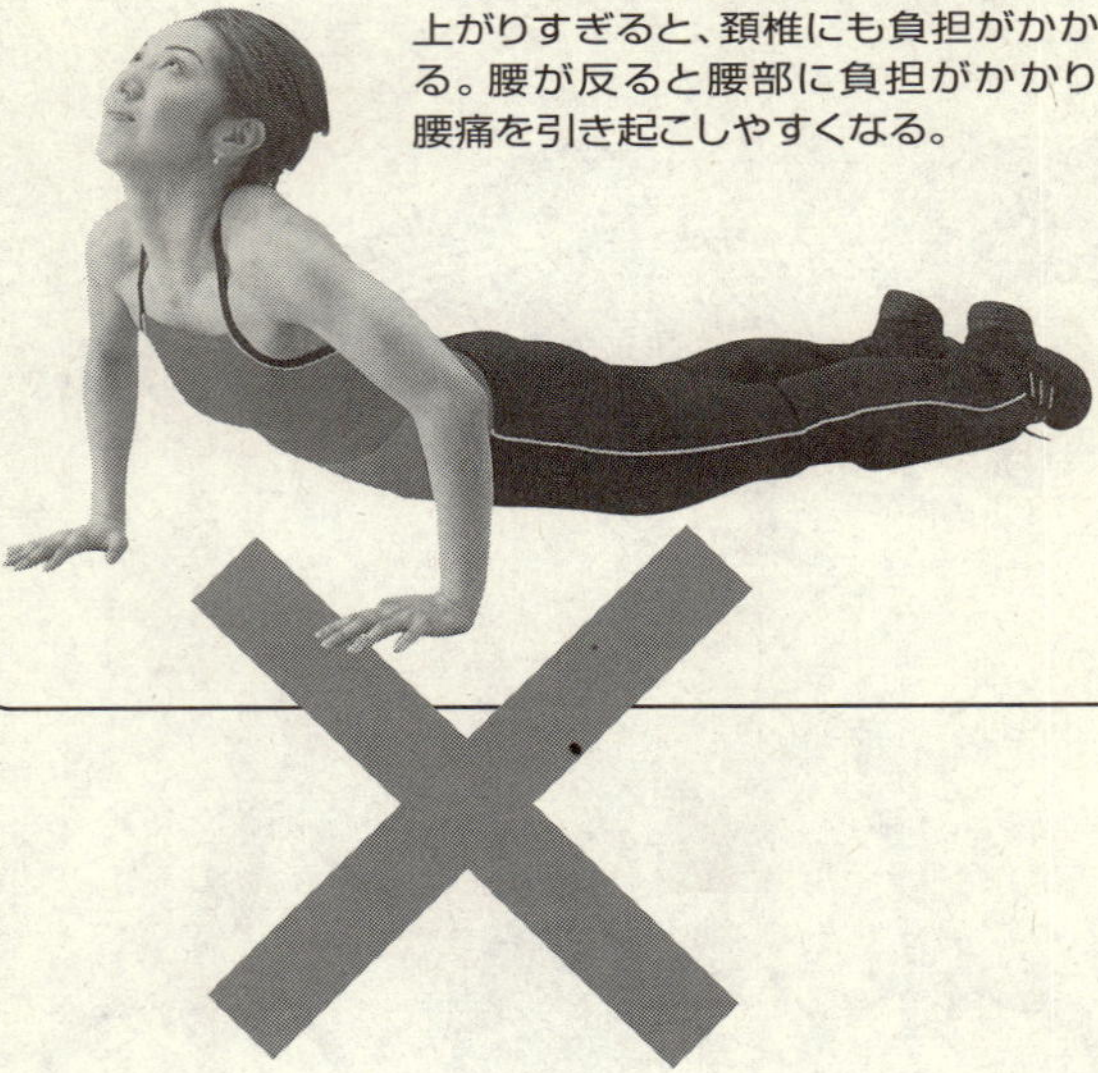

引き締まった腹筋は若さの象徴
シットアップ

体重は増えなくても、年齢とともに腹回りが太くなった、腹が出てきたと感じ始めたら、それは立派な中年体型。毎日少しのシットアップで、引き締まった腹筋がよみがえる。今日から始めて中年体型にストップをかけよう。

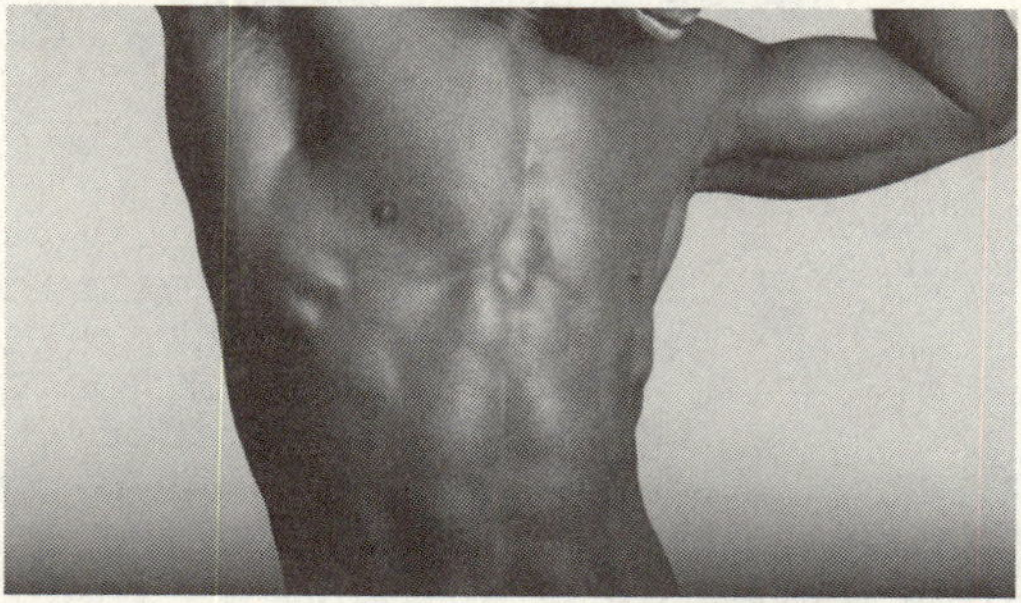

シットアップのポイント

●シットアップをすると首が痛くなる人がいるが、それは腹部の筋力不足が考えられる。最初から強度の強いものではなく、弱いものから徐々に筋力をつけていけば、腹筋だけに意識を集中できるようになる。あせりは禁物。

●コンセントリック（P. 52参照）やエクセントリックだけでなく、上で止まるというアイソメトリクスも忘れずに行なうことが、バランスのよいシットアップトレーニングとなる。いつも姿勢を正すだけでも軽いアイソメトリクスになる。

●腹筋は筋肉をだらけさせてはいけない。とにかく毎日少しでもいいから、刺激を与え続けることが大切。

シットアップベーシック

しっかり腰を床につけ、上体を高く起こそうとすると首や肩に力が入るので、高さよりも腹筋が収縮することを意識する。

① スタートポジション

膝は軽く曲げ、足の裏をしっかり床につける。膝は骨盤と同じくらいの幅に開く。膝を曲げることによって腰の反りが防げ、腰への負担を軽減できる。1〜4は息を吐きながら行なう。

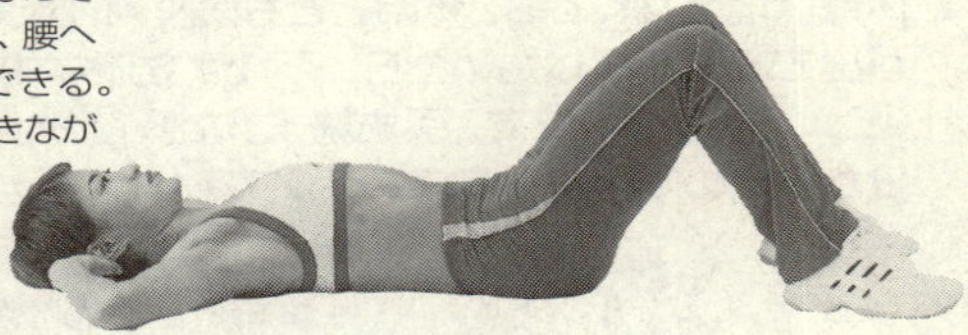

② 中間

ここから腹直筋がコンセントリック、つまり縮みながら力を発揮して上体を上げていくことになる。ゆっくりじっくり、腹直筋が縮んでいるのを確認しよう。

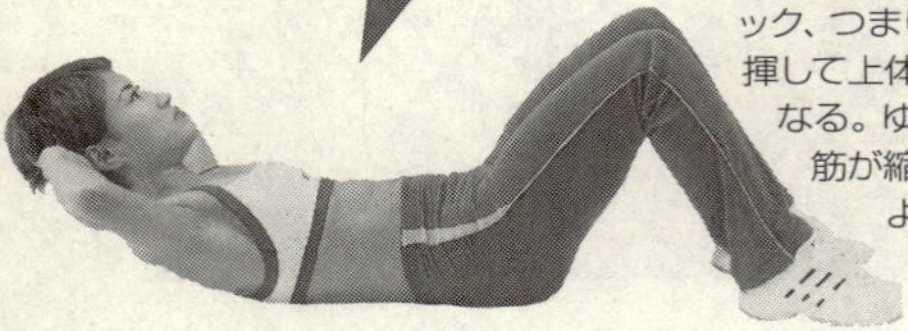

③ 上げる

背中の肩甲骨の辺りが床から離れるところまで上げていく。肩や首には力を入れず、リラックスした状態にしておく。

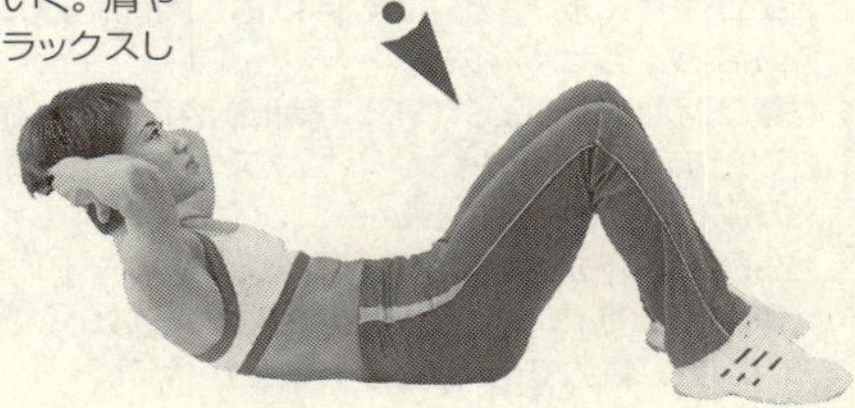

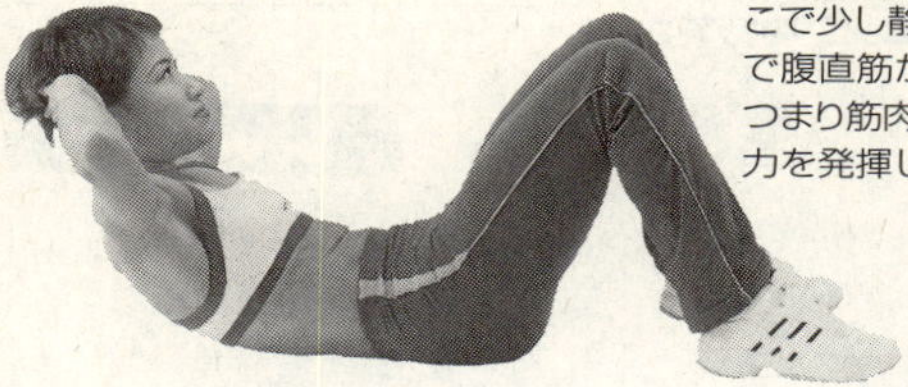

④ **上で静止**

肩甲骨が床から離れたら、そこで少し静止する。この状態で腹直筋がアイソメトリクス、つまり筋肉の長さを変えずに力を発揮している。

⑤

中間

ここから腹直筋がエクセントリック、つまり筋肉が伸びながら力を発揮していく。重力に負けてパタンと倒れないように注意しよう。5～6は息を吸いながら行なう。

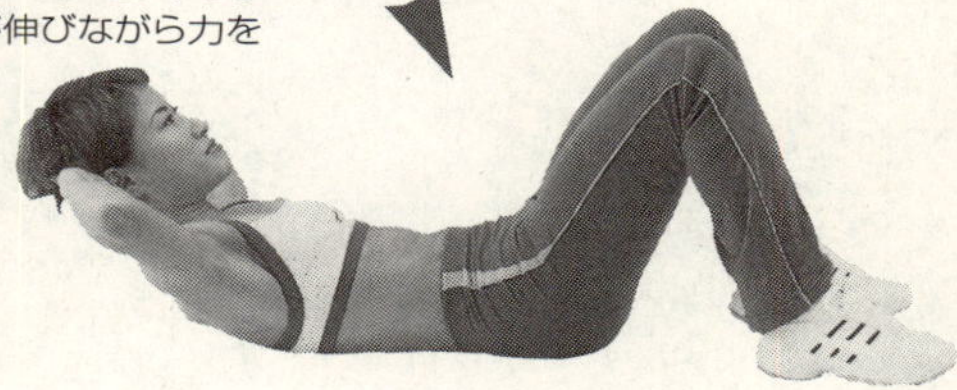

⑥

フィニッシュポジション

休まず少し上体を浮かせた状態で2回目に入っていく。これは腹直筋により多くの刺激を与えるためだ。

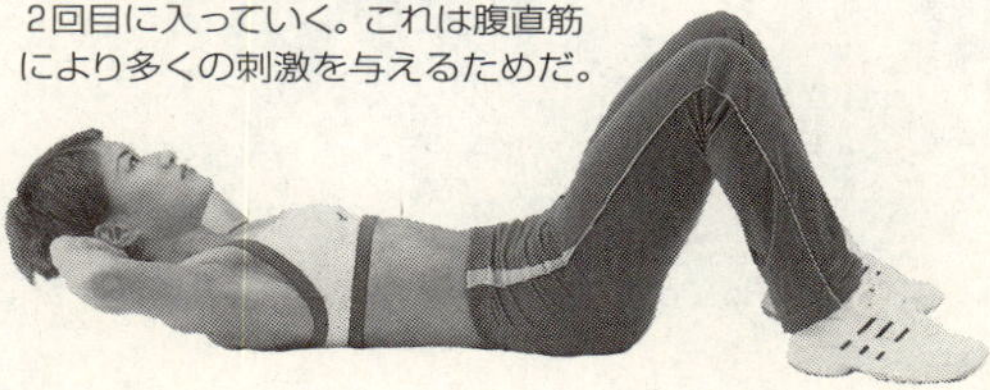

筋力は人によってさまざま。無理をして挫折するより、自分に合ったレベルでトレーニングを持続させよう。

強度調節 4 Level

Level 1

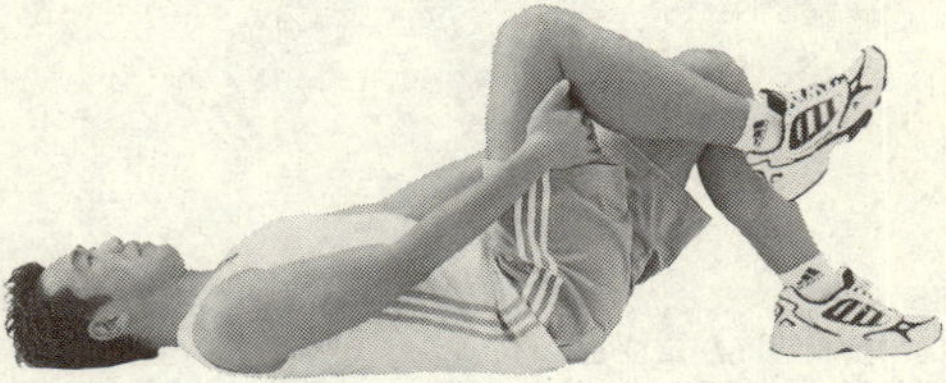

手でももの後ろをつかみ、手の力を借りて上体を持ち上げる。

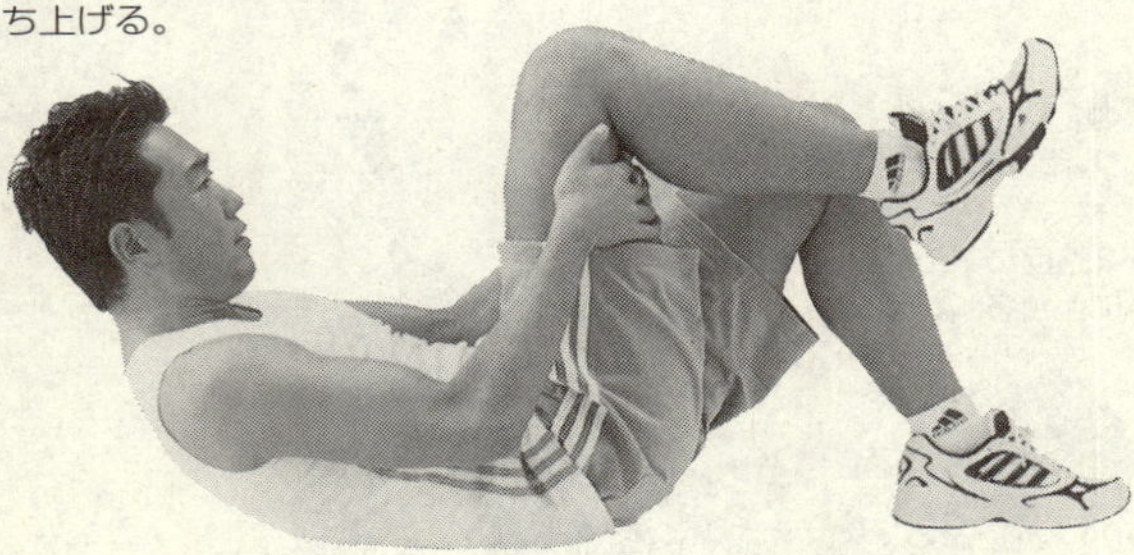

Level 2

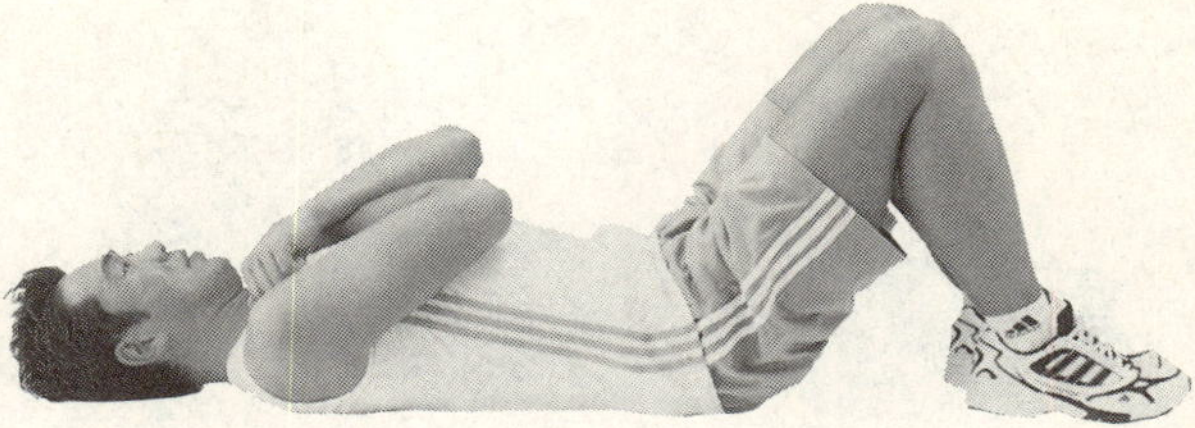

手を胸の前でクロスして、上体を持ち上げていく。勢いをつけて高く持ち上げることよりも、じわじわと行ない、腹直筋に意識を集中させること。

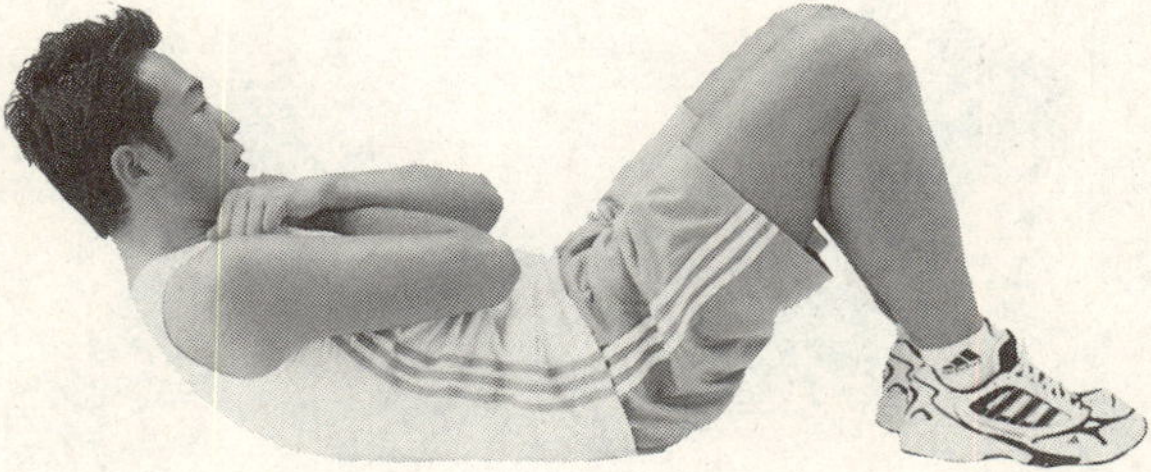

Level 3

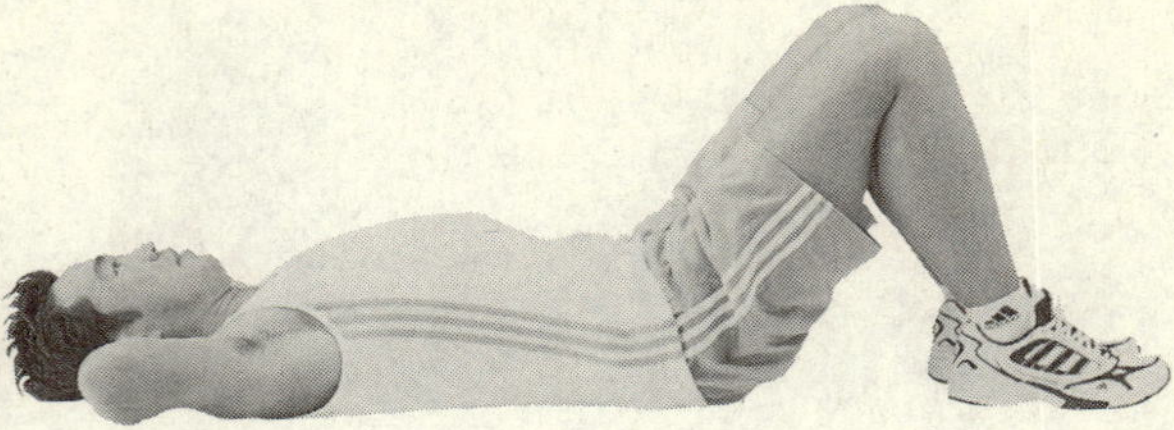

手を後ろに置くノーマルな腹筋。起き上がるとき、なるべく肘は開いた状態にする。手の位置が上になるほど重力が増し、負荷が高くなる。

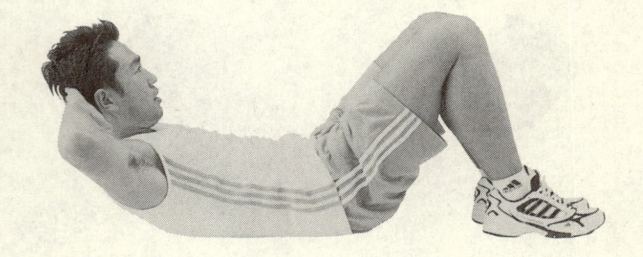

Level 4

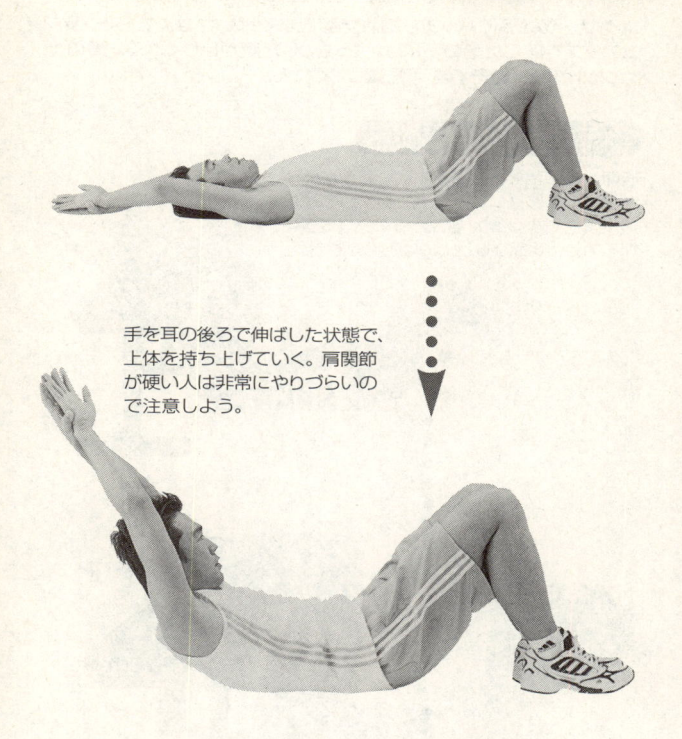

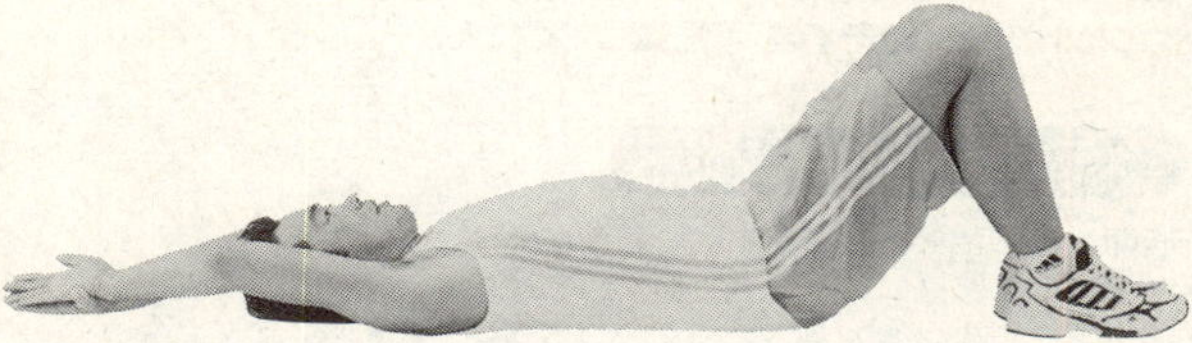

手を耳の後ろで伸ばした状態で、
上体を持ち上げていく。肩関節
が硬い人は非常にやりづらいの
で注意しよう。

胃の上をくっきりさせる

ボクサーのようにバッチリ割れた腹とまではいかなくても、プッシュアップで鍛えた胸の下には、くっきりした腹がほしくなる。胃の上のシットアップはそれを可能にしてくれる。

クランチ[ベンチあり]

股関節と膝関節が90度になるようにする。ノーマルの腹筋にくらべ、腸腰筋が縮み骨盤が傾きやすくなり、腰がさらに反りづらくなるので、腰痛のある人にはとくにお勧め。

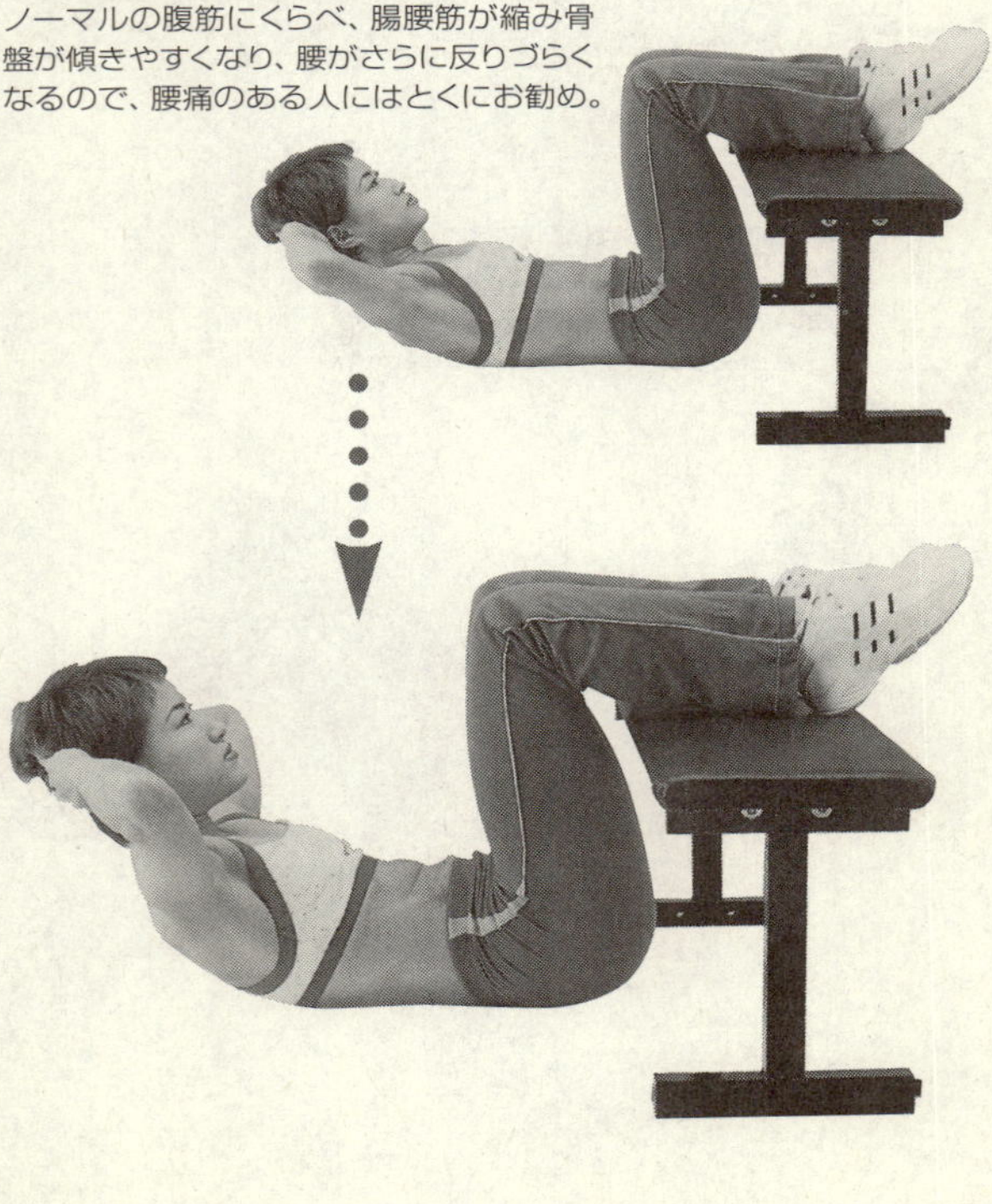

クランチ[ベンチなし]

ベンチがなくなったため、とたんに負荷が高くなる。このときもベンチありと同様、膝と股関節は90度に保ち続けて行なう。

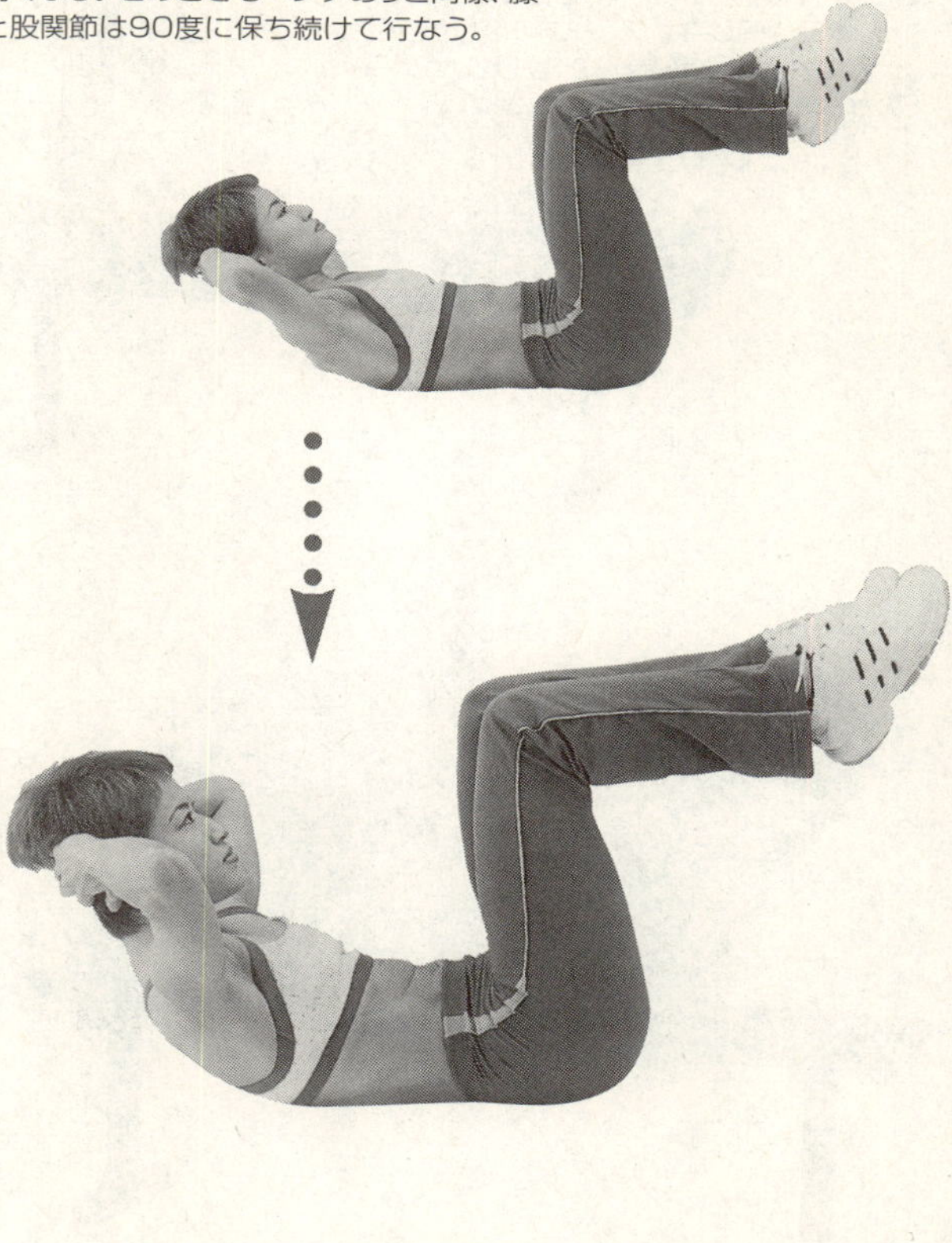

チューブシットアップ

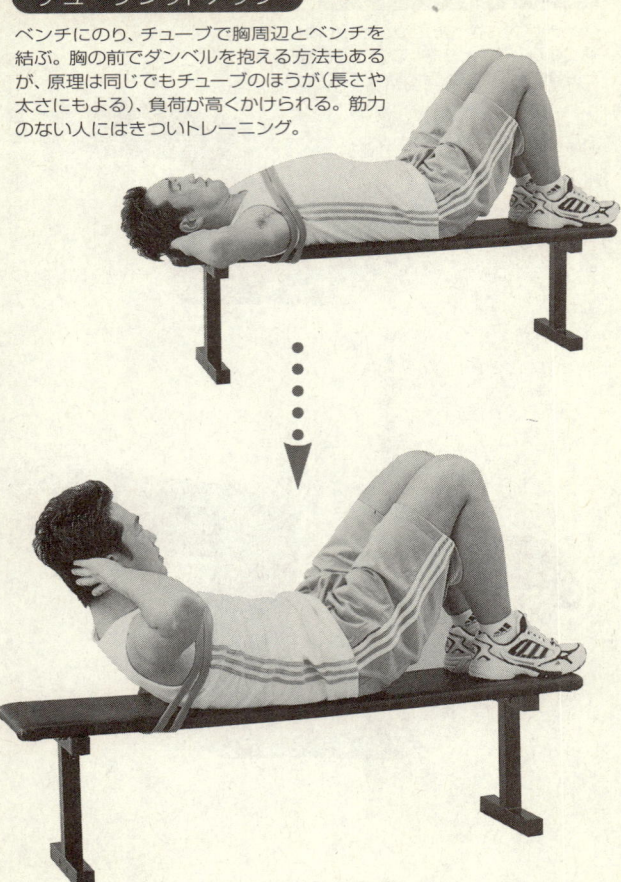

ベンチにのり、チューブで胸周辺とベンチを結ぶ。胸の前でダンベルを抱える方法もあるが、原理は同じでもチューブのほうが(長さや太さにもよる)、負荷が高くかけられる。筋力のない人にはきついトレーニング。

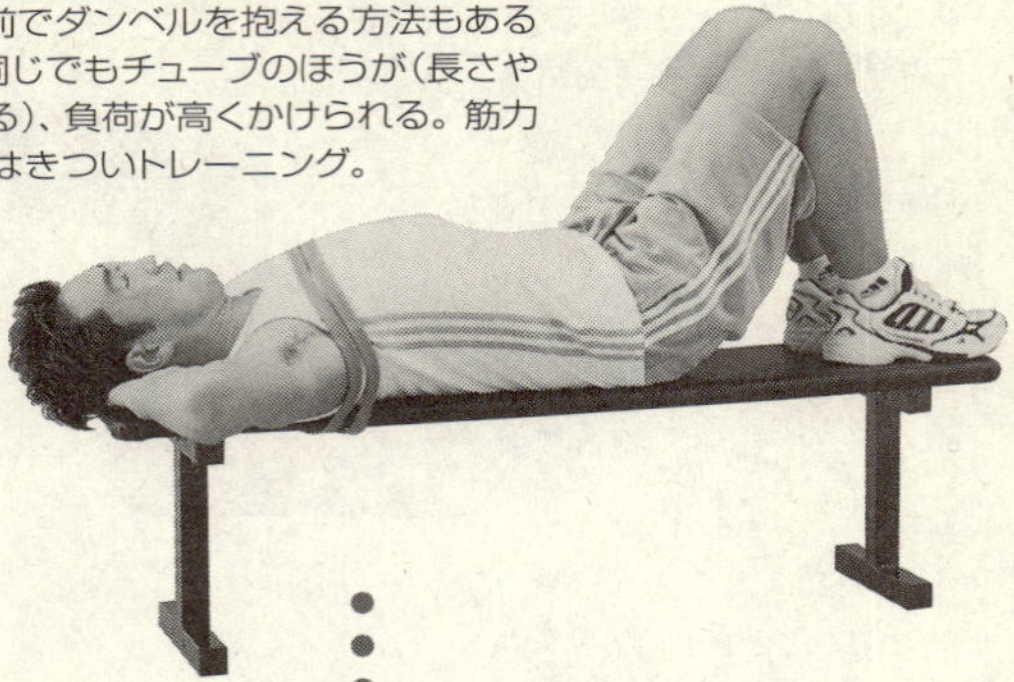

こんなシットアップはNG！

学生時代、運動部に入っていた人なら覚えがあるはず。先輩に足を押さえられながら喝を入れられ、何百回もやらされたのがこれだろう。人間の背骨は元々立っているときS字に曲線を描いている。だからそのままあおむけに寝ると、骨盤は前に押し出され、過度なS字になっているのだ。その状態でシットアップを行なうと、ものすごい負担が腰にかかってくる。「昔取った杵柄」なんて、がむしゃらにこのシットアップを行なうと、腰痛になること間違いなし。直ちにやめよう。

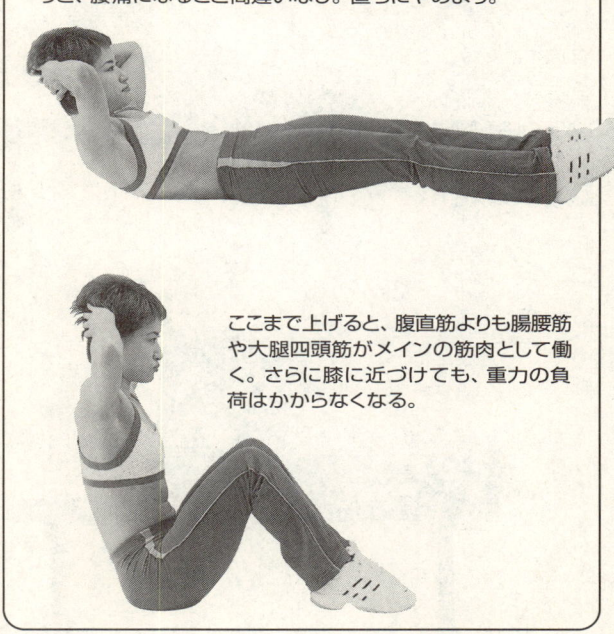

ここまで上げると、腹直筋よりも腸腰筋や大腿四頭筋がメインの筋肉として働く。さらに膝に近づけても、重力の負荷はかからなくなる。

下腹をへこませる

ポッコリ出た下腹。これはもうオジサンそのもの。ビールの飲み過ぎなどと言い訳してもしようがない。下腹をへこませるトレーニングで、オヤジくささとサヨナラしよう。

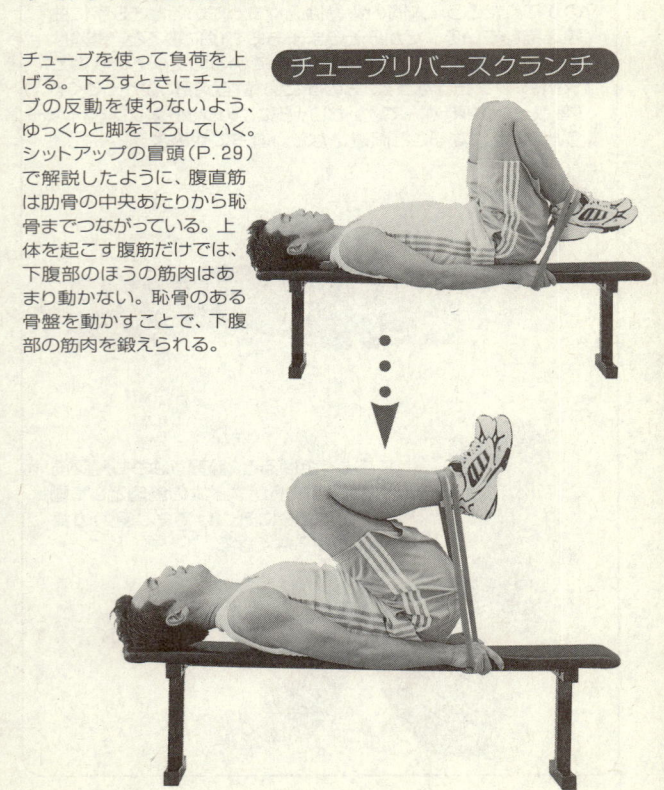

チューブリバースクランチ

チューブを使って負荷を上げる。下ろすときにチューブの反動を使わないよう、ゆっくりと脚を下ろしていく。シットアップの冒頭（P. 29）で解説したように、腹直筋は肋骨の中央あたりから恥骨までつながっている。上体を起こす腹筋だけでは、下腹部のほうの筋肉はあまり動かない。恥骨のある骨盤を動かすことで、下腹部の筋肉を鍛えられる。

ヒップレイズ

反動を使わずお尻をグッと持ち上げて行なう。脚を伸ばしている分反動を使ってしまいがちなので注意しよう。パンツのゴムが入っているところくらいまで持ち上げよう。手の力を使ってしまう人は、手を頭の後ろに持ってくるとよい。

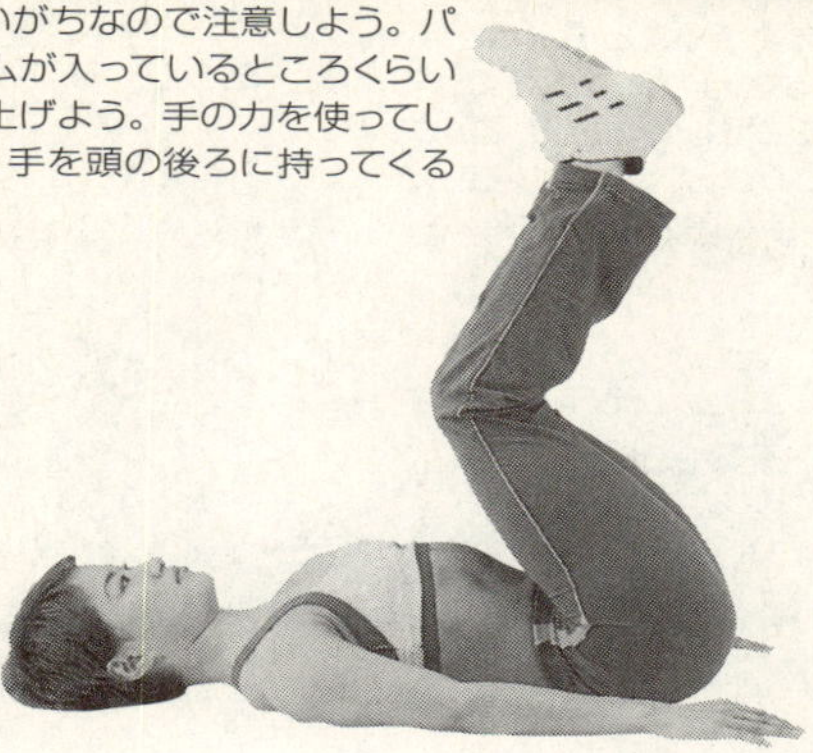

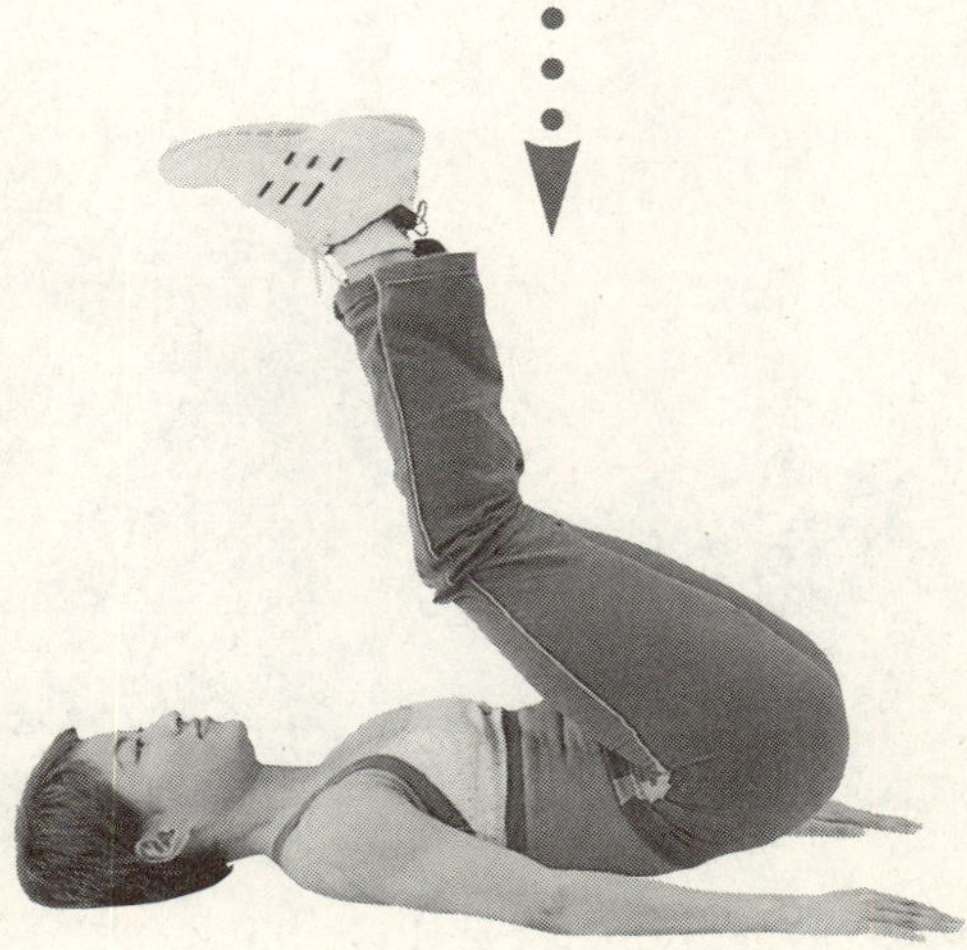

インクラインリバースクランチ

身体の角度を変えることによって、下腹部にかかる重力の負荷が強くなる。ヒップレイズに慣れてきたら、この方法で行なってみよう。手の力を使ってしまう人は、手を頭の後ろに持ってくるとよい。

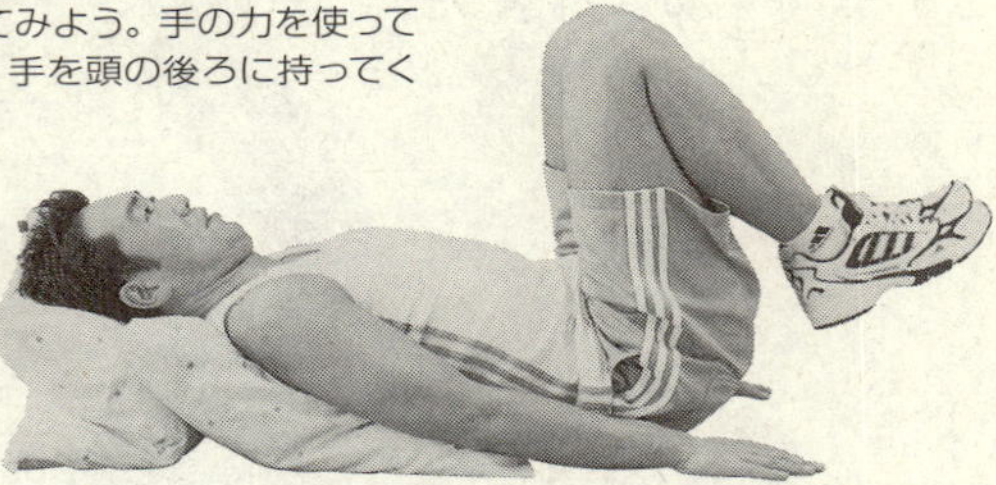

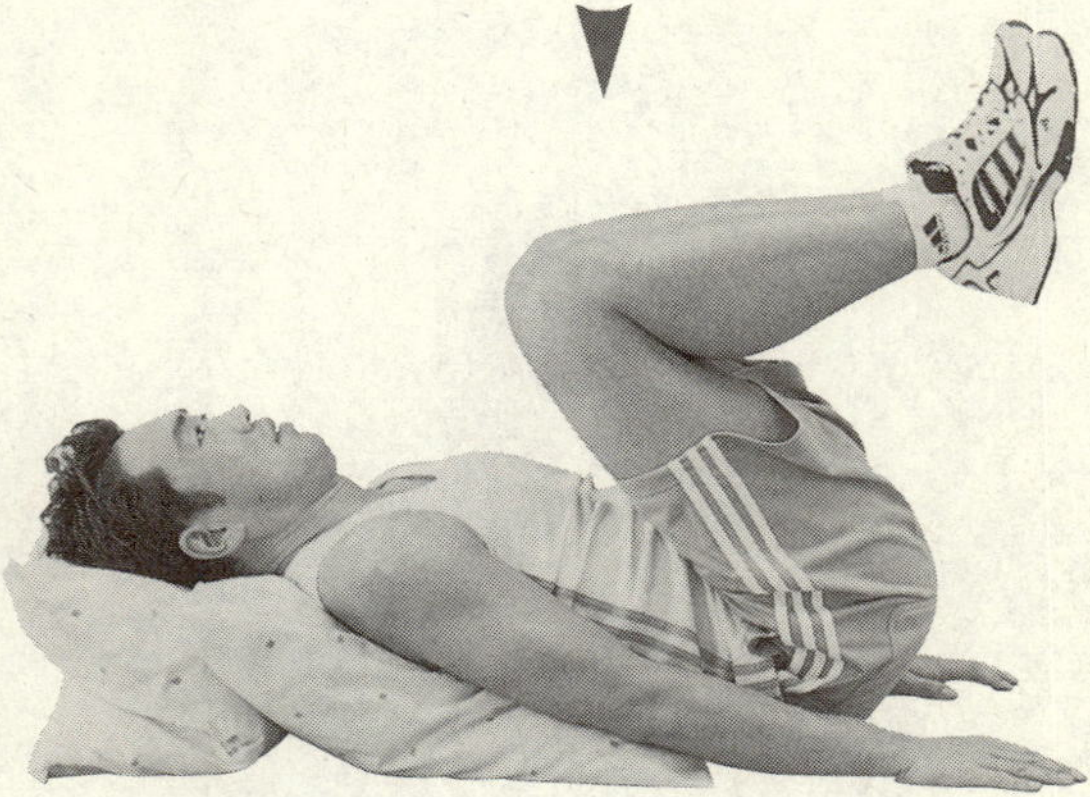

腹部の筋肉には
アイソメトリクスなエクササイズも
必要！

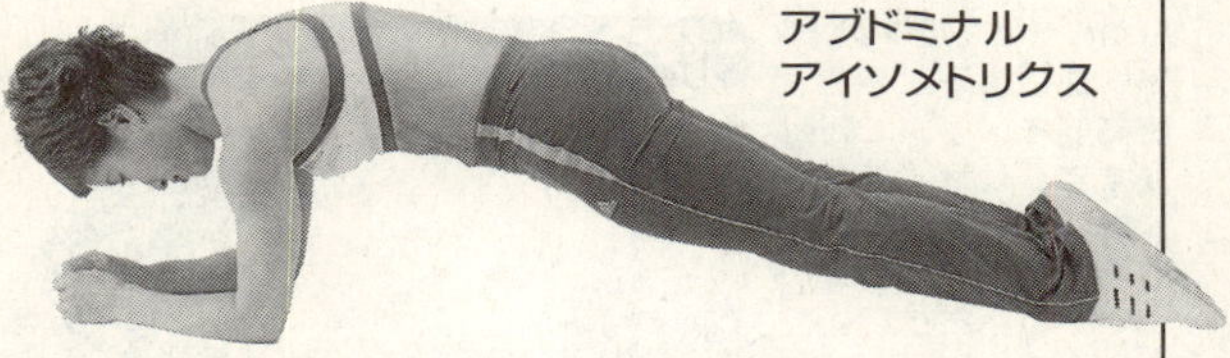

アブドミナル
アイソメトリクス

人間は姿勢を正して立っているだけでも腹部の筋肉が軽いアイソメトリクスになっている。よって、いつもよい姿勢を保つために、このようなエクササイズが必要。腹部のアイソメトリクスエクササイズで筋肉を鍛えておけば、よい姿勢が意識しなくてもとれるようになる。

レッグレイズ
アイソメトリクス

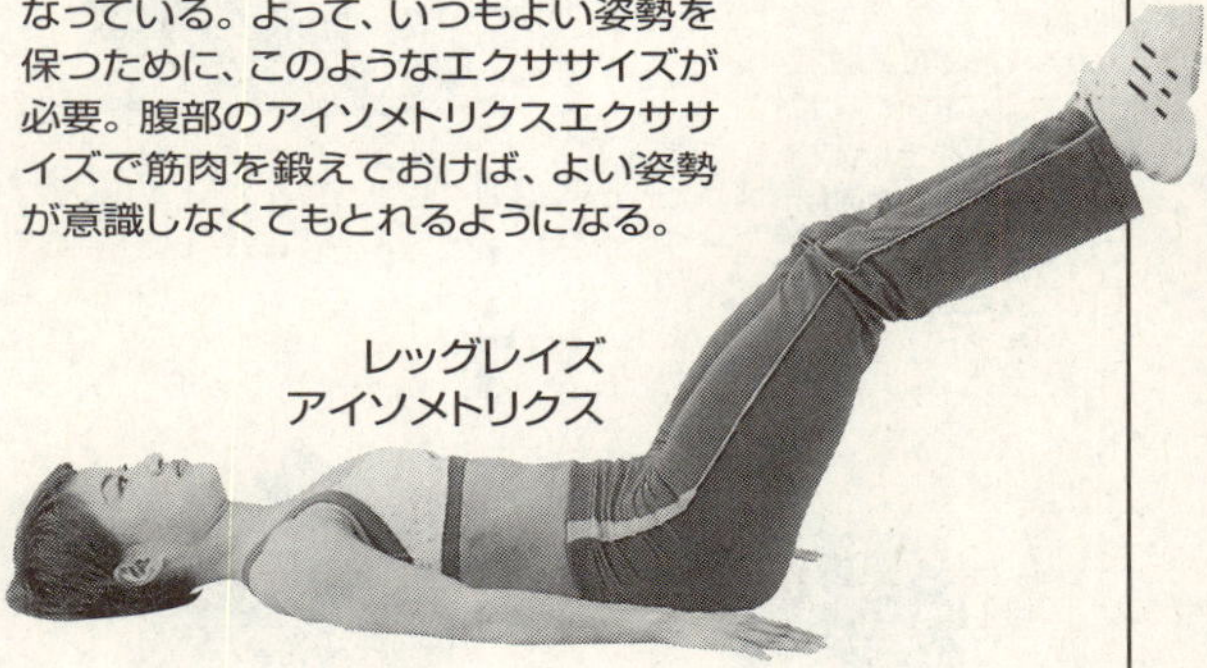

脇腹をしぼる

年齢とともに腹が出てきたり、前方向にたるんでくるのは、脇腹の腹筋が弱くなるのも原因。シットアップといえば腹直筋だけでなく、腹斜筋を鍛えることも必要だ。

ひねりを加えたシットアップをすることで、腹斜筋をメインに動かすエクササイズができる。もちろん腹直筋も補助として働いている。左右交互にやることよりも、ひとつの方向に集中して数回行なってから、別の方向を行なったほうが効果的。肘を膝の方向に向けて、ゆっくり上体を上げていく。下ろすときも重力に負けず、ゆっくりと下げていこう。

ツイストシットアップ1

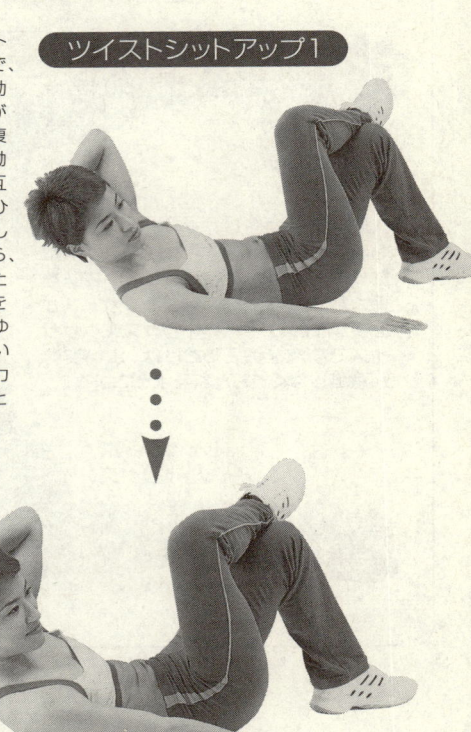

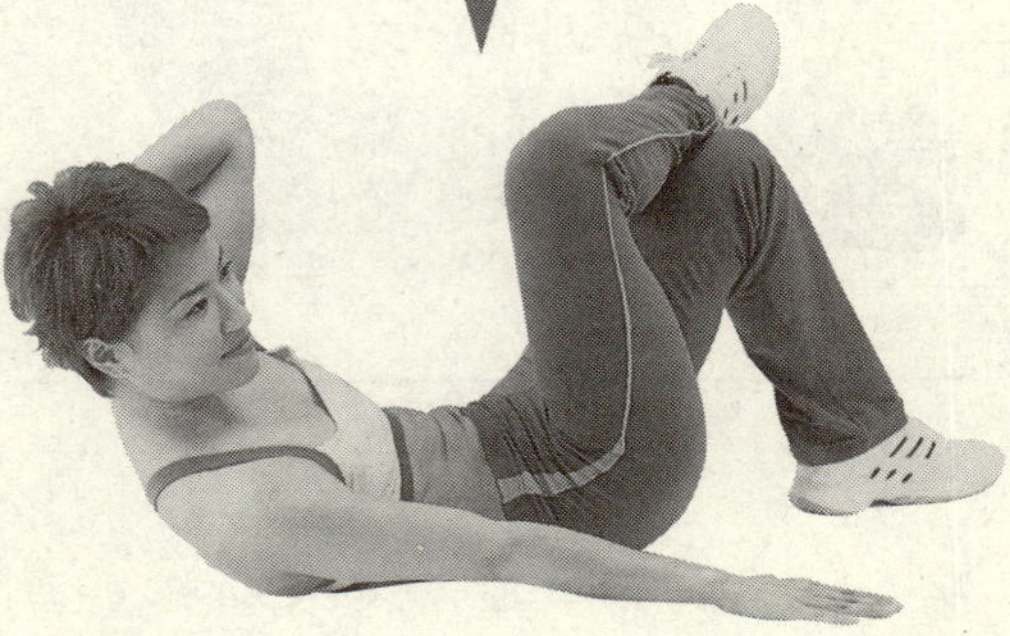

ダンベルサイドベント

かなり重たいダンベルを持たないと脇腹に意識がいかない。骨盤が横に出ないように固定し、肘や腕を曲げずに行なう。身体を上げるとき肩が一緒に上がらないように注意しよう。

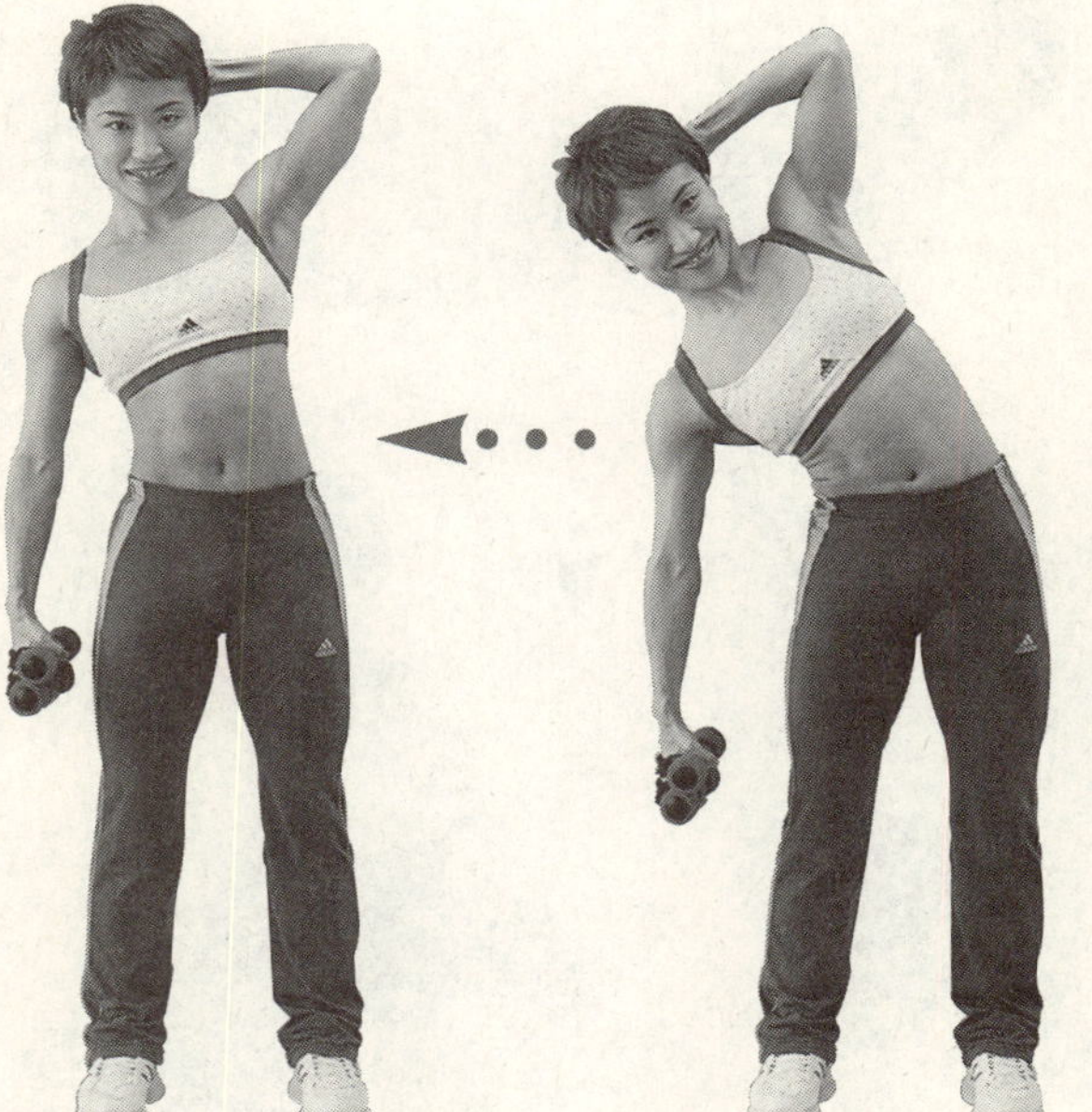

ツイストシットアップ2

腰部、臀部に柔軟性のない人（とくに男性に多い）は、上にある膝が上がってしまい、やりづらさを感じるかもしれない。そのようなときはサポーターをつけ、膝を軽く押さえてもらうとやりやすい。ツイストシットアップより脇腹に効いていると実感しやすい。それでも実感できない人は、脇腹を触ってみよう。

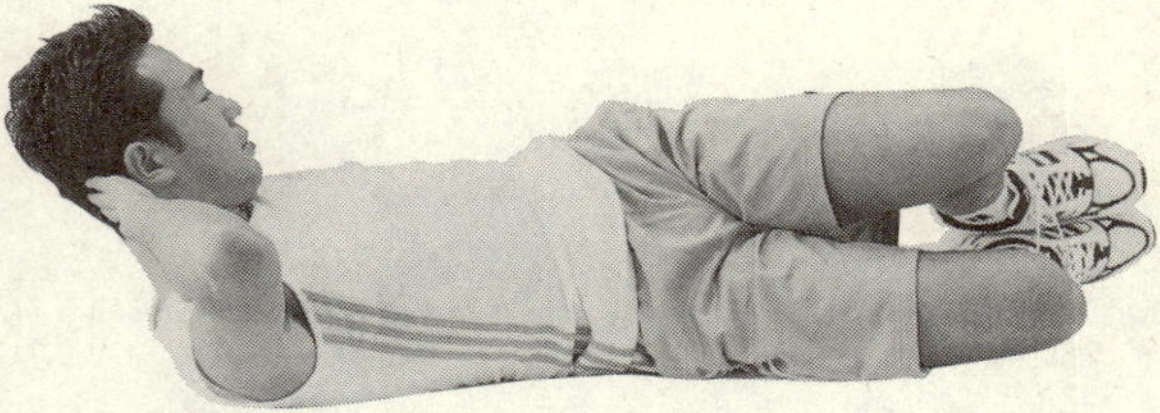

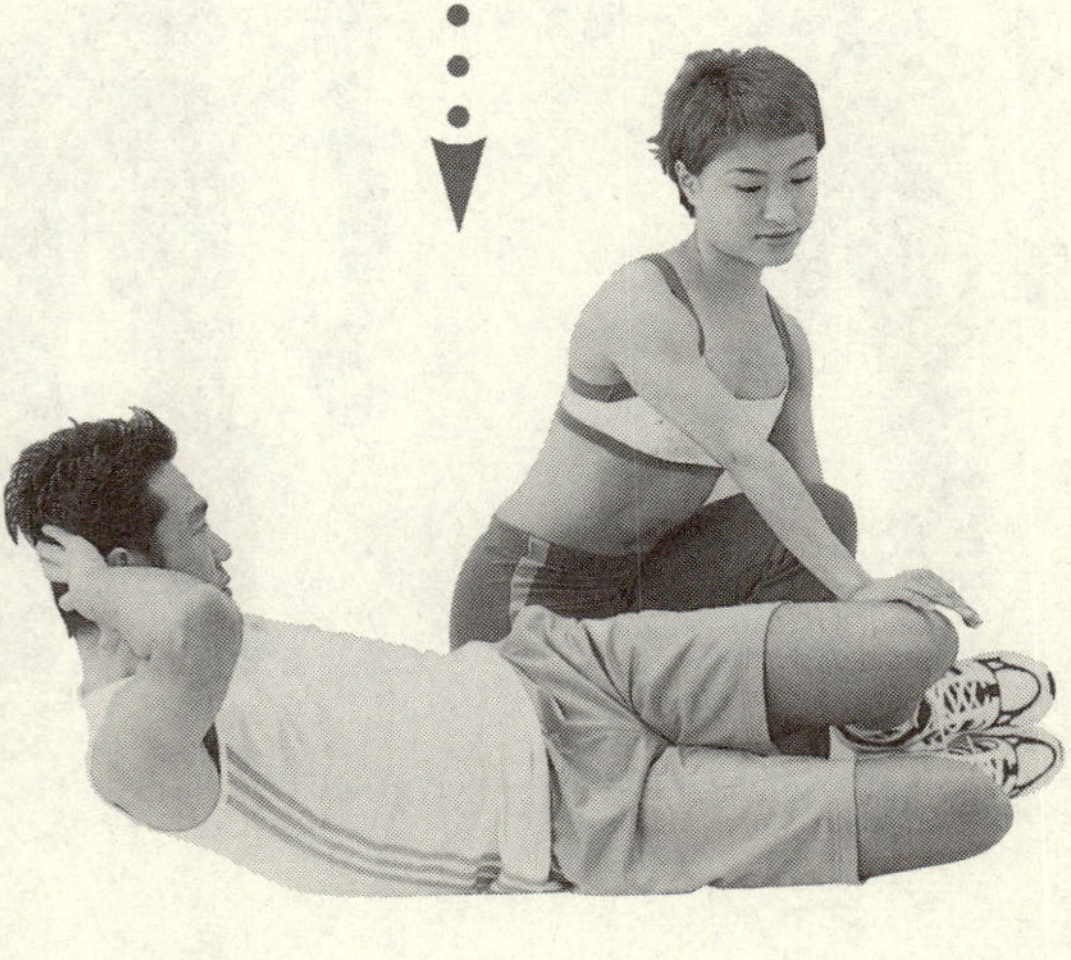

サイドレイズ

かなり高度なエクササイズ。足を固定するか、サポーターをつけないとできないが、脇腹に意識は集中しやすい。腰への負担が大きいので、腰痛持ちの人にはお勧めできない。

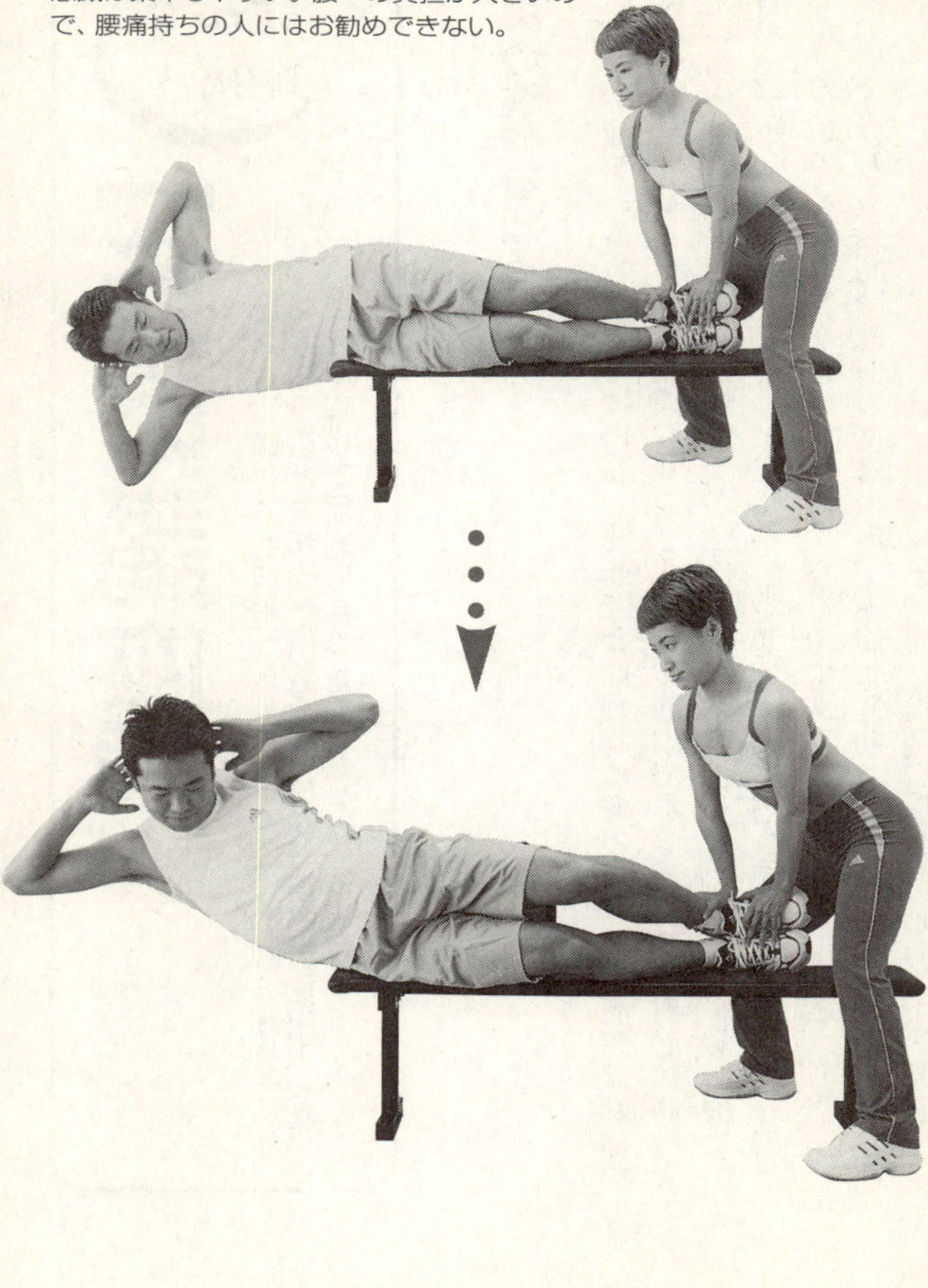

読んで納得！

【筋肉講座】

筋トレといっても目指す体型によって、やり方がまったく異なることを知っているだろうか。筋肉の仕組みや特徴を理解して目的に合った筋トレを始めよう。

▼筋肉の種類を知ろう

筋肉には2種類ある。ひとつは白筋（速筋）といわれるものだ。この筋肉は身体を大きくし、ボディビルダーや相撲取りなどが鍛える筋肉である。つまり白筋は筋肥大しやすい筋肉なのだ。さらに白筋は別名速筋といわれるように、瞬発力や短時間に一気に力を発揮する筋肉でもある。水泳や短距離走の選手がムキムキした体型なのは、この力を蓄えるために白筋を鍛えているからなのである。

さて、もうひとつの筋肉は白の反対の赤、赤筋（遅筋）だ。この筋肉は持久力が高いのが特徴。つまりマラソンのような長時間運動するときに使われる筋肉である。

赤筋は筋肥大しない筋肉なので、どんなに鍛えても身体が大きくなったりはしない。スレンダーなマラソン選手の体型がいい例だ。42・195キロも走るためには、筋肉を鍛えていなければ走れない。それを可能にしてくれる筋肉が赤筋なのだ。そして、体脂肪を落とすのに必要な有酸素運動に関与しているのも、この赤筋。脂肪の分解は赤筋で行なわれているからだ。赤筋は長時間動かすと筋力を発揮し、反応する。

白筋と赤筋の分布は均等ではない。同じ姿勢を保つ（これも長い運動と同じ）筋肉には赤筋が多い。つまり、脊柱起立筋、下腿三頭筋などがそれだ。

身体を引き締めてスレンダーにしたいのなら赤筋用の筋トレを、貧弱な身体を大きくしたいのなら白筋を鍛える筋トレを行なう。

やり方は簡単。2、3回しか行なえない負荷で筋トレをすれば白筋が鍛えられるし、逆に赤筋を鍛えるなら、20～30回くらいは楽にこなせる負荷で行なえばいいのだ。

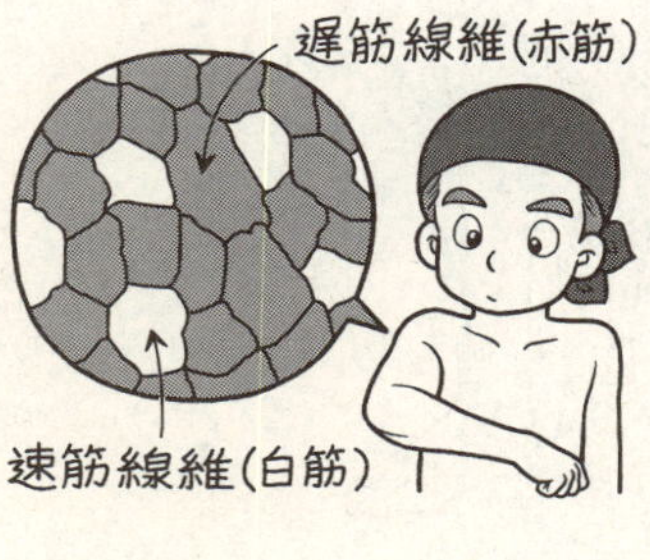

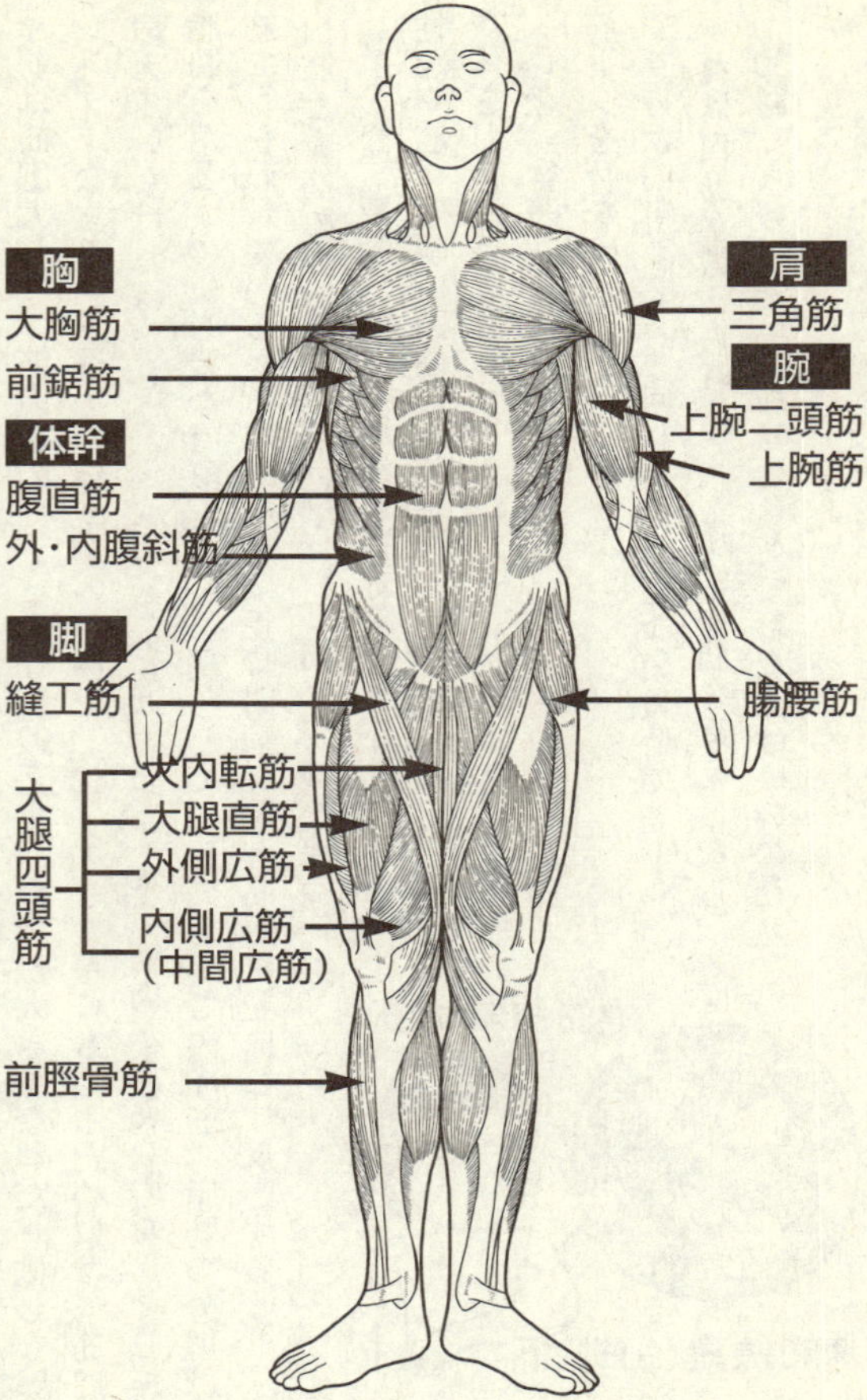
胸
大胸筋
前鋸筋
体幹
腹直筋
外・内腹斜筋
脚
縫工筋
大腿四頭筋
大内転筋
大腿直筋
外側広筋
内側広筋
(中間広筋)
前脛骨筋
肩
三角筋
腕
上腕二頭筋
上腕筋
腸腰筋

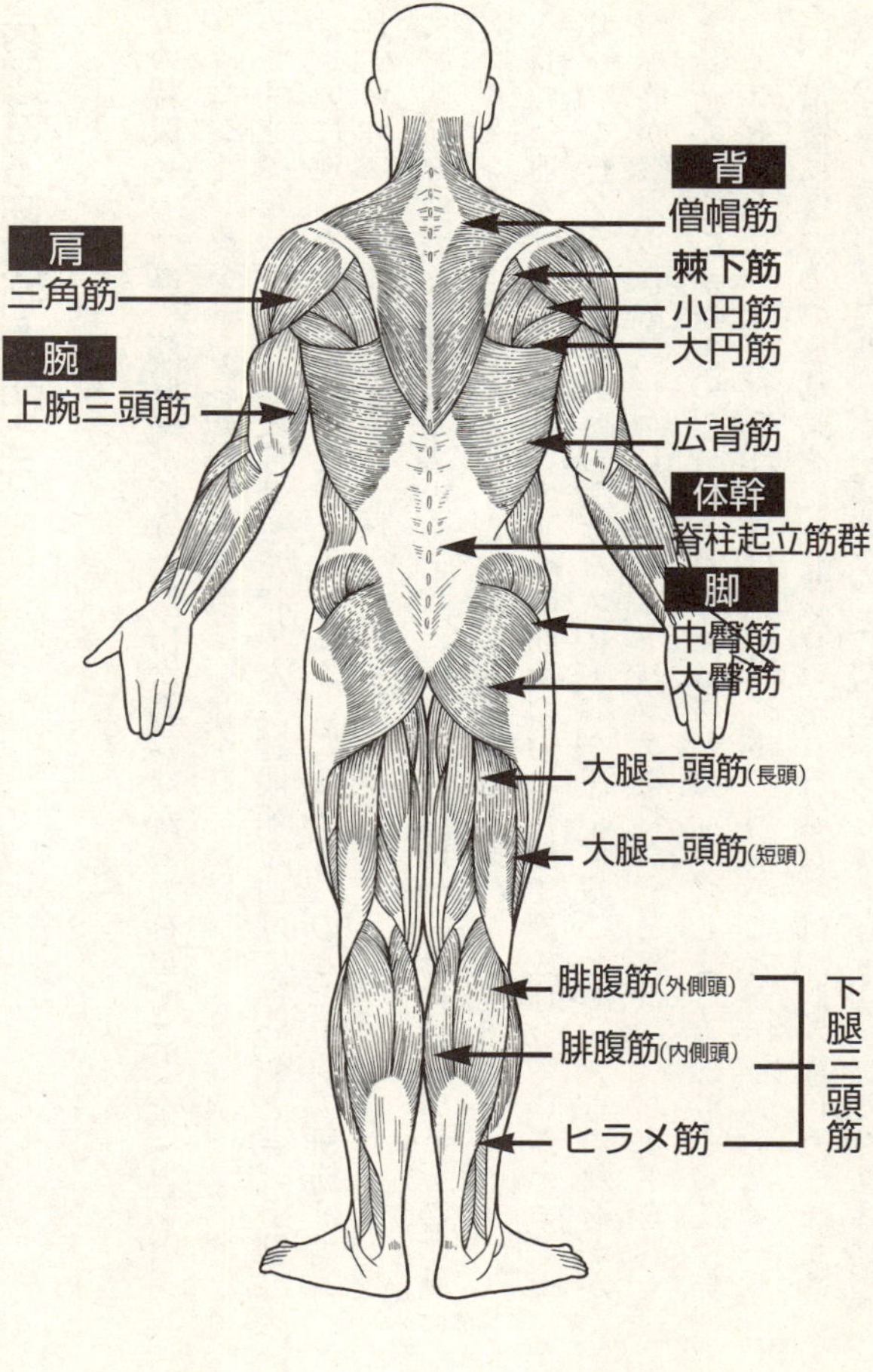
背
僧帽筋
棘下筋
小円筋
大円筋
広背筋
体幹
脊柱起立筋群
脚
中臀筋
大臀筋
大腿二頭筋(長頭)
大腿二頭筋(短頭)
腓腹筋(外側頭)
腓腹筋(内側頭)
ヒラメ筋
下腿三頭筋
肩
三角筋
腕
上腕三頭筋

▼3種類ある筋活動を知ろう

筋肉の特徴といえば、筋収縮だろう。筋肉が縮みながら力を出すことを「コンセントリックコントラクション（短縮性筋活動）」という。

立ってダンベルを持ち、腕を伸ばした状態から肘関節を曲げていったとき、上腕二頭筋は重力に逆らってダンベルを持ち上げることになる。このとき上腕二頭筋はコンセントリックしている。

次に肘関節をゆっくり伸ばしていくと、上腕二頭筋はゆっくり伸びていく。この動きを「エクセントリックコントラクション（伸張性筋活動）」という。

筋トレの一連の動きは、必ずこの2つの筋肉の力の発揮で構成されている。コンセントリックを行なうときは、持ち上げるスピードを速くすることで、大きな負荷がかからず赤筋が鍛えられる。しかしエクセントリックを行なうときは、スピードを速くすると負荷が大きくかかるので、白筋を鍛えることになってしまう。赤筋を鍛えたいなら、エクセントリックを行なうときは、スピードを緩めることがポイントだ。

さて、最後に3つめの筋活動を説明しよう。それは腕ならば、肘を曲げたまま止めている、つまり筋活動を静止する状態だ。これを「アイソメトリクス（等尺性筋活動）」

という。

アイソメトリクスをすると、踏ん張って呼吸が止まりがち。そうなると血圧が一気に上昇しやすくなるので、呼吸は止めないよう注意しよう。

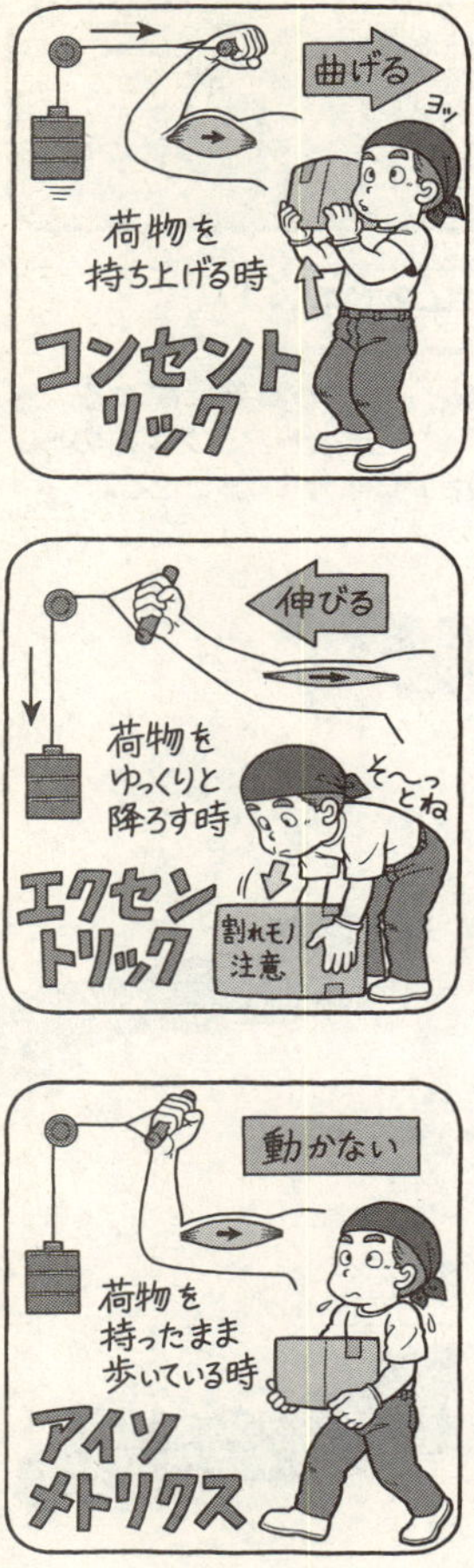
曲げる
ヨッ
荷物を持ち上げる時
コンセントリック
伸びる
そ～っとね
荷物をゆっくりと降ろす時
エクセントリック
割れモノ注意
動かない
荷物を持ったまま歩いている時
アイソメトリクス

短時間で効果絶大！

混合型筋トレ

プッシュアップ＋腹筋

プッシュアップに腹筋の要素を加えると、かなり負荷は高まる。毎日続けていれば、短時間でプッシュアップとシットアップ両方のトレーニングが同時に可能となり、より複合的な筋トレができる。

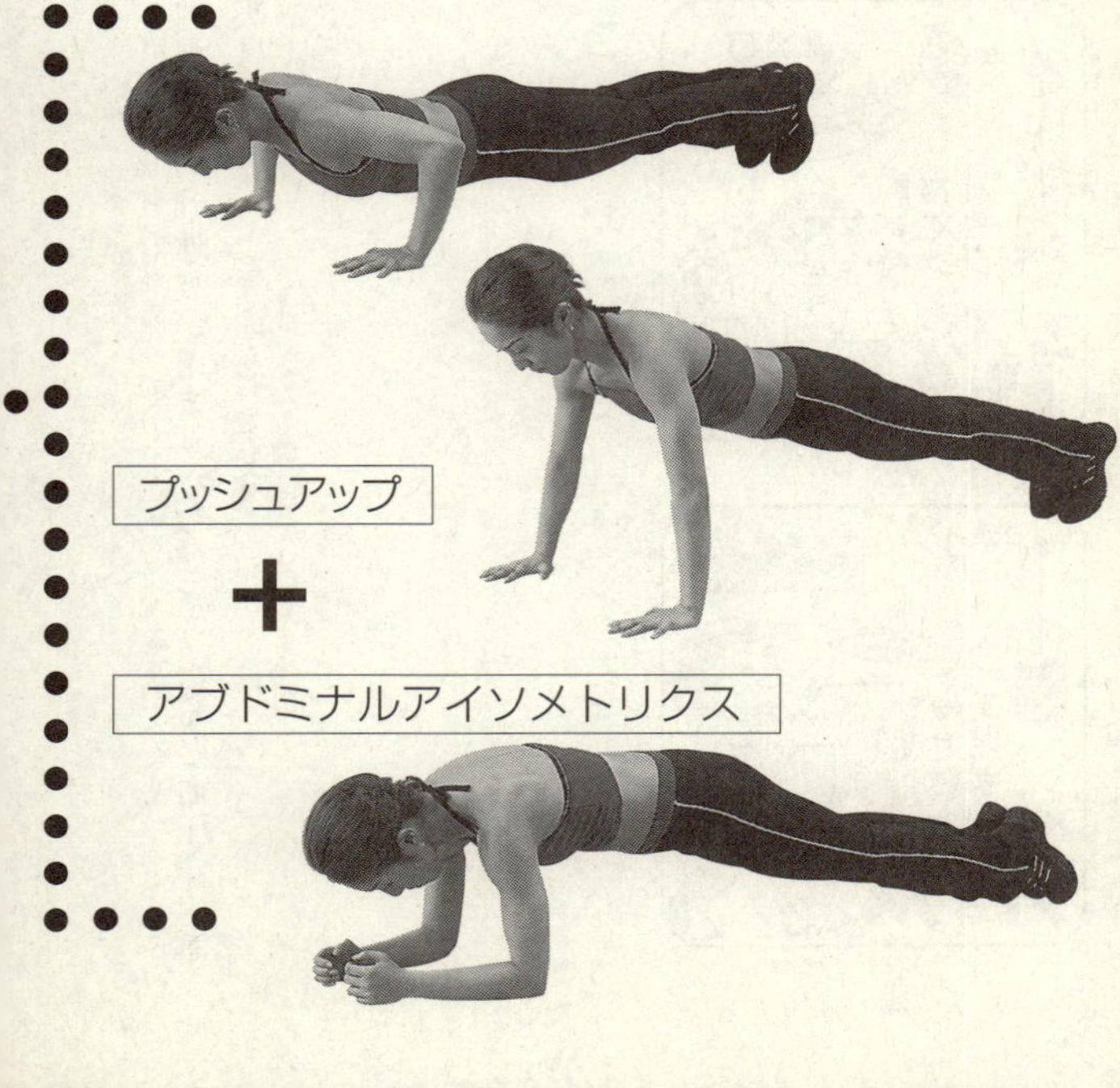
プッシュアップ
＋
アブドミナルアイソメトリクス

混合型筋トレの効果と注意点

一つひとつの筋肉に、しっかり刺激を与えるのなら、混合よりも単一の筋トレのほうが効果は高い。しかし筋トレに慣れてくると、ひとつの動きでいくつもの筋肉を意識することが可能になってくる。

また筋肥大ではなく、減量が目的の筋トレなら、ひとつの動きでいくつもの筋肉を刺激し目覚めさせるだけで効果がある。それは、単一の筋トレよりもエネルギー消費量が上がるからだ。

有酸素運動（ジョギング、ウォーキングなど）の後、さらに混合型の筋トレを軽めの負荷でリズミカルに行なうことで、脂肪分解に働きかける赤筋が活動的になる。つまり脂肪燃焼に大いに役立つのだ。

脂肪は落としたいが運動する時間がない、即効性を狙いたい、といった人にこの混合型筋トレはお勧め。ただし一つの筋群に集中して、筋肥大させたい、筋持久力をつけたいといった場合は、この方法では若干効果が下がることを頭に入れておこう。

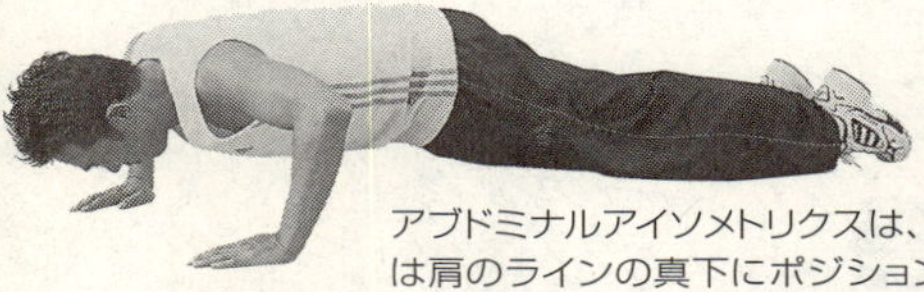

アブドミナルアイソメトリクスは、足先を伸ばし、肘は肩のラインの真下にポジションをとる。背中を少し丸くして、呼吸をしながら静止する。このとき腹横筋がアイソメトリクス、つまり筋肉の長さを変えないで力を発揮している。この状態で腹部の筋肉を意識しながらプッシュアップを行なう。

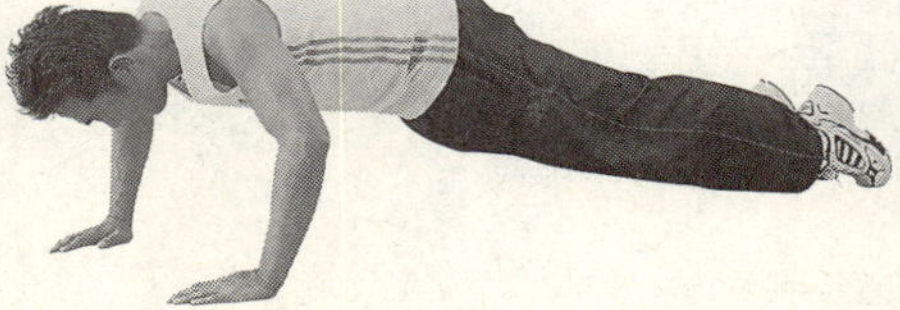

胸の混合筋トレ

大胸筋＋大腿四頭筋

チューブアームクロスとフロントランジで大胸筋と大腿四頭筋を一度にトレーニング。チューブは自分の筋力に合わせて太さや長さを調節しよう。リズミカルに20〜30回くり返そう。

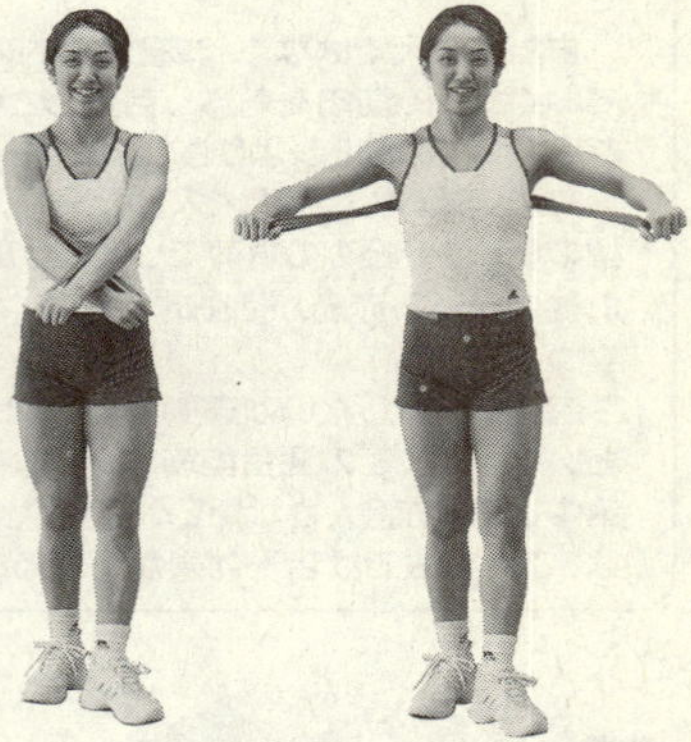

チューブ
アームクロス

＋

フロントランジ

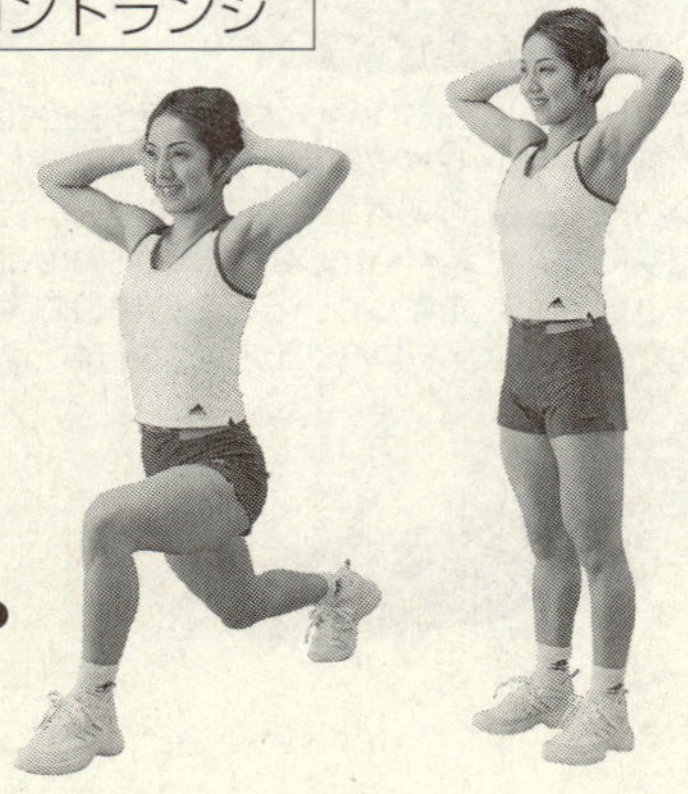

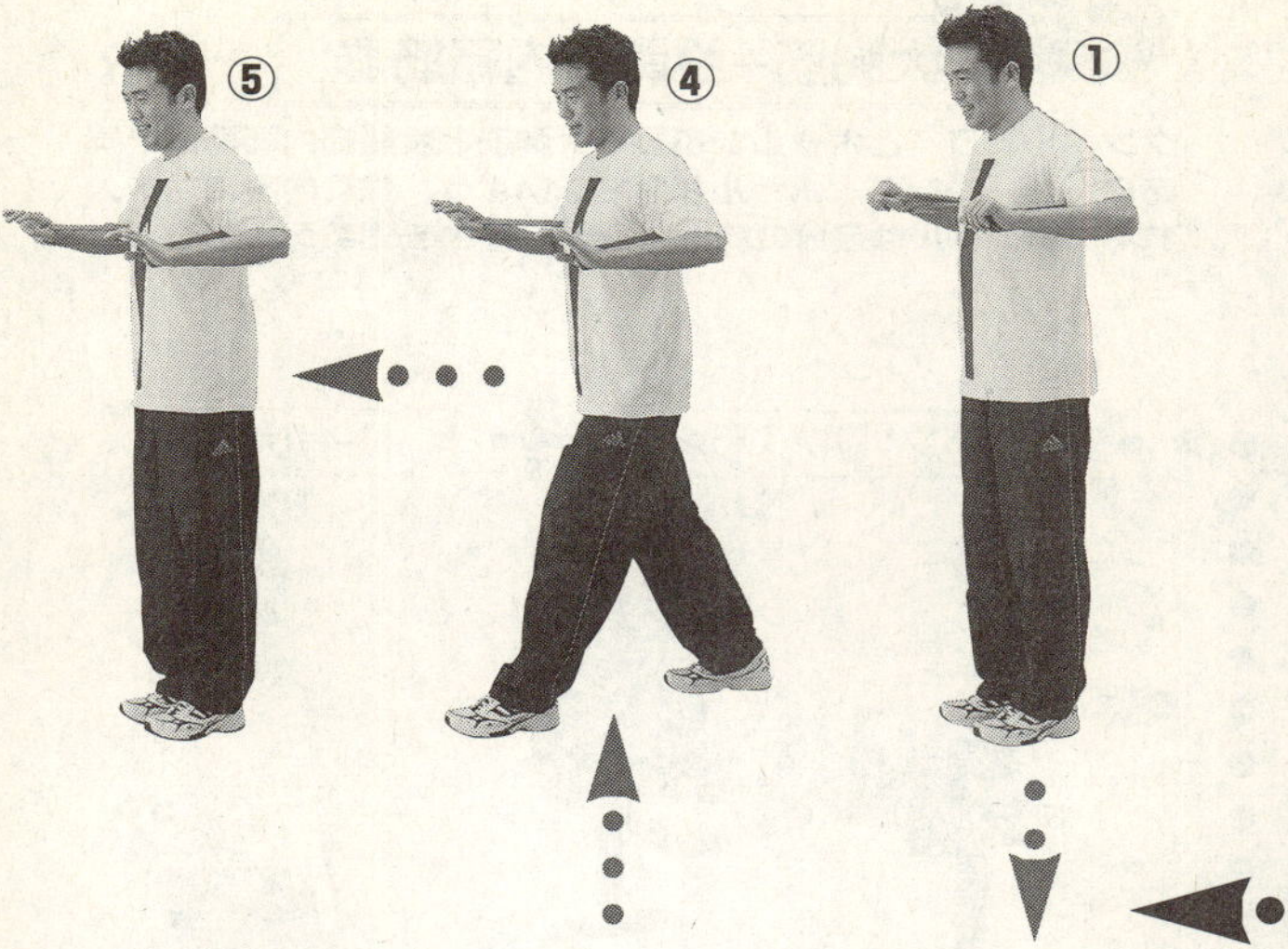

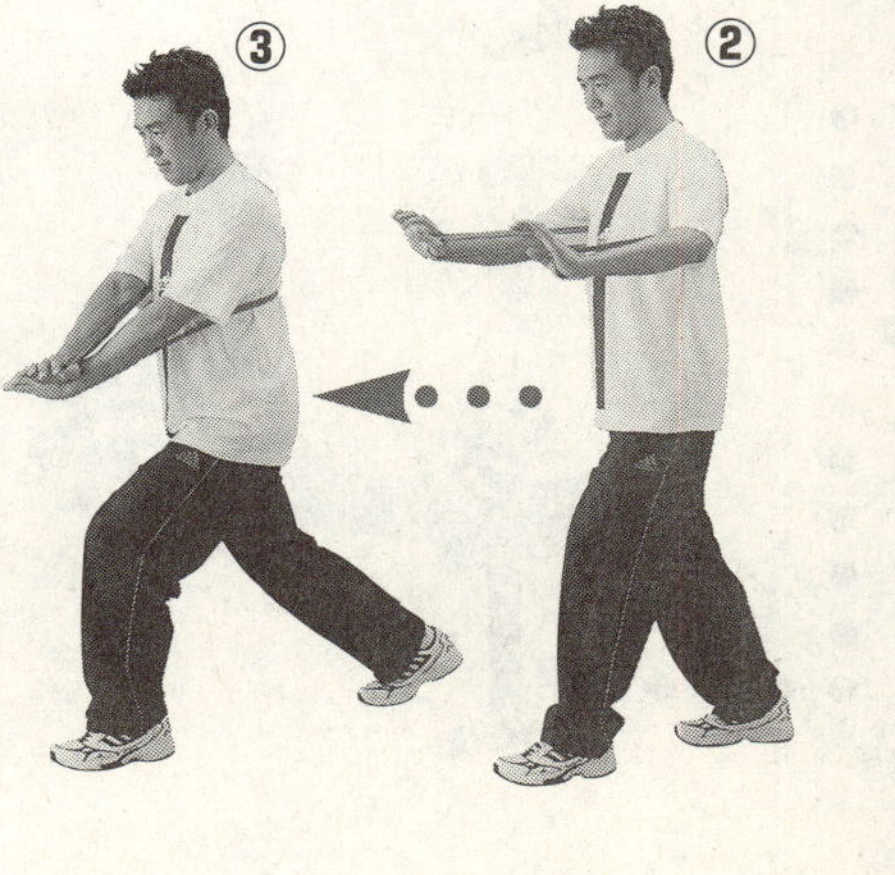

足を一歩前に踏み出し、沈み込みながらチューブを前に押し出す。沈み込むときに大腿四頭筋を意識しながら、大胸筋をコンセントリックさせていくと、胸とももの筋肉に刺激がいく。これを左右交互にくり返す。チューブを戻すときは反動を使わないように気をつける。膝がつま先よりも前に出ると、膝に負担がかかってしまうので注意しよう。

胸の混合筋トレ

大胸筋+股関節内転筋群

ダンベルフライとボールつぶしで大胸筋と股関節内転筋群を同時にトレーニング。ボールが落ちないよう、強く内股に力を入れる。ダンベルは自分の筋力に合った重さを選ぼう。

ダンベルフライ ＋ ボールつぶし

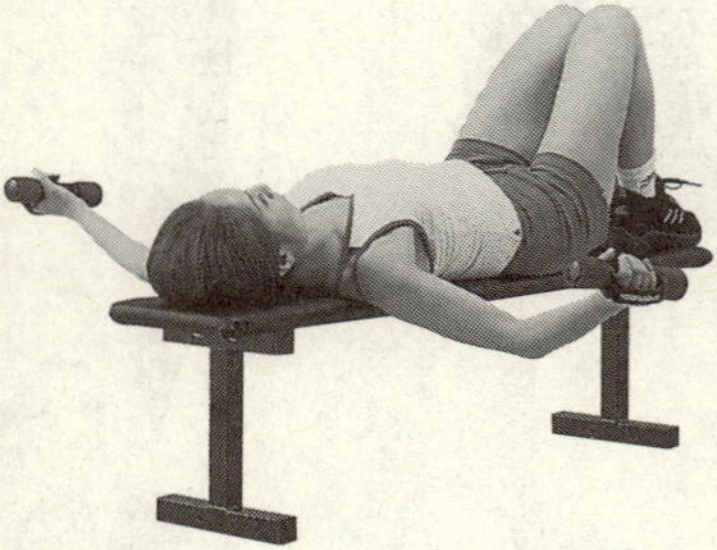

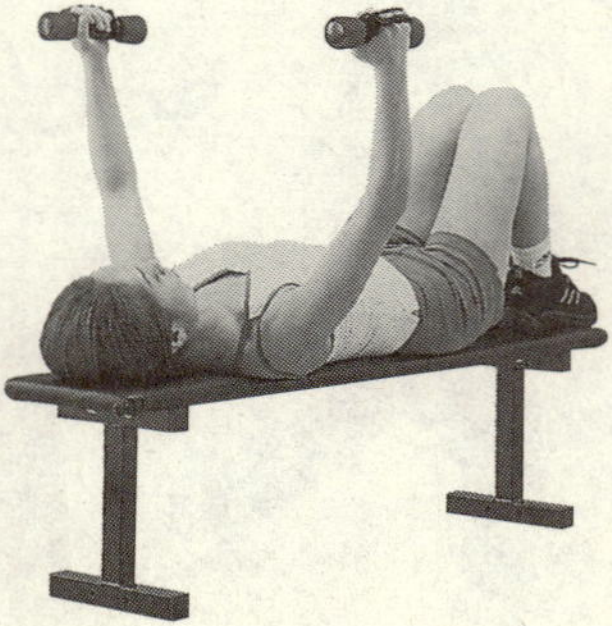

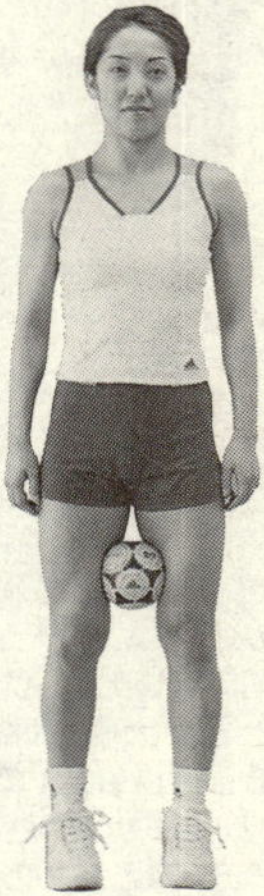

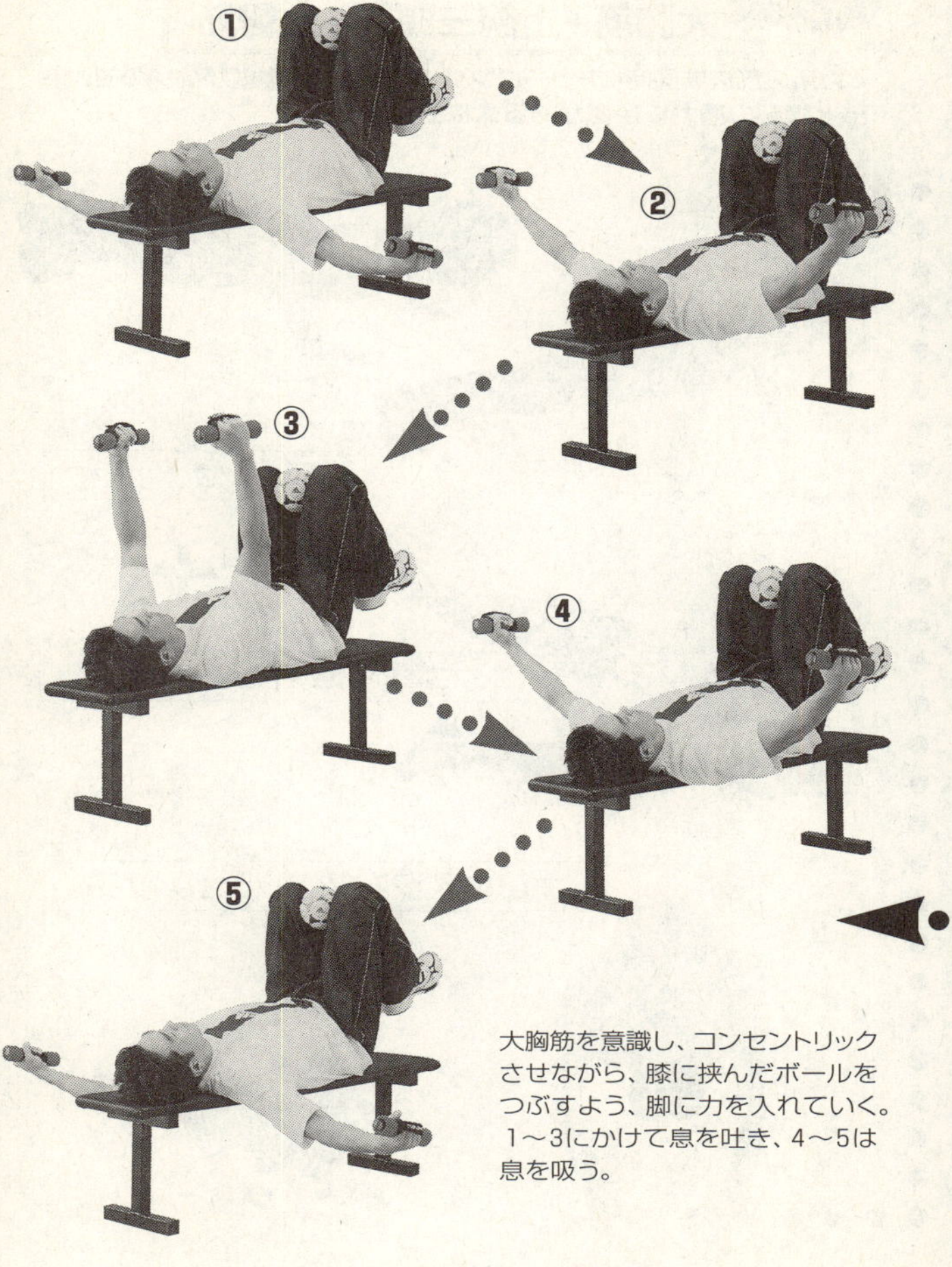

大胸筋を意識し、コンセントリックさせながら、膝に挟んだボールをつぶすよう、脚に力を入れていく。1〜3にかけて息を吐き、4〜5は息を吸う。

胸の混合筋トレ

大胸筋＋上腕三頭筋＋大臀筋

3カ所の筋肉を同時にトレーニングする。かなり強度が高いので、胸部と腕部の筋力に自信がある人におすすめ。

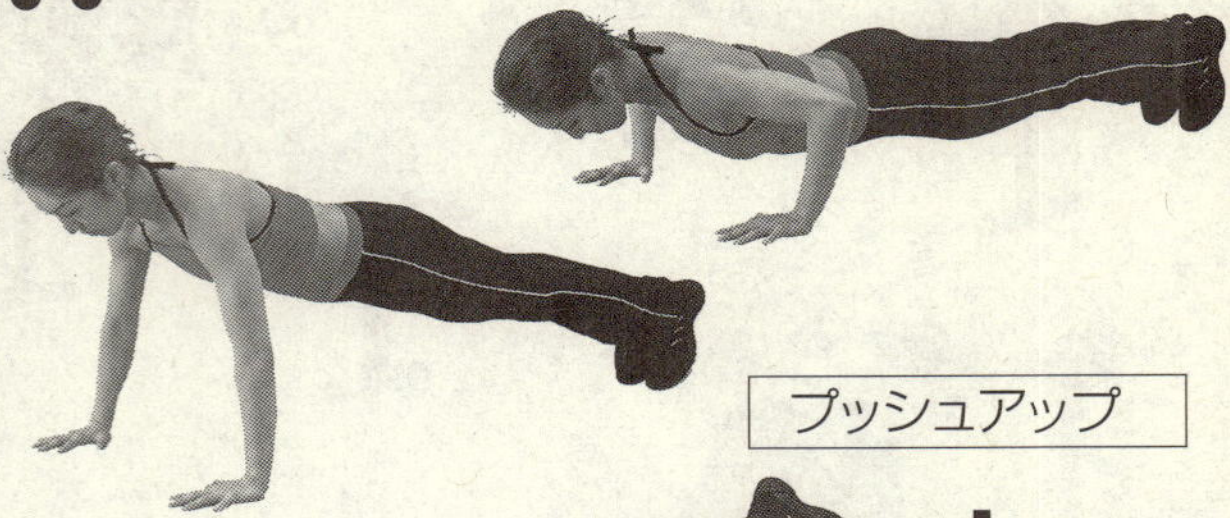

プッシュアップ

＋

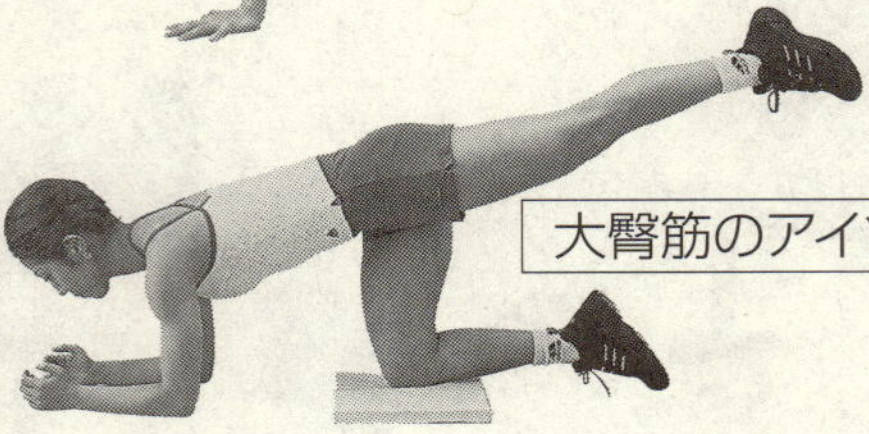

大臀筋のアイソメトリクス

＋

ナロウスタンスプッシュアップ

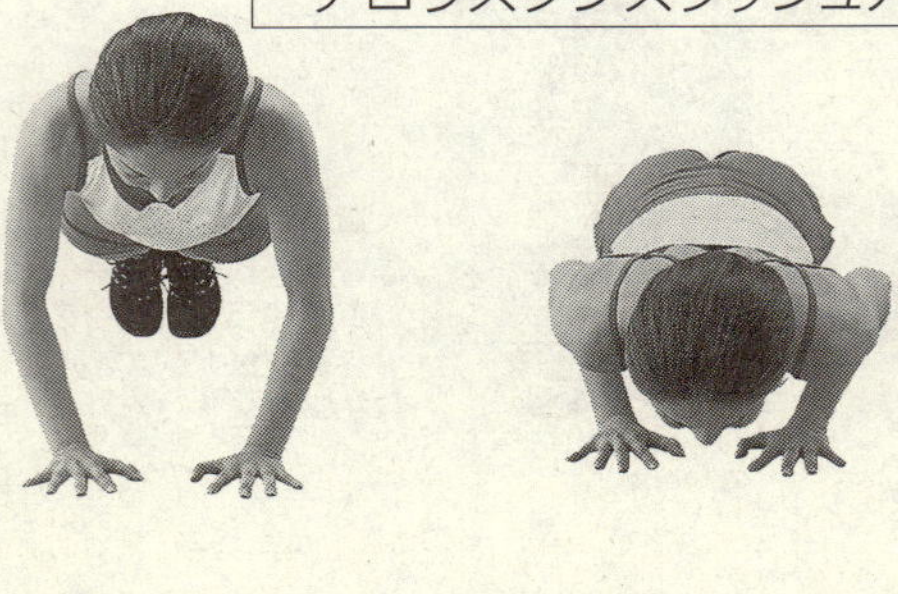

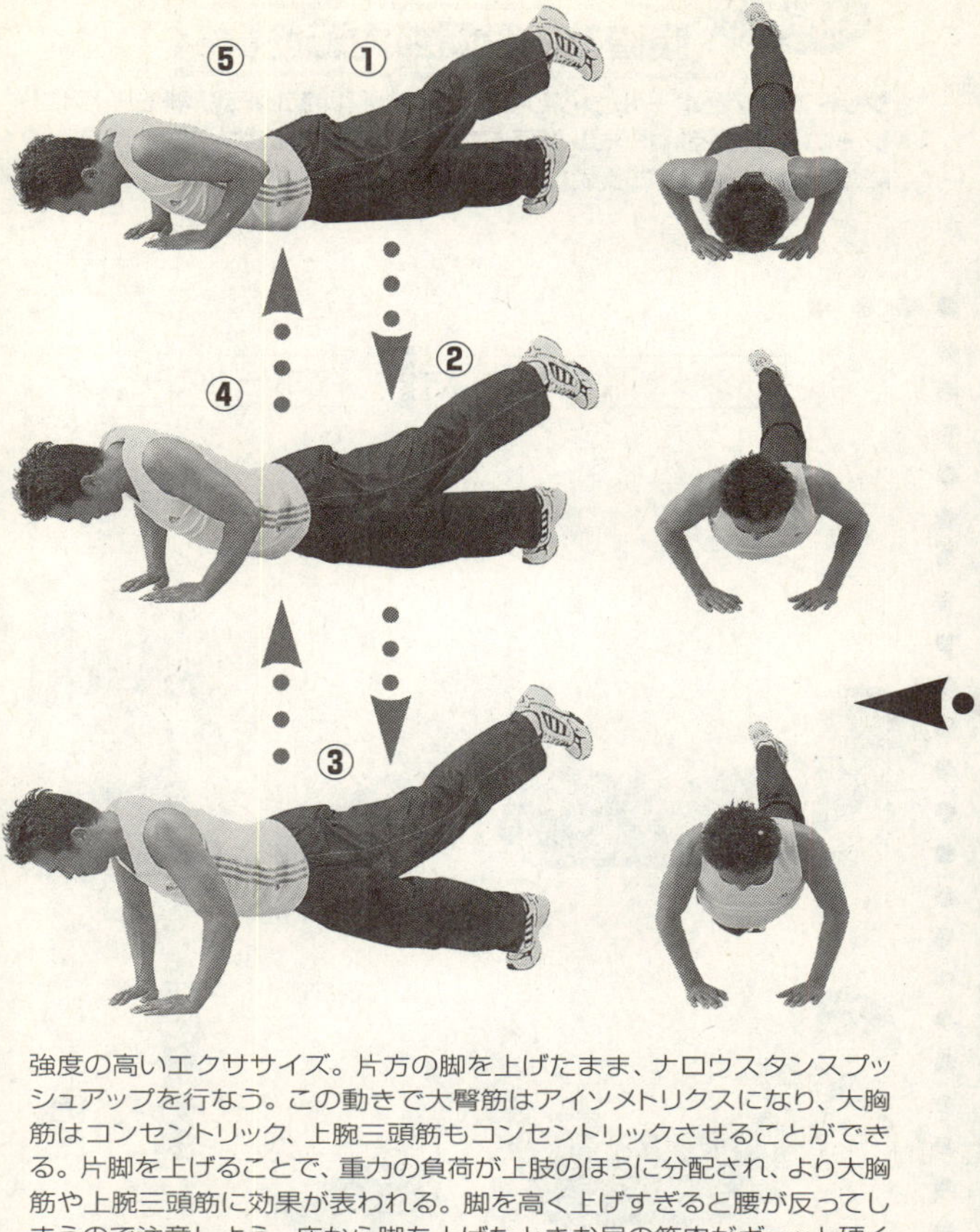

強度の高いエクササイズ。片方の脚を上げたまま、ナロウスタンスプッシュアップを行なう。この動きで大臀筋はアイソメトリクスになり、大胸筋はコンセントリック、上腕三頭筋もコンセントリックさせることができる。片脚を上げることで、重力の負荷が上肢のほうに分配され、より大胸筋や上腕三頭筋に効果が表われる。脚を高く上げすぎると腰が反ってしまうので注意しよう。床から脚を上げたときお尻の筋肉がギュッと硬くなったのを確認し、床に対して脚の角度が一定のまま、ナロウスタンスプッシュアップを行なおう。

腹の混合筋トレ

腹直筋＋股関節内転筋群

シットアップとボールつぶしで腹直筋と股関節内転筋群を一度にトレーニングする。ボールが落ちないよう、内股に強く力を入れるのだが、腹の収縮にも意識がいくようにする。

シットアップ ＋ ボールつぶし

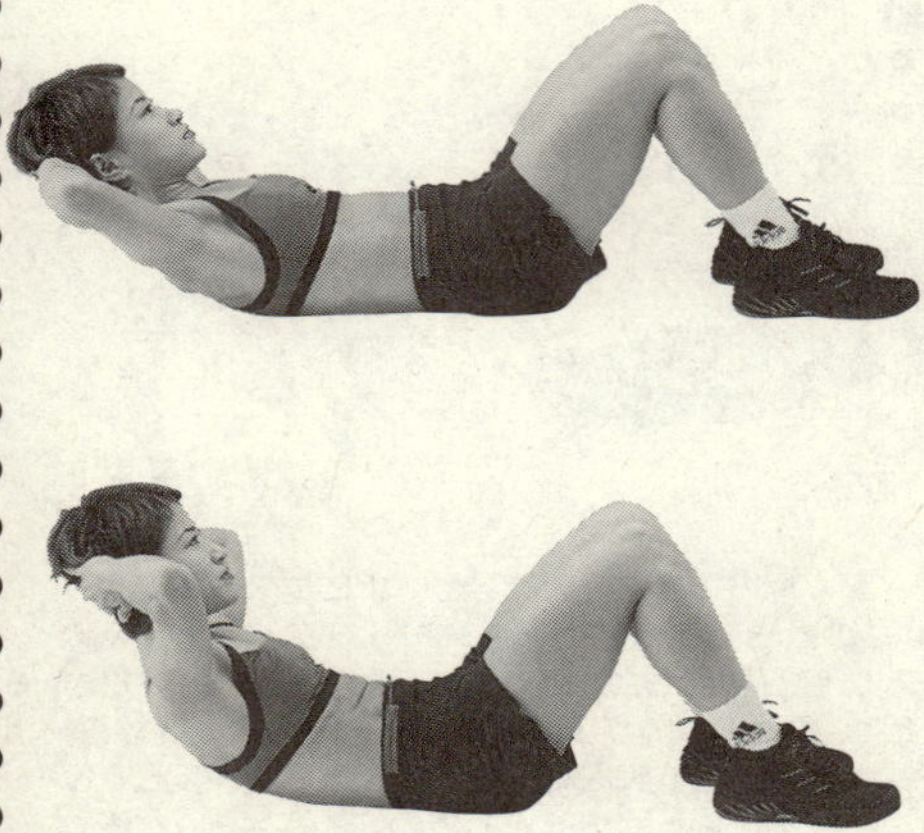

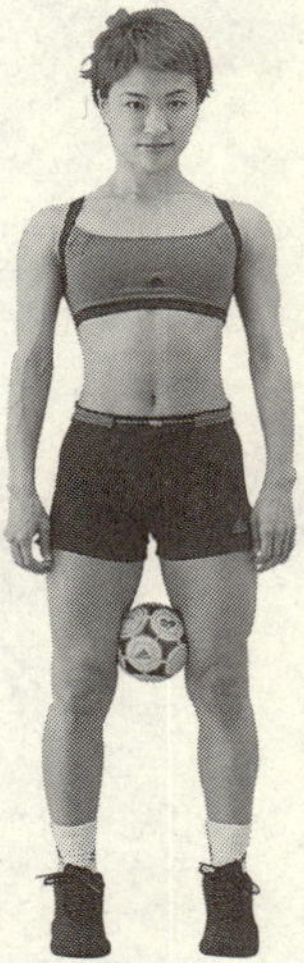

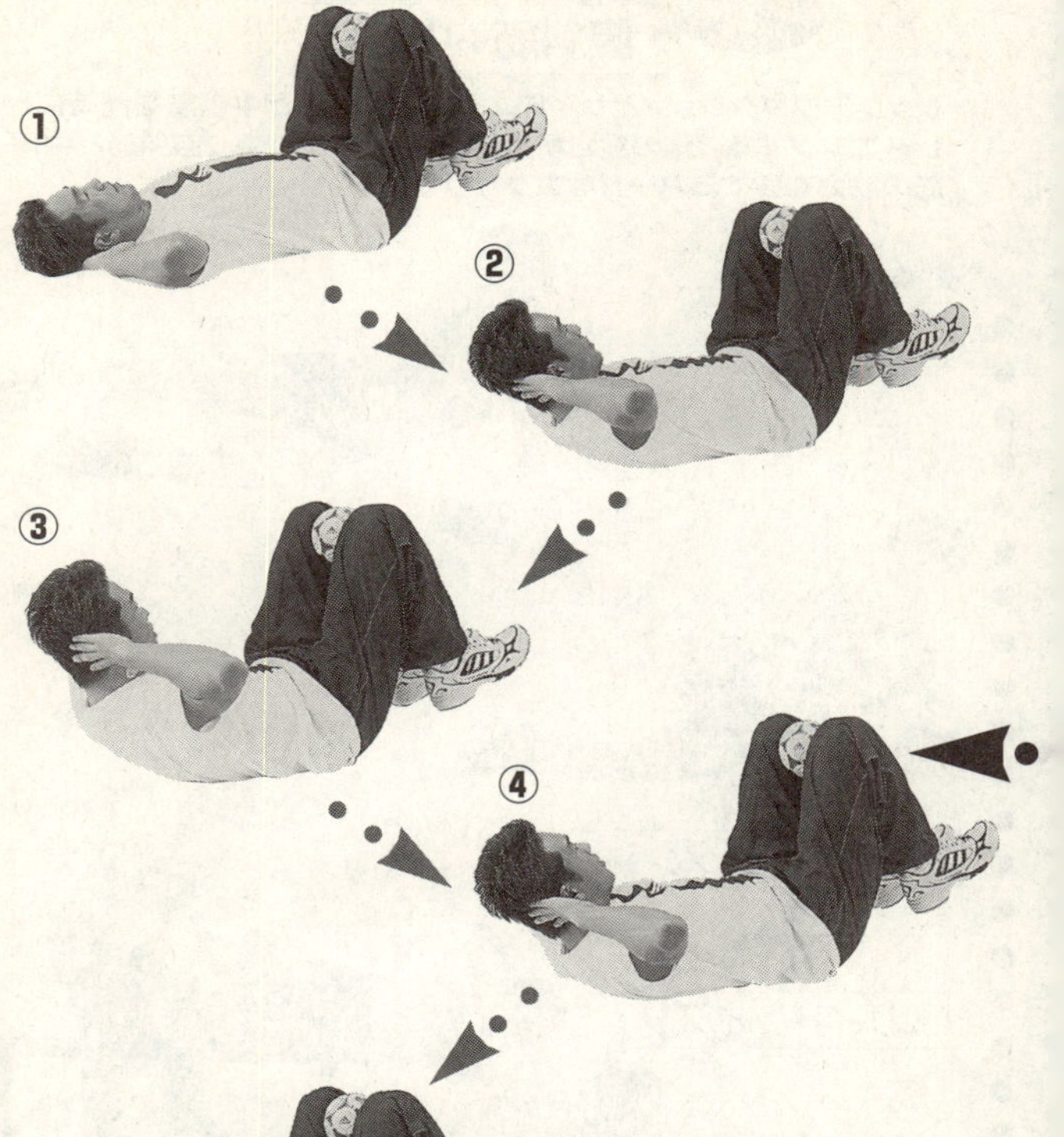

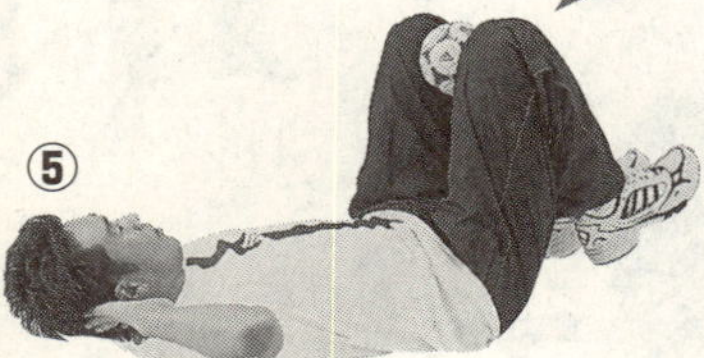

脚を軽く上げて膝の間にボールを挟み、ボールをつぶすように脚に力を入れて上体を上げていく。股関節内転筋群をアイソメトリクスしながら、腹直筋をコンセントリックできるエクササイズ。

腹の混合筋トレ

腹斜筋＋中臀筋

レッグアブダクションとサイドレイズで腹斜筋と中臀筋を同時にトレーニングする。脚の重さが負荷になるので、かなり腹斜筋と中臀筋の筋力を要するハードなエクササイズ。

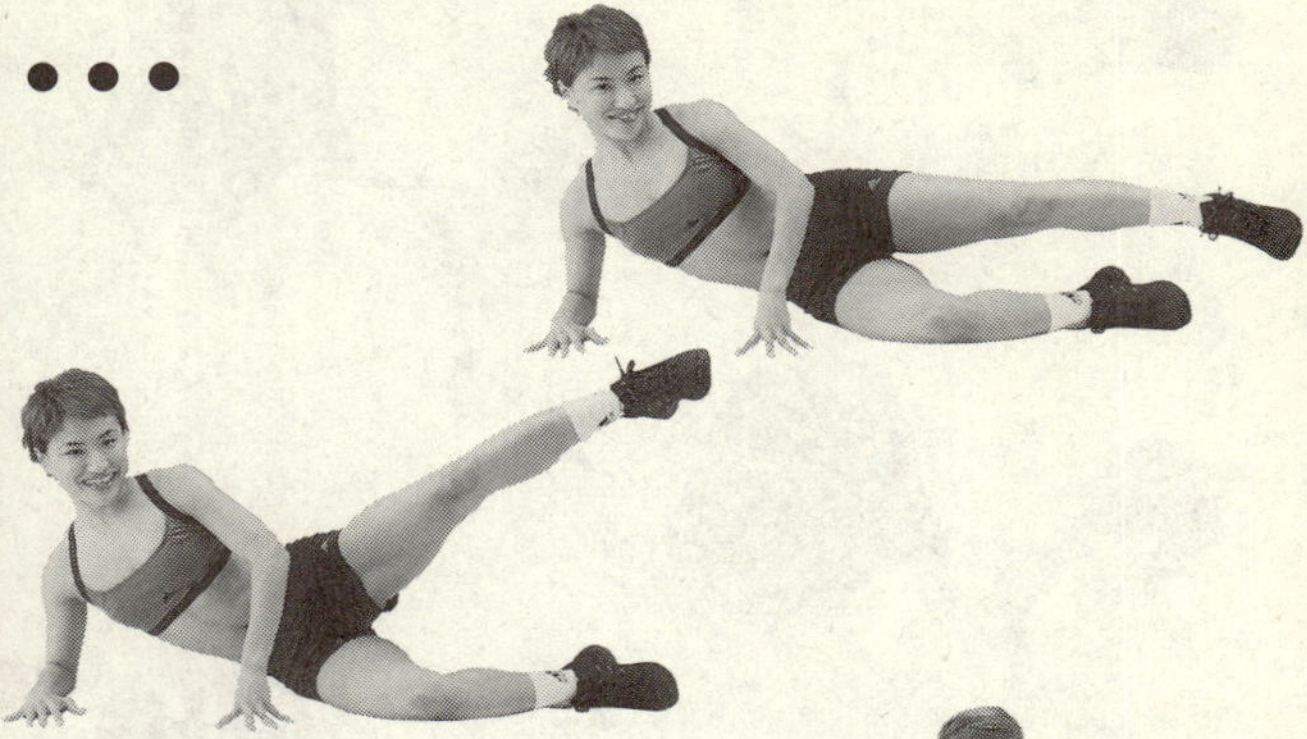

レッグアブダクション

＋

サイドレイズ

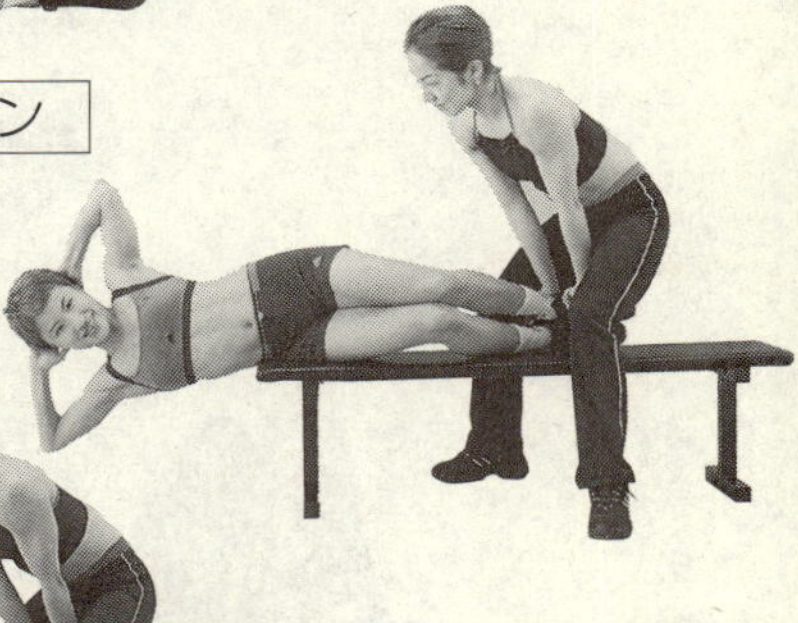

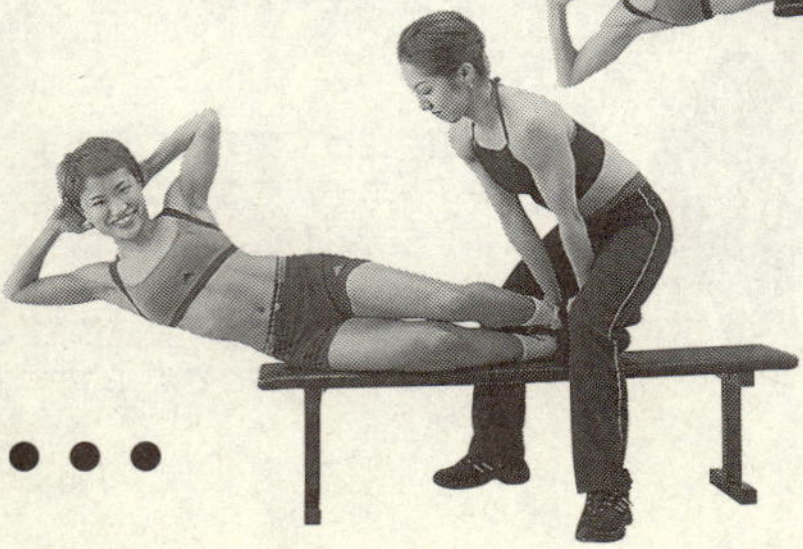

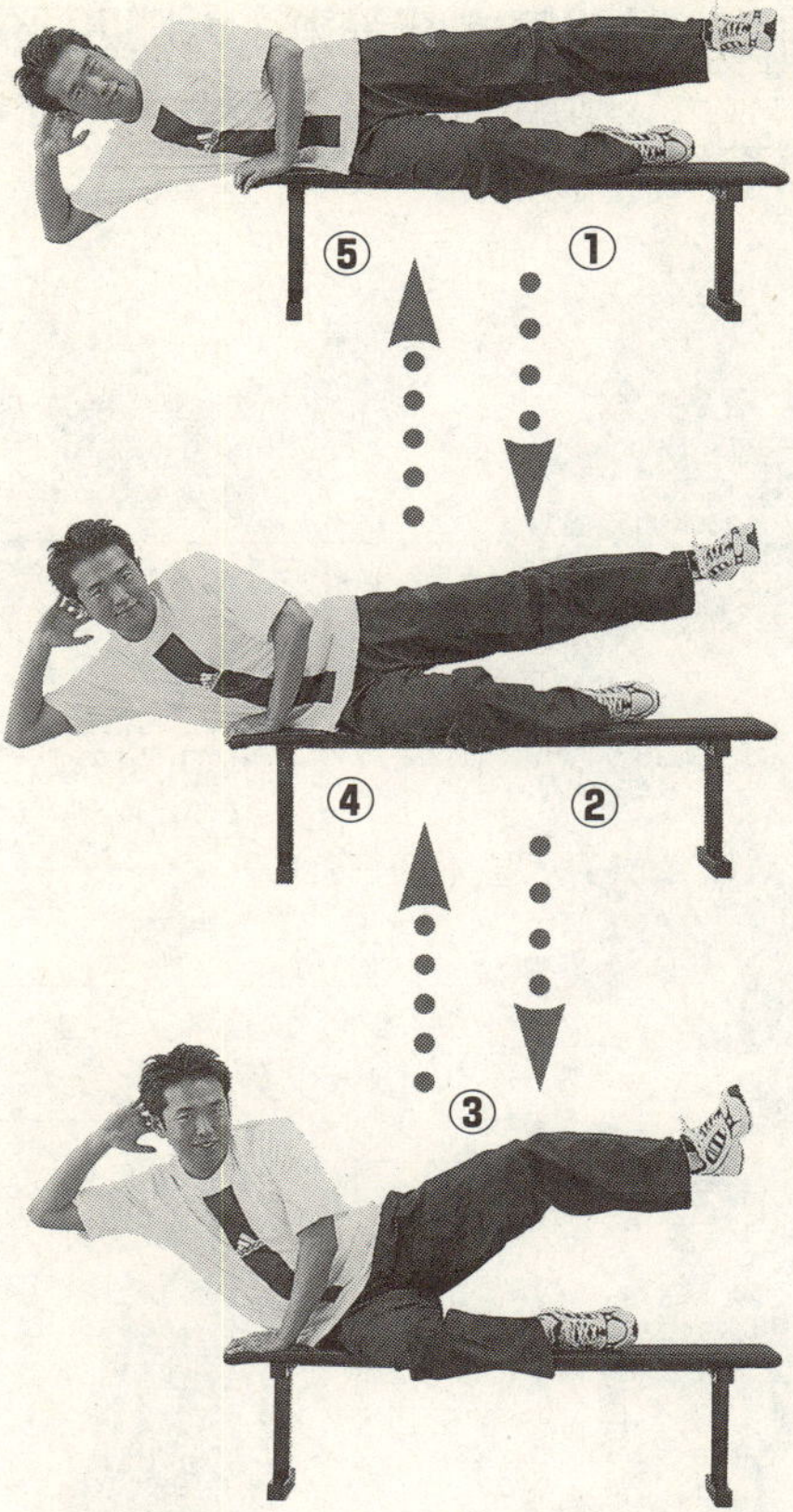

かなりハードなエクササイズ。ベンチに横たわり、上体と同時に上側の脚を上げていく。骨盤の横の中臀筋と同時に腹斜筋もコンセントリックさせていく。

腹の混合筋トレ

腹斜筋＋股関節内転筋群＋大腿四頭筋

ツイストシットアップ、大腿四頭筋のアイソメトリクス、シッティングチューブレッグアブダクションで3カ所の筋肉を鍛える。

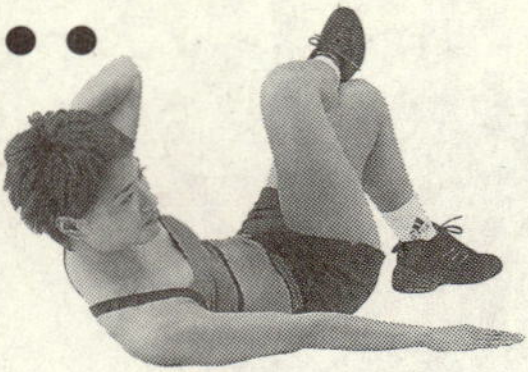

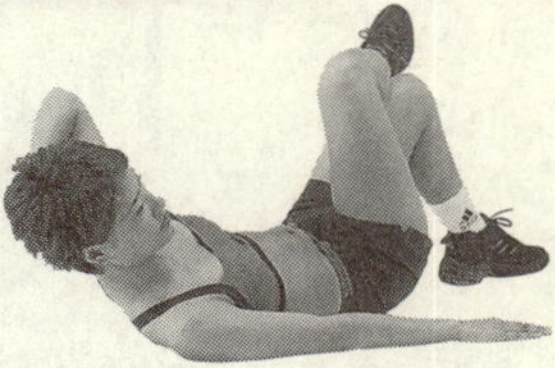

ツイストシットアップ

＋

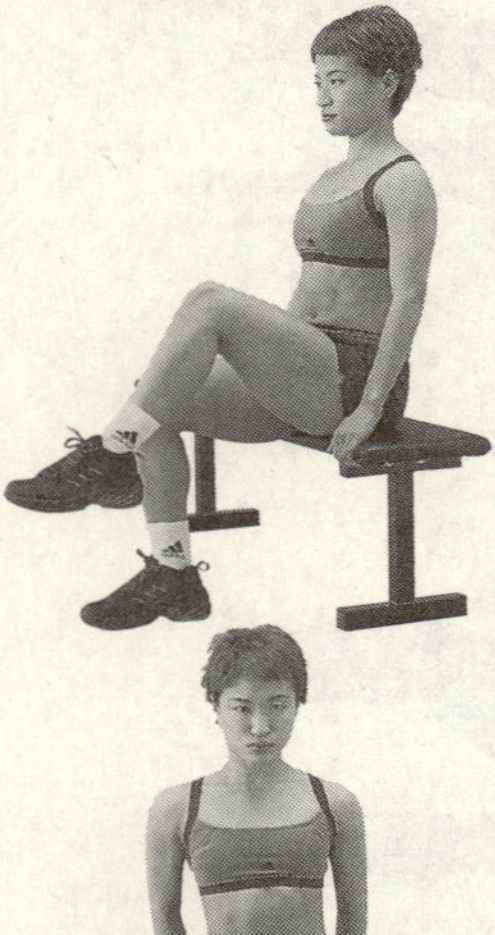

大腿四頭筋のアイソメトリクス

＋

シッティングチューブレッグアブダクション

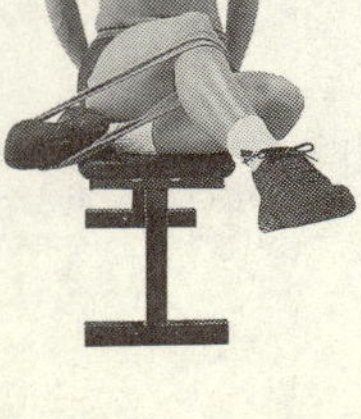

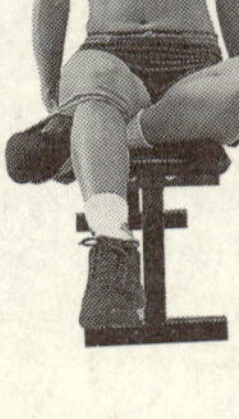

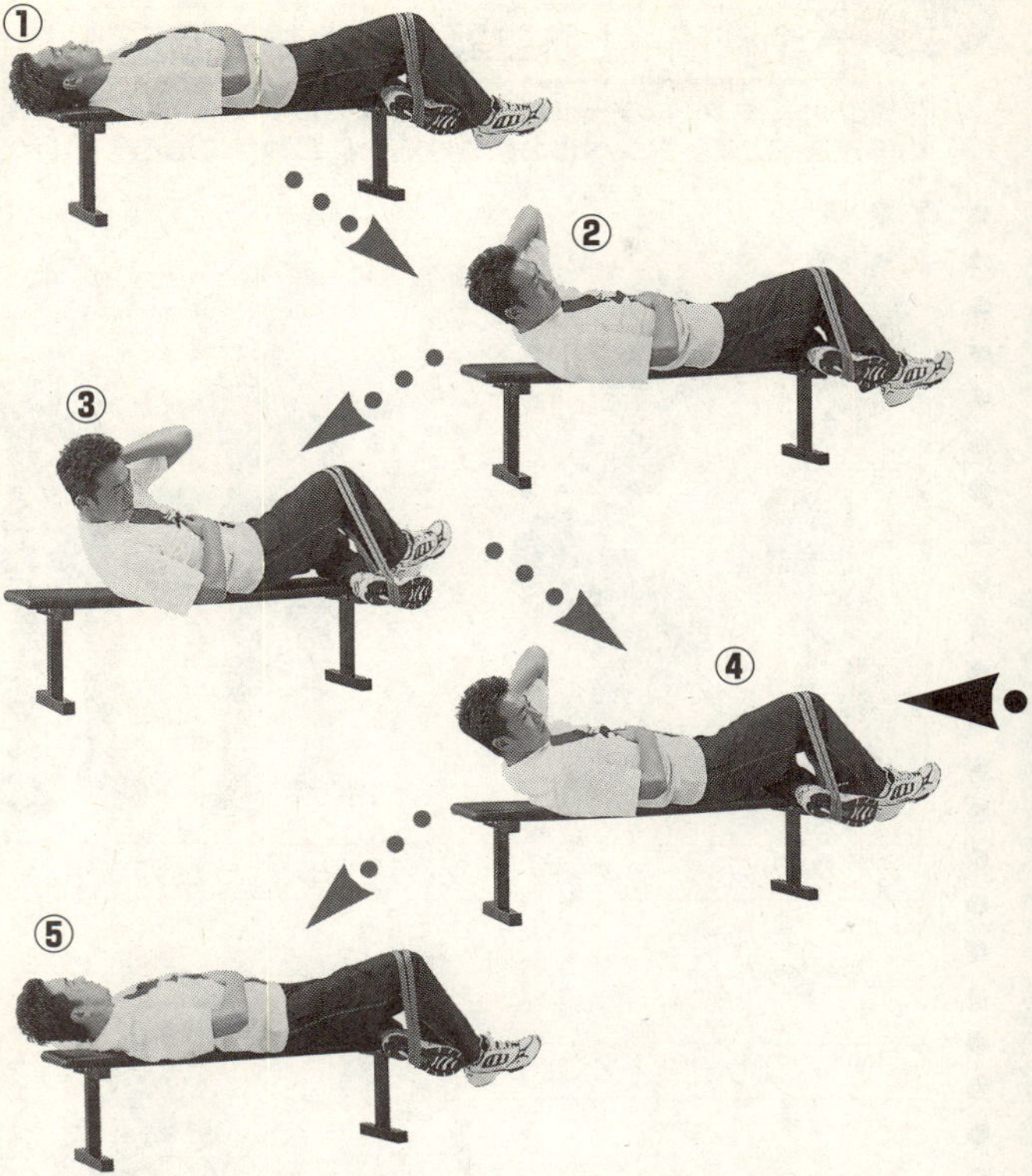

折り曲げた足先にチューブを固定させ、軽く伸ばした脚の膝の上にチューブを巻く。軽く伸ばした脚を内転させながら、徐々に上体にひねりを加えながら起こしていく。このとき股関節内転筋群と腹斜筋はコンセントリックしている。ゆっくり戻していくときは、股関節内転筋群と腹斜筋はエクセントリックしている。重力に負けないように徐々に戻していこう。脚を持ち上げているだけで、大腿四頭筋などがアイソメトリクスしている。

腹の混合筋トレ

腹斜筋＋上腕二頭筋＋大腿四頭筋

スクワット、ダンベルアームカール、ダンベルサイドベントで3カ所の筋肉を鍛える。ダンベルの重さは筋力に合わせて選ぶ。

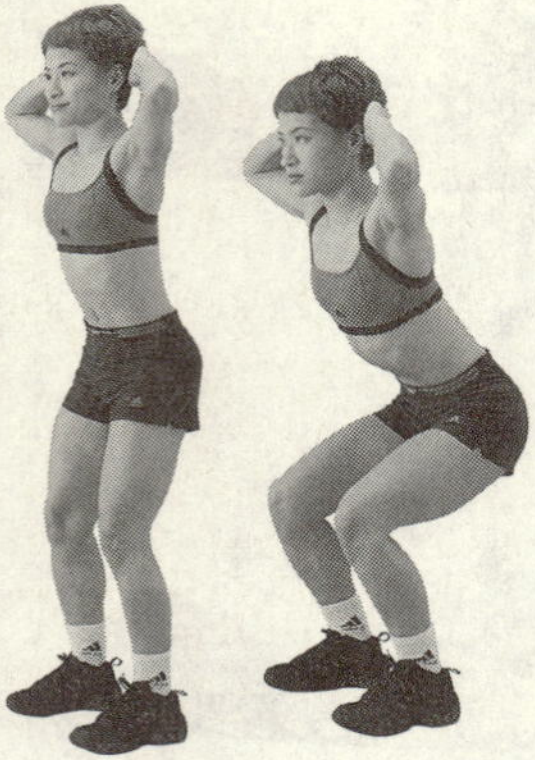

スクワット

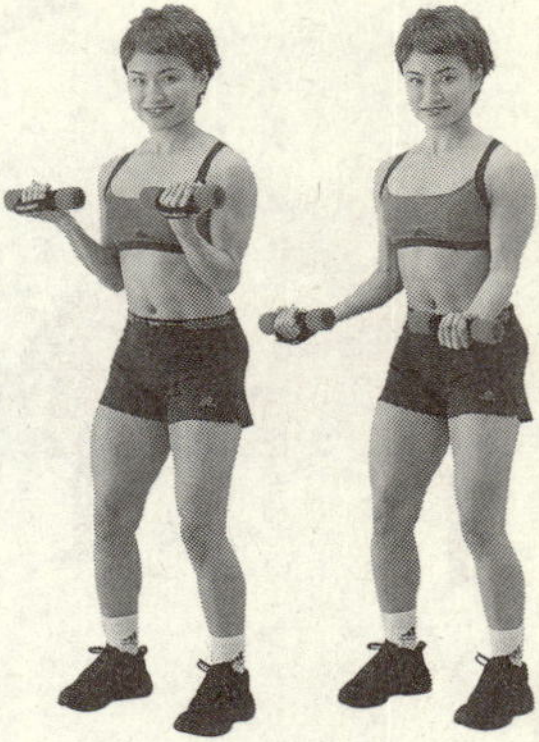

ダンベルアームカール

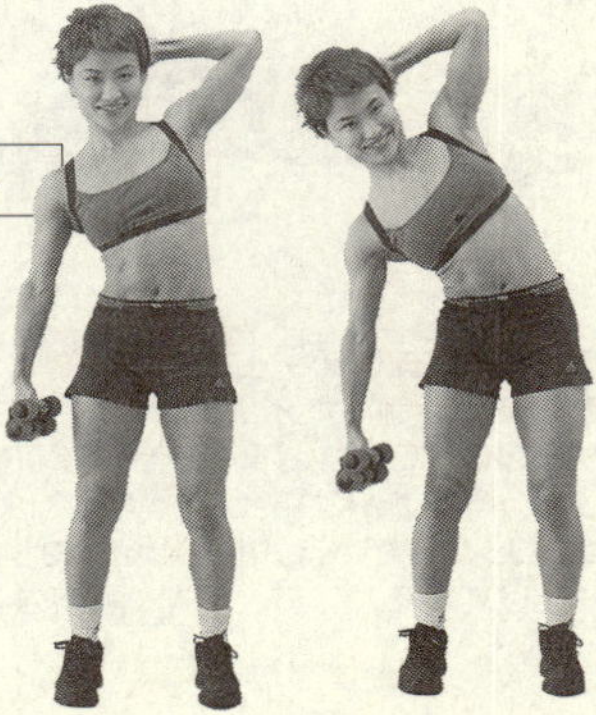

ダンベルサイドベント

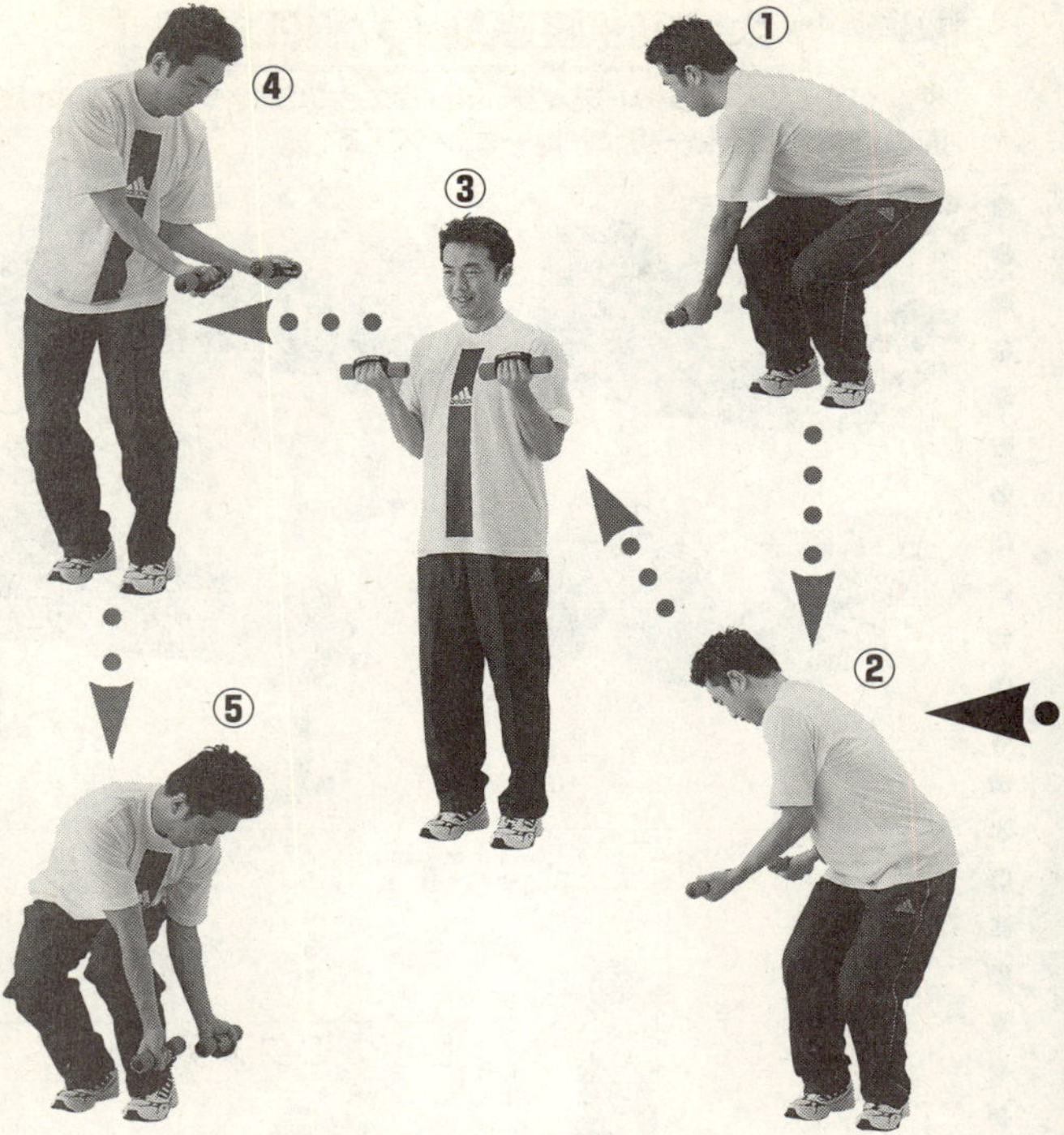

つま先と膝の方向はまっすぐ前に向けた状態からスタート。徐々に膝を伸ばしながら、身体をまっすぐにしていく。同時にダンベルを持っている手は曲げていく。このとき上腕二頭筋と曲げている体の反対側の腹斜筋がコンセントリックしていく。身体がまっすぐの状態になったら、今度は反対側に膝を曲げながら、ゆっくり腕を伸ばしていく。このとき上腕二頭筋と曲げている体の反対側の腹斜筋がエクセントリックしていく。膝がねじれて負担がかからないために、向きはまっすぐ前にして曲げるよう意識する。

胸、腹の混合筋トレ

大胸筋＋腹直筋＋大腿四頭筋

ダンベルプレス、シットアップ、レッグエクステンションで、身体前面の筋肉3カ所を一度にトレーニングする。

シットアップ
＋
ダンベルプレス
＋
レッグエクステンション

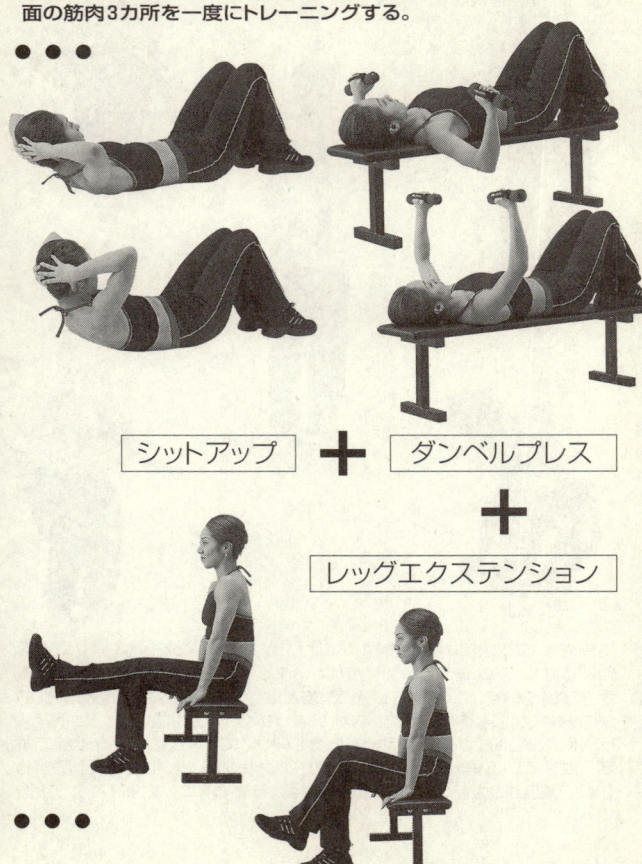

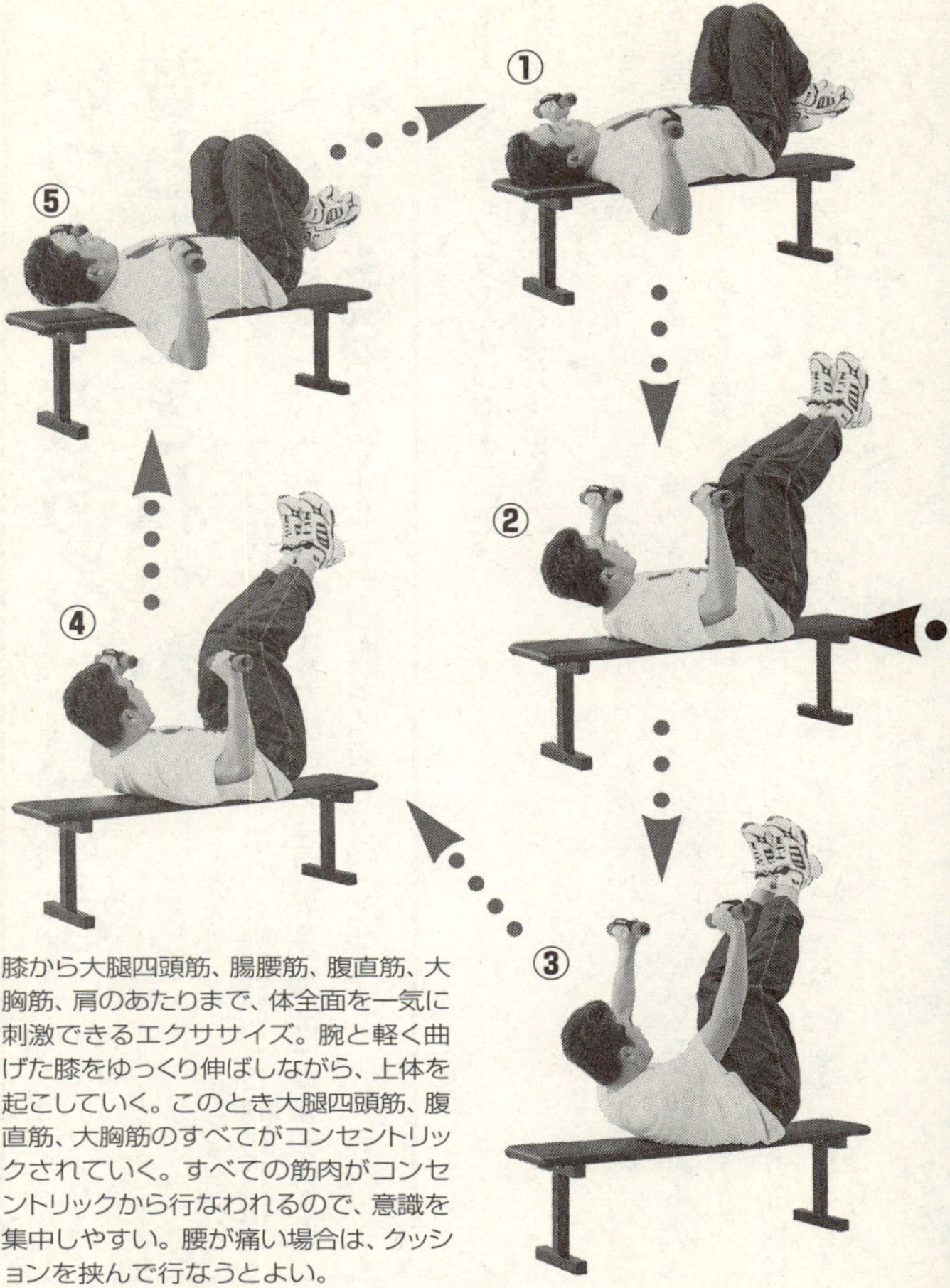

膝から大腿四頭筋、腸腰筋、腹直筋、大胸筋、肩のあたりまで、体全面を一気に刺激できるエクササイズ。腕と軽く曲げた膝をゆっくり伸ばしながら、上体を起こしていく。このとき大腿四頭筋、腹直筋、大胸筋のすべてがコンセントリックされていく。すべての筋肉がコンセントリックから行なわれるので、意識を集中しやすい。腰が痛い場合は、クッションを挟んで行なうとよい。

● 衣装協力／アディダス ジャパン株式会社　0120-81-0654

いつまでもあると思うな昔とったきねづか

〝若さよよみがえれ〟と思うのは、女性ばかりではなく男性だって同じ。いや、もっとややこしいのが、自分の体力の衰えを自覚するどころか認めようとしない貴兄が、スポーツクラブに多く存在することだ。

▼インストラクターはつぶやいた。
「まだまだ仕事はたくさんあるよ」

あるスポーツクラブのインストラクターがこんな話をしてくれた。「男性の会員さんと話していると、よく耳にするのが『昔は○○やってて、○○大会まで出場したんだよ』と誇らしげにする話です」

このタイプ、とくに多いのがプライドが高いと言われる団塊の世代、つまり50代に差しかかった男性に多いらしい。ジムでトレーニングしていても、いきなり重いバーベルを上げようとするのもこの世代。

「『昔は80kgなんて余裕で上げたよ』と言いながら、いきなり80kgを上げようとするんです。慌てますよ。ベンチプレスでつぶれると、重りのついたバーベルが胸（肋骨）や首に落ち、大事故を起こしかねませんからね」

でも相手はお客様。プライドを傷つけてはいけないから、「一応軽く補助しますね！」と笑顔を見せながら、軽くどころか目いっぱい気合を入れて補助をする。そうとは知らないオヤジはのん気なもので、「まだまだ俺もいけるなー」なんて調子づいている。

なかには、そのときやっと筋力の衰えを直視できる人も、いることはいる（ちょっと悲しそう）。

勘違いオヤジには、やんわりと説得するしかない。

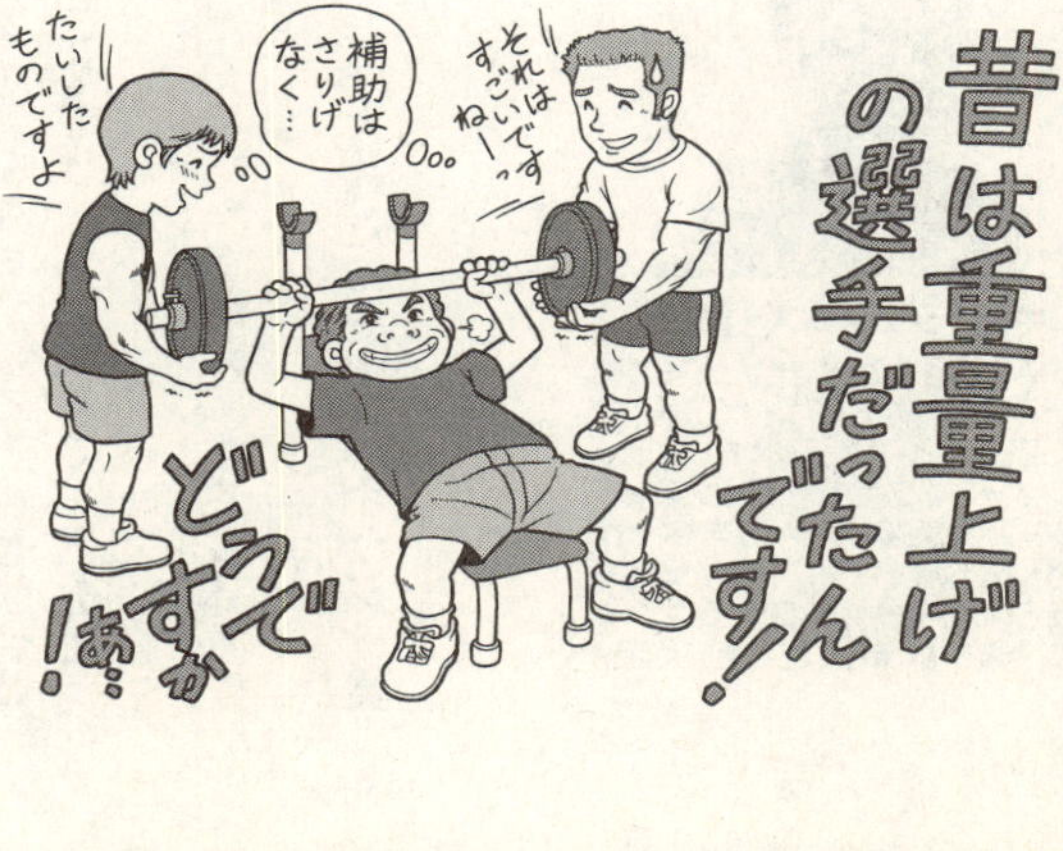

昔は重量上げの選手だったんです！
それはすごいですねー！
補助はさりげなく…
たいしたものですよ
どうですか

「『まだまだ若いときの体力は落ちていないようですが、久しぶりに筋トレするときは、いきなりこの負荷で筋肉に刺激を与えるとケガの元になりますので、少しずつ時間をかけて、少ない刺激から与えていき筋肉を慣れさせせましょう』なんて、気を遣って言うんです」

こういうオヤジの奇行はまだ続く。サウナ室で汗だくになって耐え、すぐに体重計に乗る。体重が減ったことにニンマリ。

「あー、また勘違いしてるよ、と思った矢先、声をかけられたんです」。オヤジは笑顔でこう言った。

「仕事終わり？　だったらこのあと軽く一杯どう？」

フィットネス業界にはまだまだ仕事がいっぱいあると確信させられた、インストラクターの1日であった。

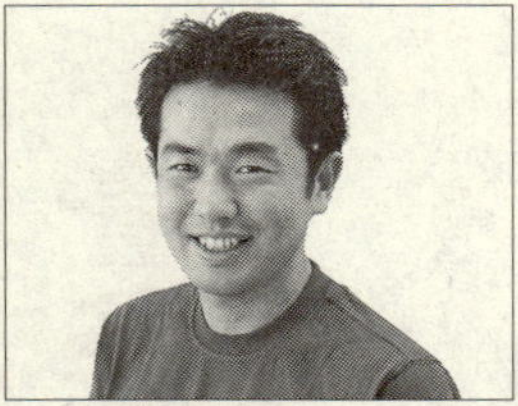

中野・ジェームズ・修一

UCLAで運動生理学を学んだ後帰国。アディダス契約アドバイザリーインストラクター、（社）日本エアロビックフィットネス協会認定インストラクター、東急スポーツオアシステクニカルアドバイザー、ジョグメイトサテライト契約インストラクター。TV、雑誌、講演会などで幅広く活躍中。

PART 2

マフェトン理論で健康なアスリートになる!

「マフェトン理論」はなぜ効果的か

体脂肪を燃やす科学的な実践法として知られる「マフェトン理論」。なぜこの理論が、多くのアスリートのトレーニングに取り入れられ、成果を上げているのか、その理論の概要をまず説明しよう。トレーニングと食事が一体となり、体脂肪を燃焼させ、無駄のないしなやかな身体を取り戻す。この画期的なメソッドの基礎理論について、まず知ってほしい。

マフェトン理論を実践した人は、その効果に驚きを覚え、その後、この理論の伝道者になるといわれる。マフェトン理論の体験者は自らの体型の変化を実感し、日常生活でのさまざまな恩恵にあずかることになる。体重が10キロ前後落ちることは珍しくなく、エネルギッシュになり、疲労感がなくなり、ある程度の年齢の人なら、自分が確実に若返った印象を持つ。

一般的にスポーツは、身体によい影響を与えると考えられているが、必ずしもそうとは限らない。とくに激しいトレーニングを連日行なうような場合は、たとえ一見健

監修／中塚祐文　構成／酒井メディア工房　本文イラスト／工藤六助

康そうに見えるスポーツマンでも、老化が早められ、日常生活ではイライラと落ち着きがなく、絶えず疲労感にさいなまれ、関節や筋肉に障害を抱えているということも珍しくない。

マフェトン理論はまさにこうした、壊れかけたアスリートに劇的な変化をもたらすことができる、優れたスポーツ科学理論だといえる。

そもそもこのトレーニング理論を生み出すきっかけになったのは、Dr.マフェトンの「競技成績の向上と健康とを両立させることは無理なのか？」「なぜこれまで常識とされるトレーニング方法では健康を損ない、ケガや病気で選手生命を短くしてしまうのか？」という、臨床医としての疑問だ。

Dr.マフェトンは、この疑問を解き明かすため、多くのスポーツ選手に対する臨床実験を行なってデータを集めた。その際、トレーニングの指標としたのが「心拍数」だ。

その結果、博士は、

①心拍数が比較的低い運動（エアロビックトレーニング）を続けることによって、循環器系、関節を含めた骨格全体、筋肉、内分泌系など、身体全体が健康な状態になっていくこと。

②エアロビックトレーニングによって発達したエアロビックシステムは、身体の全機能を正常に保つ働きをしていること。

③エアロビックスピード（エアロビック範囲内での最大スピード）が向上してくると、健康状態を向上させながら、パフォーマンスも上げられること。さらに、

④エアロビックシステムが発達してくると、通常なら身体に大きな負荷を与えるアネロビック（無酸素）運動のダメージも抑えられること、を科学的に証明したのだ。

エアロビック運動とアネロビック運動

身体の筋肉は、遅筋繊維といわれるエアロビック筋と、速筋繊維といわれるアネロビック筋との、2種類の筋繊維で構成されている。エアロビック筋は主に脂肪をエネルギーに、アネロビック筋は糖質をエネルギーに使って働く。糖質は蓄えられる量が少なく、激しい運動を行なうと20分ほどで枯渇してしまう。

それに比べて、エアロビック筋の燃料である脂肪は体内に豊富にあるため、エアロビック筋を鍛えることによって、長時間にわたって運動できる能力（持久力）をレベルアップできる。また、体内貯蔵量が限られている糖質を節約できるため、血糖値が安定し、集中力が増す。脳は糖質を使って働くので、糖質を節約できれば、それだけ脳の働きに余裕ができるわけだ。さらに、糖質が不足すると脳が空腹のサインを出す

わけだが、糖質に余裕があれば、過食をもたらす空腹感を感じずにすみ、空腹感とともに感じるイライラ感もなくなる。

さらに、エアロビック筋はアネロビック筋に比べ、はるかに故障しにくいことも特徴だ。

エアロビック筋を鍛えることは、持久系の選手だけでなく、アネロビック系（スプリント、パワー）種目の選手にも有効だ。アネロビック筋は血液の供給をエアロビックシステムに依存しているため、エアロビックシステムをしっかり構築することによって、アネロビック筋の機能を最大限に引き出すことができ

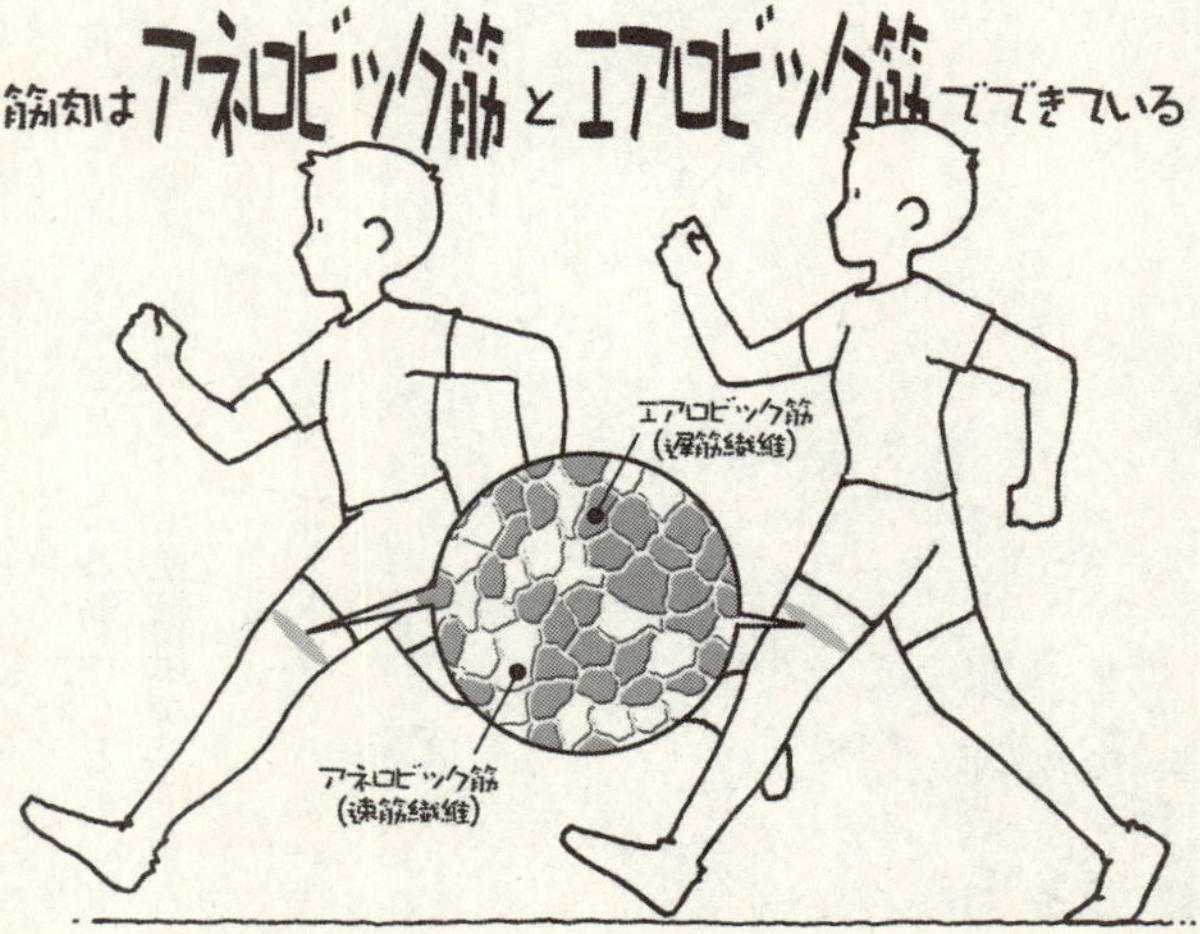

るようになるからだ。

アネロビックな運動は強度が高いため、有害な活性酸素などによる筋肉などへのダメージが大きく、回復にも時間がかかる。また、糖質が消費されて血糖値が上下することによって、脳や神経系などに与えるストレスも大きい。

エアロビックトレーニングが不足していて、エアロビック筋が鍛えられていない状態でアネロビックトレーニングを取り入れたり、大会に出たりすると、エアロビック筋が機能せず、短時間しかもたないアネロビック筋を無理に使わざるをえない。多くの選手がケガや病気を引き起こしてしまうのはこのためだ。

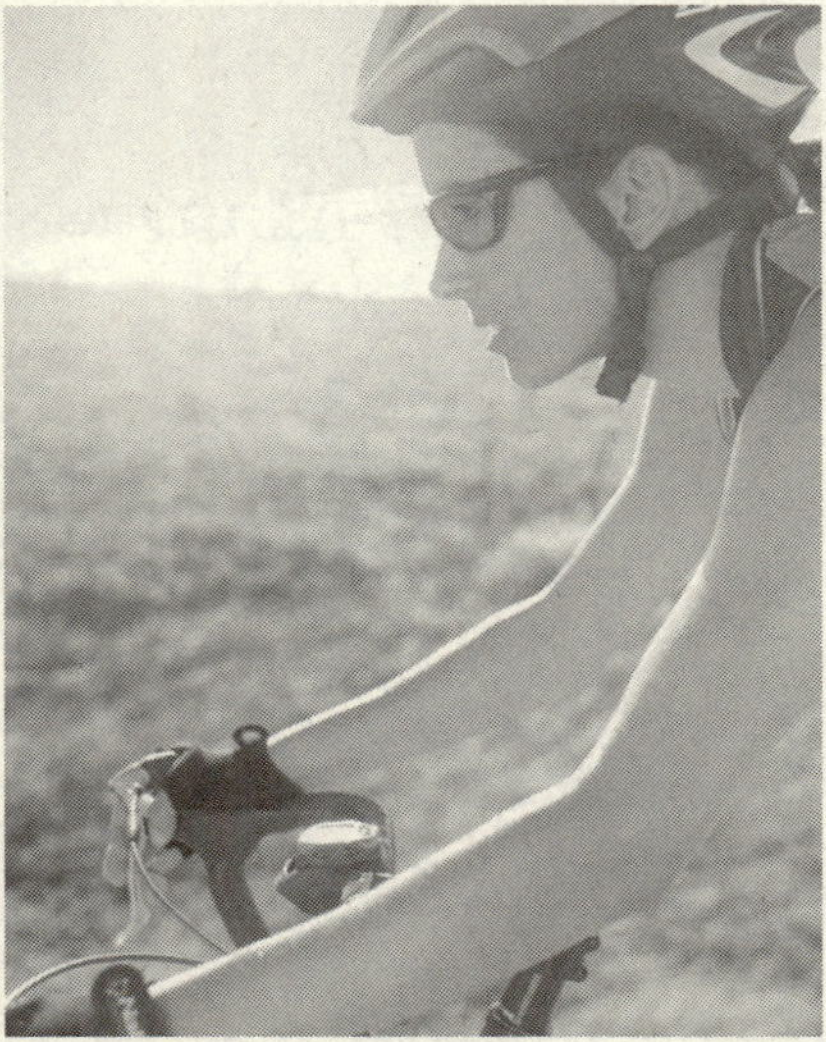

「180公式」で自分に最適な運動強度を知ろう

心拍数で運動強度を管理する

ここまでは、「マフェトン理論によってエアロビック筋を鍛え、脂肪を効果的に燃やすシステムを築き上げる」ことのメリットについて説明してきた。トレーニングの方法はきわめて簡単。自分に合った運動強度で、エアロビックトレーニングをくり返し行なうことだ。

それでは、あなたにぴったり合った運動強度は、どうやって知ることができるのだろう？

トレーニング時の運動強度を測る指標として重要なのは、心拍数だ。

心拍数によって運動強度を測る指標としては、一般的に「220から年齢をマイナスし、その値に60～85％をかける」という公式が知られているが、マフェトン理論では、最適なトレーニングレベルを設定するために「180公式」を用いる。

この「180公式」は、エアロビックレベルでの最大心拍数を知るためにDr.マフェトンが多くの臨床実験を行ない、運動時に身体が消費した酸素と、身体から排出された二酸化炭素の割合を測定・分析した結果、得られたもの。従来の「220公式」に比べ、トレーニングを行なう人の健康状態や競技能力にかかわらず、誰もが自分にぴったり合ったトレーニング強度を知ることができる点が大きな特徴だ。

エアロビックトレーニングを行なう際には、「180公式」で求めたあなたの最大エアロビック心拍数を守り、エアロビックレベルでの脂肪燃焼に集中することが大切だ。もし、最大エアロビック心拍数を超えてしまうと、アネロビック運動になってしまい、脂肪を効果的に燃やす妨げとなってしまう。

心拍数は、手首や首筋に触れることでも測定できるが、ぜひアラーム機能やメモリー機能を持つハートレイトモニター（心拍計）を用いる

180公式（最大エアロビック心拍数の求め方）

A	2年以上の間、順調にトレーニングができており、競技やMAFテスト（P.95参照）の成績が伸びている場合	180－年齢＋5
B	過去2年間、風邪をひいたのは1度か2度で、大きな問題もなくトレーニングもできている場合	180－年齢
C	競技やMAFテストの成績が伸び悩んでいて、よく風邪をひいたり、故障やケガをくり返している場合	180－年齢－5
D	病気にかかっていたり、治ったばかり、手術したばかり、退院したばかり、もしくは投薬中の場合	180－年齢－10以上

ことをお勧めしたい。ハートレイトモニターなら、トレーニング中の動きを制限することなく、常に自分の心拍数をリアルタイムでチェックできるからだ。また、トレーニングデータを集積し、メニューを調整する際の参考資料として使うこともできる。

ハートレイトモニターを使ったトレーニングの恩恵は、あなたがトレーニング経験を積めば積むほど増えていく。最初のうちは、胸にベルトでトランスミッター（送信機）をつけることに違和感を覚えるかもしれない。しかし、やがてあなたの日々のトレーニングに、なくてはならないパートナーとなるはずだ。

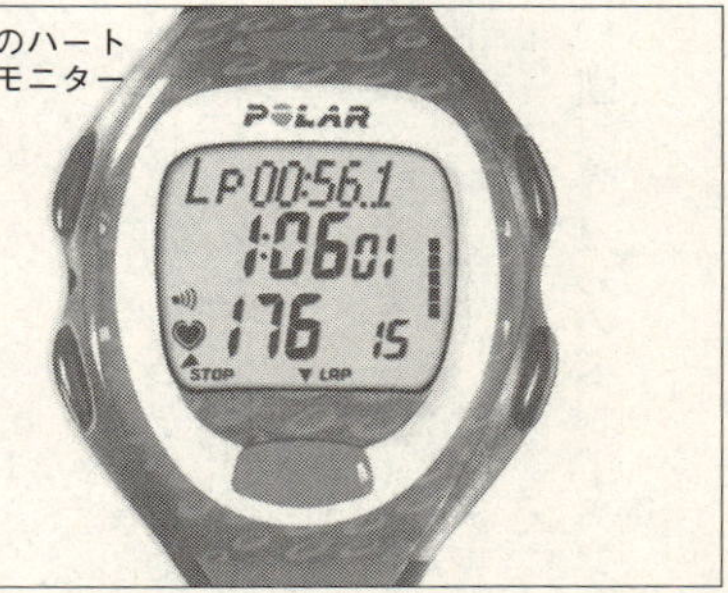

最新型のハートレイトモニターS610i

■お問い合わせ
キヤノントレーディング株式会社ファンライフ営業部
TEL03－5441－7153
http://www.canon-trading.co.jp

「180公式」を使ったトレーニング

トレーニングを行なう際には、「180公式」で求めた、あなたの最大エアロビック心拍数を上限とし、そこからマイナス10拍までのゾーンを目標としよう。

たとえば、35歳で運動習慣がほとんどない人の場合は、「180－35－10＝135」を最大エアロビック心拍数とし、125～135拍がターゲット心拍数となるわけだ。

ただし、これはあくまで目安なので、そのときの自分の体調に合わせて最適な範囲を見つけることが必要だ。これからトレーニングを始めようという人や、久しぶりにトレーニングを再開する人、あるいは自分のその日の体調がつかめず、判断に迷ったときは、控えめに下方修正することをお勧めする。

最大エアロビック心拍数を超えると、活動の主体は急激にアネロビックシステムに変化し、より多くの糖が燃焼し、脂肪燃焼が抑制されてしまう。しっかりしたエアロビックシステムを発達させるためには、すべてのトレーニングをエアロビック状態で行なうことが鉄則だ。決してエアロビックレベルをはずれてはいけない。エアロビックトレーニングを続けるにあたっての最大の難関は、あなたが自分のトレーニングを「ゆっくりと」行なうことができるかどうかだ。故障したときには、今までのトレーニングゾーンより10拍下に最大心拍数を設定してトレーニングをしてみよう。もし痛みが出るようだったら、さらに10拍下に設定すると、回復のためのトレーニングができる。

エアロビック運動は脳も活性化する

運動をすると、身体のなかには乳酸や活性酸素が発生し、また脳のなかではアンモニアが発生する。しかし、エアロビックレベルで、できるだけ疲労を伴わずに長時間の運動をくり返し行なうと、運動とともに発生する活性酸素やアンモニアを取り除く働きが高まることが報告されている。

さらに、自ら進んで長期間運動を続けることにより、脳のなかの自律神経系や内分泌系の中枢が活性化され、ストレスやホルモンのバランスの変化に適切に対応する能力が高まってくると考えられている。要するに、楽しみながら、できるだけ長時間エアロビック運動を行なう。これを継続することで、脳の活動が高められるのである。

炭水化物の過剰摂取が
あなたを運動してもやせない身体にしている⁉

炭水化物を摂りすぎることの危険

運動することで脂肪だけを燃焼させようとしても、炭水化物なしでは、脂肪は燃えない。ただし、炭水化物、とくに甘いものを摂りすぎると、インシュリンというホルモンの働きにより脂肪燃焼が妨げられる。

インシュリンは、細胞が血糖を得られるように、そしてグリコーゲンとして貯め込むことができるように働いている。インシュリンの働きにより、食事で摂取した炭水化物のうち、50％が細胞へ送られる。

しかし、細胞が貯め込めるグリコーゲンの量には限りがあり、細胞に運ばれた炭水化物のうち、1/5がグリコーゲンとして、4/5が脂肪として貯えられる。つまり、インシュリンは摂取した炭水化物の40％を脂肪に変えてしまい、貯蔵用にとっておこうとするため、脂肪よりも炭水化物が優先的に燃焼され、脂肪の燃焼は抑制される。

運動の直前に炭水化物を多く含む食べ物や飲み物をとると、インシュリンが分泌され、脂肪は燃えなくなる。

このように、高炭水化物食によりインシュリンレベルが高い状態が続くと、脂肪の燃焼を抑制し、体脂肪が増加することになる。このような高インシュリン状態でいくら激しい運動をしても、発汗による体重低下はあっても、決して脂肪は燃焼しない。

インシュリンが大量に分泌されると、肝臓に蓄えられているグリコーゲンをグルコースに変えて血中に放出する仕組みが制限される。燃焼するのは筋肉内のわずかなグリコーゲンで、それを使いきると筋肉は疲労し、筋肉痛をもたらす。さらに激しい運動を続けると、血糖値が急速に低下し、栄養分を失った脳が機能しなくなり、目まいが起こる。

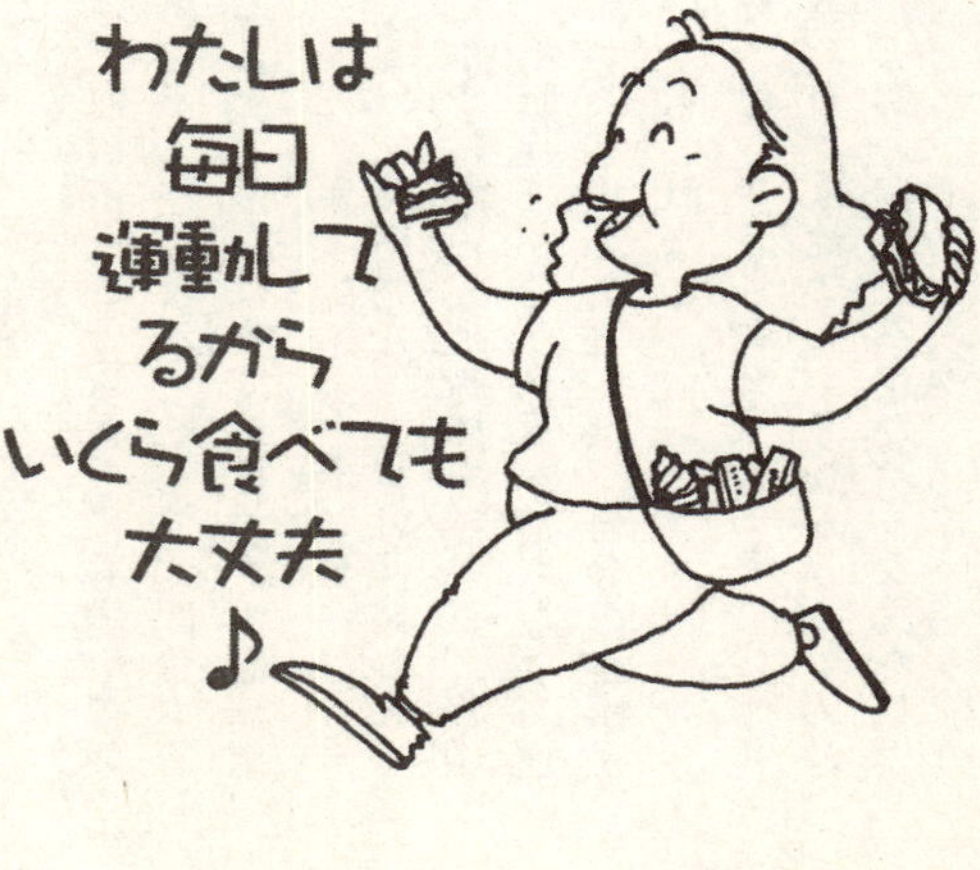
わたしは
毎日
運動してるから
いくら食べても
大丈夫
♪

インシュリンの分泌が促進されると、成長ホルモンのグルカゴンの分泌も抑制され、筋肉の修復が進まない。

またインシュリンは、食事によって上昇しすぎた血糖値を下げるようにも働いている。そのため、食事して間もないのに空腹感を感じるようになる。そして、間食することが多くなる。その場合、炭水化物を摂取することが多いはずで、ますます血糖値は不安定になる。

空腹感を感じることが多い、食前にイライラする、食後決まって眠気に襲われる、腸内ガスが溜まりやすい、不機嫌になりやすい、ウツになる、疲労感を感じる、集中力がない、頭痛もちである、風邪をひきやすい、不眠症である、体重が落ちない、血圧が高い、ケガが長びく、生理不順などのいずれかの症状がある人は、自分の食事が高炭水化物食ではないか、疑ってみたほうがいいかもしれない。

脂肪を燃焼したければ、インシュリンの分泌を抑えることが必要である。炭水化物：タンパク質：脂肪＝40：30：30に近い食事バランスによってインシュリンの分泌が抑制され、グルカゴンの分泌が促進されるが、個人個人で適正なバランスを見つけなければならない。

このホルモンバランスが維持されると、脂肪燃焼型の体質に改善され、運動による脂肪の燃焼がより促進される。それが体脂肪の減少をもたらし、筋肉増強、筋肉疲労の減少、持久力と集中力の強化というような、心身の健全な状態をもたらすことができる。また、食事に野菜などの食物繊維を加えると、インシュリンの分泌は抑えられる。

インシュリン不耐症

インシュリン不耐症の人の身体のなかには、インシュリンが過剰に分泌されても、血糖が送り込まれるのを受け入れない細胞がある。そこでは、血糖の細胞への取り込み率が低くなり、脂肪として貯えられる率が高くなる。つまり、インシュリン不耐症の人ほど、摂取した炭水化物をエネルギーとして燃焼できず、体脂肪が増加しやすくなり、結果的にエアロビックシステムが阻

■インシュリン不耐症が引き起こす症状

- ●肉体的疲労
- ●精神的疲労
- ●低血糖
- ●腸のふくれ
- ●眠気
- ●体脂肪と体重の増加
- ●中性脂肪の増加
- ●血圧の上昇
- ●ウツ
- ●嗜好品への依存

害されやすい。

血糖の細胞への取り込みが不充分だと、細胞は脳に対して、もっと血糖がほしいとサインを送る。それに対して脳は、膵臓にもっとインシュリンを分泌するように命令を出し、インシュリンが過剰に分泌される。このようなことをくり返していると、やがて、低血糖症による疲労感や倦怠感、眠気、体脂肪増加、副腎ストレスによる不眠、エアロビックシステム抑制によるエアロビックスピードの低下などの症状が現われ、さらに悪化すると、インシュリン過剰症、糖尿病、高血圧、高脂血症、肥満、乳ガン、脳卒中、心臓病などへと進行する。〝高いインシュリンレベルは病気の始まり〟という認識が必要なのだ。

■インシュリンの働き

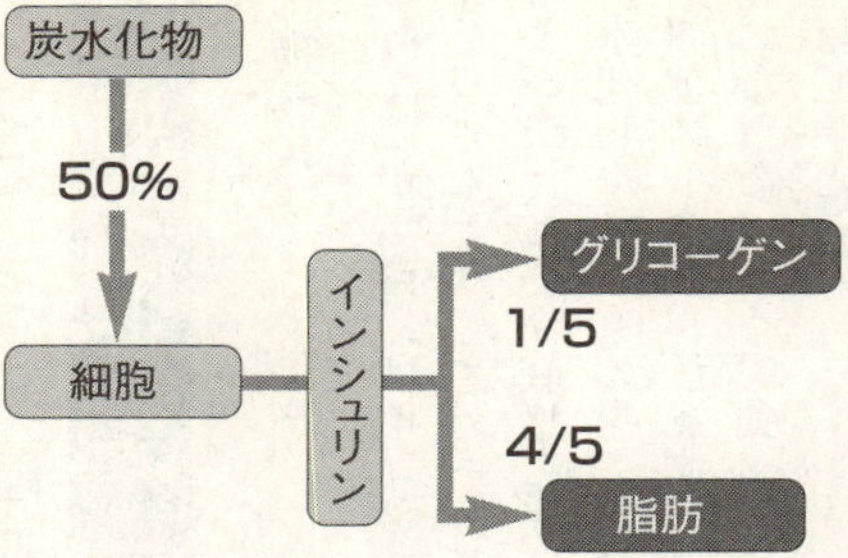

摂取した炭水化物の40%は脂肪になる

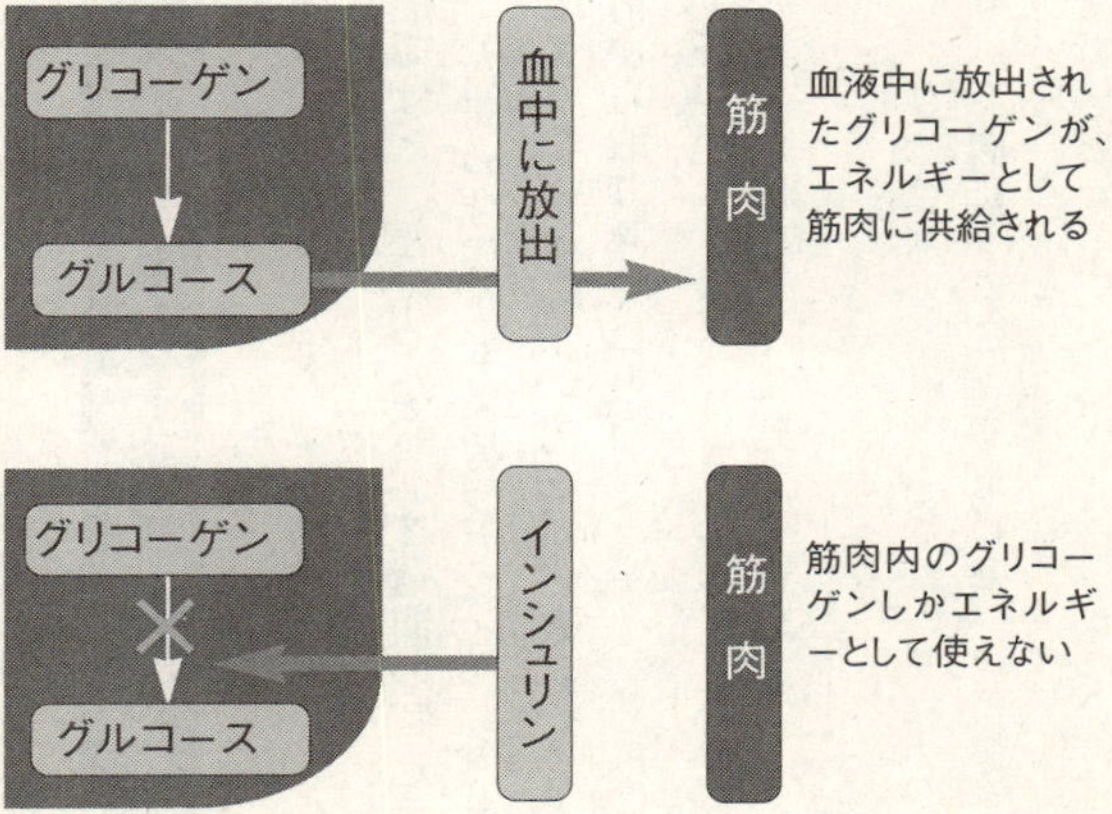

インシュリン不耐症の2週間テスト

もしあなたが「自分はインシュリン不耐症では？」と思ったら、2週間の判定テストを行なってみよう。このテストの目的は、人間の身体が本来持っている、「何を食べたらよいか」という直感を呼び覚ますことにある。テストの方法は、とにかく2週間、炭水化物や甘いものを、あなたの食生活から取り除くことだ。

2週間テストの間、注意することは、次の8点。

炭水化物テスト

①空腹にならないよう、食べてよいものは好きなだけ（とくに野菜は充分に）食べる。
②朝食は必ずとる。
③必要なときは健康的な間食をする。
④間食を含め、2～4時間おきに食事をとり、空腹になることを避ける。
⑤水を充分に飲む。
⑥塩分を摂る。

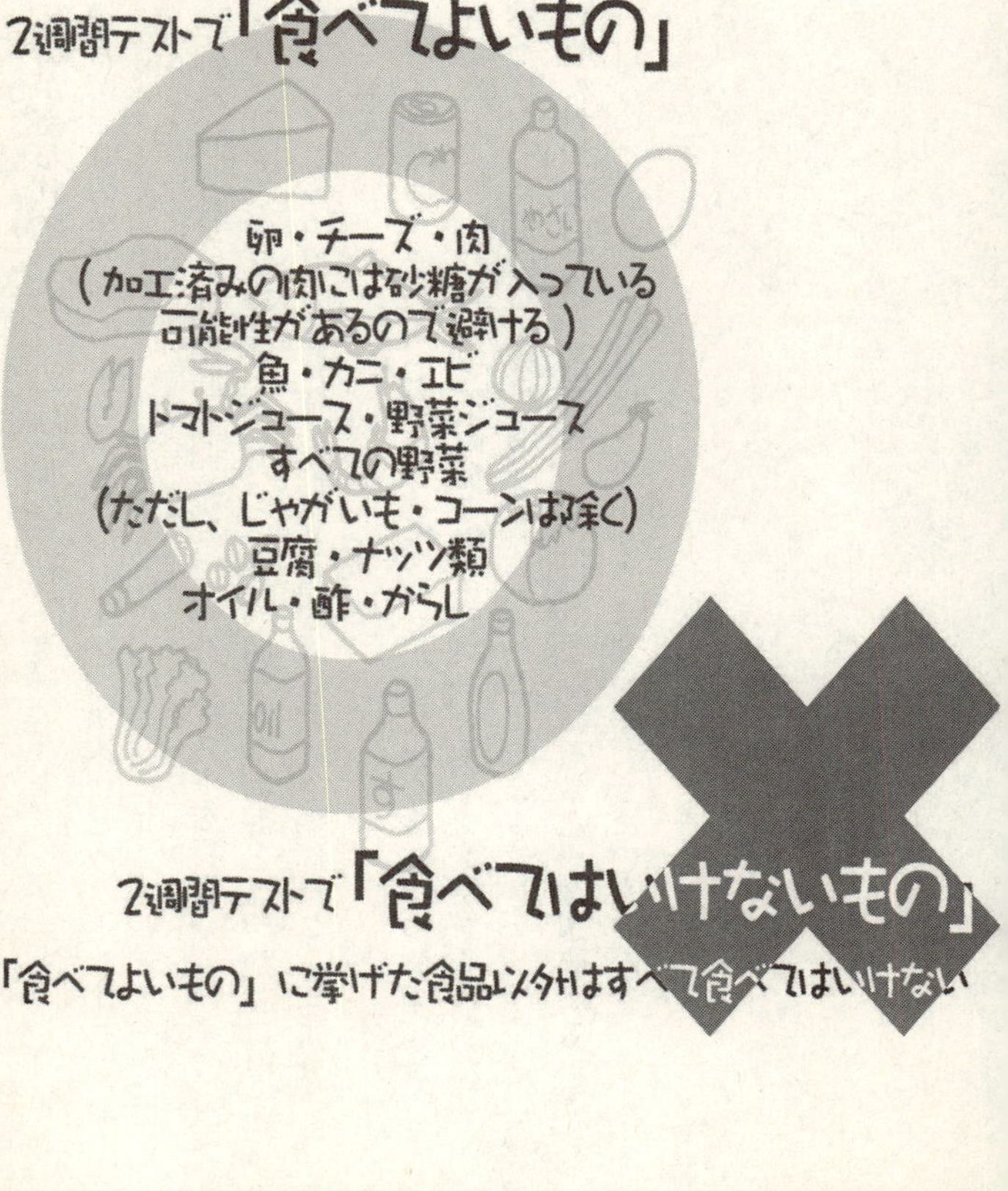
2週間テストで「食べてよいもの」
卵・チーズ・肉
（加工済みの肉には砂糖が入っている
可能性があるので避ける）
魚・カニ・エビ
トマトジュース・野菜ジュース
すべての野菜
（ただし、じゃがいも・コーンは除く）
豆腐・ナッツ類
オイル・酢・からし
2週間テストで「食べてはいけないもの」
「食べてよいもの」に挙げた食品以外はすべて食べてはいけない

⑦調味料として砂糖が使われていないか確認する。
⑧食事以外は、通常どおりの生活をしてもよいが、レース、アネロビックトレーニングは避ける。

2週間テストの前後に、体重・体脂肪を測定し、MAFテストを行なってみよう。もしあなたがインシュリン不耐症だったとしたら、2週間テストのあとは、症状は改善されているはずだ。インシュリン不耐症の症状が重い人ほど、2週間テストにより、体調が劇的に改善される。

2週間テストが終了したら、そのあとは1日ごとに、炭水化物を少しずつ食事に加えていく。するとある日、インシュリン不耐症の症状に戻るタイミングがあるはずだ。その手前が「あなたにとって適切な炭水化物の量」ということになる。

一般に、炭水化物に対する耐性は、加齢とともに低下する。そのため2週間テストは毎年行なって、自分のインシュリン耐性レベルを常に知っておきたいものだ。

MAFテストで自分の身体の調子をチェックする

MAFテストで確認する

マフェトン理論では、自分の行なっているエアロビック運動がうまくいっているのか、効果が上がっているのか、MAF（Maximum Aerobic Function）テストで確認する。

MAFテストはエアロビックトレーニングの成果を確認する効果的な方法で、トレーニング時の心拍数は適当か、食事は脂肪燃焼を妨げていないか、生活の中でストレスを受けていないか、などを考えるうえでのよい資料になる。

総じて回数を重ねるたび成績は上がっていくものだが、MAFテストの結果に伸び悩みが見えるときがある。このようなときには、それが正常な伸び悩みの時期なのか、異常なものなのかを判断しなければならない。正常な伸び悩みの時期とは生理学的な適応と回復が必要になる時期で、数週間から数カ月続くこともあるが、その後に再び成績は伸びる。伸び悩みの期間が長すぎる場合は異常な伸び悩みかもしれない。その多くがストレスによるもので、天候、強度の強いトレーニング、脱水症状、食事や栄養のアンバランスなどが原因だ。異常な伸び悩みはだんだん成績が落ちるようになる。そのような場合には専門家に頼ることも必要かもしれない。

MAFテストとは

ＭＡＦテストとは、最大エアロビック心拍数を保って、一定距離を決めて運動し、タイムを測定する方法である。

たとえば、４００メートルのトラックで行なう場合、1周ごとにタイムを測定しながら4周する。距離がわからない場所でも、毎回同じコースで行なえば問題ない。コースだけでなく、テストを行なう時間帯も決めておくなど、なるべく同じ条件で行なうようにしよう。

ＭＡＦテストのときも、通常のエアロビック運動と同じように、しっかりとウォーミングアップを行なっておくこと。

ＭＡＦテストの間、タイムはだんだんゆっくりになるべきだ。最初の１・６キロがいちばん速く、最後の１・６キロがいちば

（例）

1回目	2回目	3回目
6分32秒	6分46秒	7分09秒

ん遅くなる。もし、そうでなければ、ウォーミングアップが充分でなかったかもしれない。

ＭＡＦテストは年間を通じ、定期的に行なうこと。そして結果を記録し、過去の結果とともに分析し、トレーニングの成果を確認することが大切だ。

ＭＡＦテストによる分析

経験を積み、多くのデータを重ねることでＭＡＦテストからより多くの恩恵を受けられるようになれば、それを手掛かりとして、自分に最適のトレーニングプログラムを見つけ出すことができるだろう。

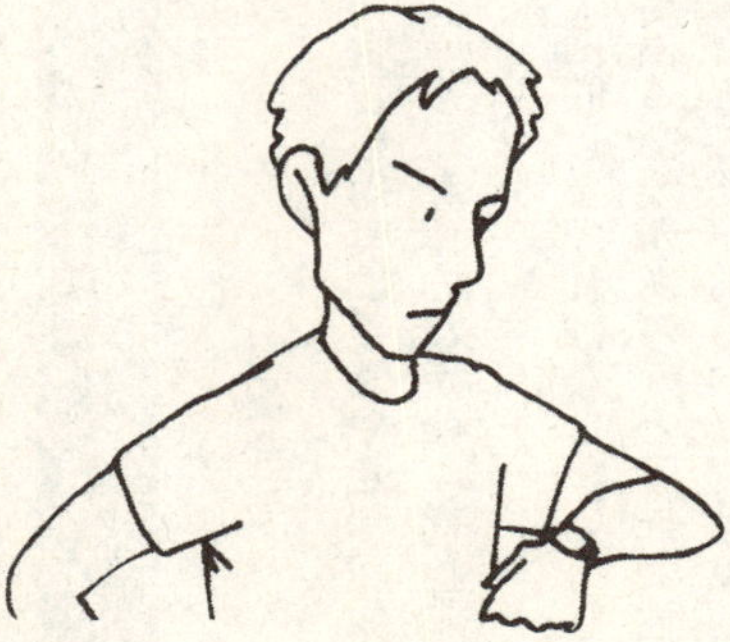

いい脂肪をたくさん摂って
余分な脂肪を減らす

脂肪を摂らないと脂肪は減らせない

マフェトン理論にしたがってエアロビック筋を鍛え、脂肪を効率よく燃やせば、体脂肪を減らすことができる。脂肪を燃やす働きを高めるのは、身体のなかの「褐色脂肪」と呼ばれる脂肪細胞だ。

この褐色脂肪を増やすためには、良質の必須脂肪酸を摂取しなければならない。したがって、ダイエットのためにも、良質の必須脂肪酸を摂る必要がある。とくに女性の場合、低脂肪食が原因で無月経などの不健康な状態になることがあるので、積極的に摂りたいものだ。

良質の必須脂肪酸は、オリーブオイルや黒ブドウの種油などのほとんどの植物性油、EPA（エイコサペンタエン酸）などの魚の脂肪、豆類に多く含まれる。毎日の食事では動物性の飽和脂肪よりも、植物性や魚の不飽和脂肪を摂るようにしよう。ただし、バターや卵、牛肉にも、オリーブオイルと同じ不飽和脂肪が含まれているので、バランスがとれていれば避ける必要はない。

脂肪はエネルギーになるだけでなく、ストレスを緩和し、炎症の鎮静を助けたり、抵抗力を増して、カルシウムの骨への吸収を助ける働きもする、身体に不可欠なものなのだ。

脂肪のＡＢＣ

●Ａ脂肪

Ａ脂肪はオリーブオイル、サフラワー油、ピーナッツ油、コーン油、黒ブドウの種油など、ほとんどの植物性油を指す。大豆、ごま、かぼちゃ、えんどう豆、にんじん、ブロッコリー、アスパラガス、キャベツにも含まれる。オメガ６とも呼ばれ、リノール酸という脂肪酸を含み、消化によって最終的には、炎症を鎮めたり血液の循環を促すホルモン（ＰＧ１）になる。このホルモンの不足

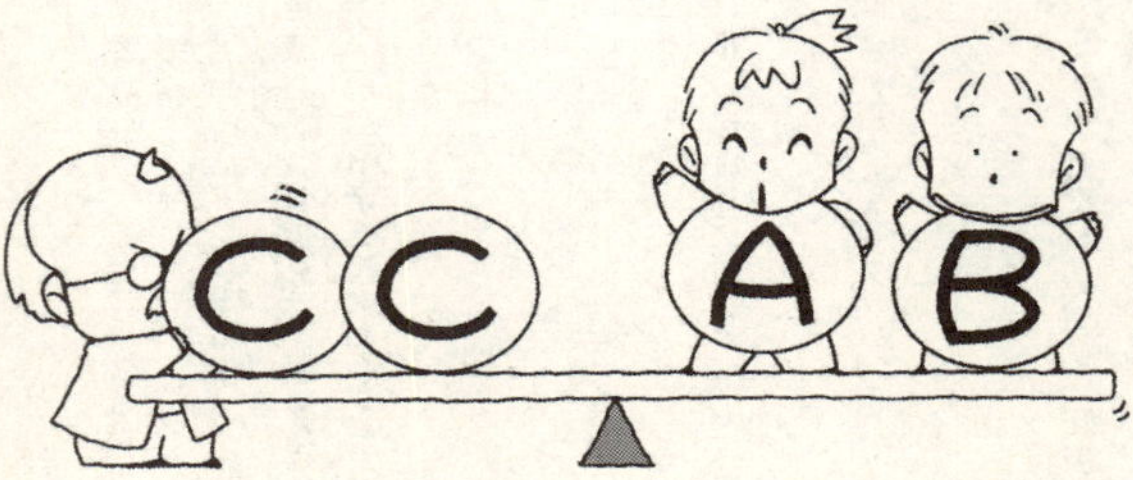

により、季節的なアレルギーが出る場合がある。

●B脂肪

B脂肪は飽和脂肪で、乳製品や肉、卵の黄身などに含まれ、アラキドン酸という脂肪酸を含んでいる。消化されると、血圧を上げたり、炎症を進ませ、腫瘍をつくるホルモン（PG2）になる。このホルモンが多いと、喘息や生理痛が起きやすくなる。

B脂肪は消化するのに時間がかかるので、体内で燃やされにくい。

●C脂肪

C脂肪はいわし、さば、さんま、あじなどの青魚や、鮭、豆類、ごま、クルミ、かぼちゃ、ほうれん草などに含まれ、オメガ3とも呼ばれる。アルファリノレン酸という脂肪酸が含まれ、消化によってEPAを経て、炎症を鎮めるホルモン（PG3）になる。このホルモンが不足すると、エネルギーをつくりだす働きが低下する。

●A、B、C脂肪のバランス

食事で脂肪を摂るときは、A、B、C脂肪をバランスよく摂ることが大切。それぞれが3分の1ずつであるのが理想的だが、A脂肪とC脂肪を合わせて、B脂肪の2倍摂ればいいだろう。このバランスが崩れると炎症を鎮める働きが落ち、回復力が低下してしまう。多くの人は、動物性のB脂肪を多く摂りすぎて、バランスが崩れがちだ。

また、バランスよく摂っていても、A脂肪とC脂肪はさまざまな要因によって、それぞれPG1とPG3のホルモンに変換されにくくなり、結果的にバランスが崩れることがある。その要因には、

●人工的に水素を添加した脂肪（たとえば人工のマーガリン）
●ストレス（副腎からのホルモン分泌を増やし、そのホルモンが変換を抑える）
●タンパク質の少ない食事（脂肪からホルモンへの変換に必要な酵素をつくりだせない）
●老化（PG1とPG3は老化を防ぐ）
●砂糖
●発熱
●喫煙

などが挙げられる。

また、砂糖や炭水化物の多い食事をしたり、A脂肪を摂りすぎると、A脂肪はPG1ではなくPG2に変換されてしまう。

例外的にEPAは、以上の要因に影響されずにホルモン（PG3）に変換される。

そのため、脂肪のバランスが崩れているときにＥＰＡを摂ること（薬局で手に入る）で、バランスをとることができる。

コレステロールは人間の身体に不可欠なもの。成人は1日に約１０００ミリグラムのコレステロールが必要で、副腎や卵巣で性ホルモンを、皮膚でビタミンＤを、また胆汁や細胞膜などをつくるために使われる。

「脂肪は敵」という考えを改めよう

コレステロール値が高いと心疾患の原因になるといわれているが、ＨＤＬ（善玉コレステロール）は心臓の働きを助けている。大切なのは、コレステロール全体に占めるＨＤＬの割合を保つことで、25％以上がよいとされている。

オリーブオイル、ＥＰＡ、卵の黄身、適度の赤ワイン、エアロビック運動などはＨＤＬを増加させる働きがあり、逆に、人工的に水素添加した脂肪、飽和脂肪や、炭水化物の摂りすぎ、食物繊維の不足、過度のアルコール摂取、ストレス、アネロビック運動などは、ＨＤＬを減少させてしまうので、注意しよう。

	A脂肪	B脂肪	C脂肪
含まれる食品	ほとんどの植物油・大豆・ごま・かぼちゃ・にんじんなど	乳製品・肉・卵の黄身	青身魚・鮭・豆類・ごま・クルミ・ほうれん草など
含有脂肪酸	リノール酸	アラキドン酸	アルファリノレン酸
関連する症状	季節的なアレルギー（不足の場合）	喘息・生理痛（過剰な場合）	エネルギー生成の働きの低下（不足の場合）

インタビュー

日本カイロプラクターズ協会会長
中塚祐文

「マフェトン理論」で自分のからだと対話する！

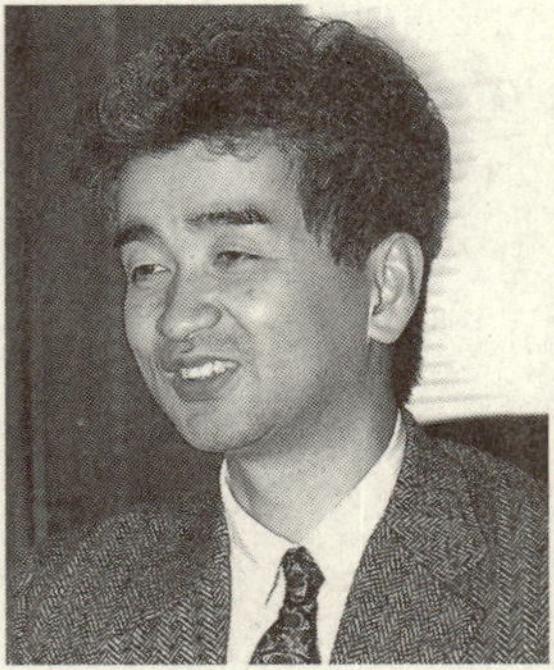

「カイロプラクティック」とは、骨格、とくに背骨のゆがみを矯正し、神経生理機能を回復させる治療法を指している。また、「アプライドキネシオロジー（応用筋運動学）」とは、筋力検査によってからだの機能やバランスを分析し、食事やライフスタイルまで指導していく治療体系だが、カイロプラクターが開発したものだけに、これら2つの治療法の境界は非常に緩いといっていいだろう。

マフェトン理論を生み出したマフェトン氏はカイロプラクターであり、アプライドキネシオロジー学会の元会長でもある。そして、日本カイロプラクター

取材・構成／内池久貴　写真／酒井均

ズ協会会長である中塚祐文氏は、マフェトン氏と深い親交があり、マフェトン理論を応用した治療・指導を行なう第一人者だ。

スポーツ未経験者にもトップアスリートにも効果を発揮するという、マフェトン理論の基礎とは、またそのもととなっている「アプライドキネシオロジー」とは、どういうものなのか。中塚氏に語っていただいた。

アプライドキネシオロジーには「健康の三角」と呼ばれる概念がありまして、「構造」「化学」「精神（感情）」がその3辺になっています。3つのバランスが取れているのが健康な状態だと考えられていますが、その概念はマフェトン理論にも取り入れられているんです。つまり、構造的な部分というのがトレーニングで、精神的な部分がストレスマネージメント、そして化学的な部分が食事指導ですね。

カイロプラクティックでは、どうしても構造に重きを置いてしまいがちですが、脊椎に着目したところからその歴史が始まっていることを考えれば、無理はありません。今ではカイロプラクティックも、食事やライフスタイルなどの指導を行なうのが基本的な考え方になってきています。そうしなければ、底辺の長い三角形になってしまいます。また、精神科医やカウンセラーなら精神＝右辺が長い三角形、一般のお医者さんなら化学＝左辺が長い三角形になるわけですね。

ストレスが招く「オーバートレーニング」

この3つをうまくリンクさせようというのが、アプライドキネシオロジーであり、マフェトン理論です。単純な例でいえば、「180公式」に則ったトレーニングをするにしても、どういう食事をしていて、どういう精神状態にあるかによって、トレーニングの質や量を変えていく必要があるわけですね。

マフェトン理論を実践しているのに効果が出ないという人のなかには、ストレスの問題を考慮していない人が少なくないと思います。仮に、「180公式」で毎日トレーニングしていた30代の人が、2年目になってマンションを購入する計画を立てたとしましょう。そうすると、その計画がストレスを生んで、からだは余裕のない状態になり、1年目と同じトレーニングをしていても、オーバートレーニングになることがあるんです。

精神（感情）＝ストレスマネージメント
化学＝食事指導
構造＝治療／トレーニング

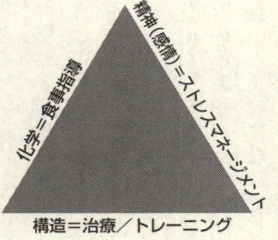

「マフェトンのスポーツ代替医療」（エンタプライズ）より

ストレスがからだにどう影響を与えているかを知るには、朝起きたときに心拍数や脈拍を測ったり、MAFテストを怠らないようにするのがいいですね。
同じことはトップアスリートにも当てはまります。大きな大会が近づいてきたときなどは、マスコミ報道も過熱してプレッシャーが大きくなってくるのに、トレーニング量を増やして失敗してしまう。本来は、精神状態を考えてトレーニング量を落とす計画を立てる必要があるわけですよ。トレーニングをするときには「からだと対話」することが重要ですが、MAFテストやハートレイトモニター（心拍計）を取り入れることで、その対話に「客観性」を持たせることができるんです。

カイロプラクティックやアプライドキネシオロジーの適応症例としては、首や腰の痛みなどのほかに、不眠症、高血圧、内臓機能低下、自律神経失調症などが挙げられる。治療や指導が総括的であれば、その効果も総括的に現われるということだろうか。

カイロプラクティックでいえば、治療のメインはからだのバランスを取ることにありますが、そこではとくに神経系統が着目されています。人間の「見る、聞く、話す、嗅ぐ、食べる、消化する」といった行為は、すべて神経に司られているんです。だから、そのバランスが整えば、内臓諸器官のバランスも整ってくるものなんです。当然、それは、スポーツ競技のパフォーマンスにも直結しますね。たとえば水泳選手の肩が悪かったとすれば、そこを治すだけでもムダな動きがなくなって、タイムも大きく変わってくるはずです。

マフェトン理論の場合、そのコンセプトは、脂肪燃焼のしやすいからだをつくるということにあるわけです。そして、それができれば、糖質をあまり使わなくてもいいからだになってきます。糖質というのは、基本的には脳や心臓や筋肉などのエネルギーになっているものですから、そこに余裕ができればからだは安定します。内臓諸器官の働きもよくなるし、頭は冴えた感じになってきて、体型や動作も、見た目にハッキリ変わってきます。

いずれにしても、故障や病気を抱えている人ならそれが改善でき、健康な人ならパフォーマンスをアップさせることにつながるわけですね。

ウチの患者さんには、故障をしてから来る人も、これからトレーニングを始めたいと言って来る人もいます。そこでよく言うのが、からだに痛みや故障があるというのは「借金」のようなもので、トレーニングは「貯金」のようなものだということです。借金を抱えながら貯金しようというのは、そもそも無理なんですよ。貯金しようと思うなら、まずは借金を返してしまわなければなりません。そうしなければ効率の悪いトレーニングになってしまうのは、トップアスリートも一般の人も同じです。

トレーニングを減らして能力向上!?

トレーニングメニューを組み立てる際には、トップアスリートだからこそ犯しがちなミスや、ビギナーだから犯しがちなミスがあるという。それぞれのミスとはどういうものなのか。そしてマフェトン理論は、そこにどう関与するのだろうか。

名前を挙げるのは気が引けますが、前に、巨人軍の清原和博選手が故障しましたよね。僕はおそらくそうなるだろうと予想していましたし、患者さんたちにもそう話していました。なぜかといえば、彼は年齢に合ったトレーニングをしていなかったからですよ。清原選手のポテンシャルは本当に優れたものですが、この人は自分のからだとの対話ができてないように見えました。清原選手は、自分のできる最大限のトレーニングをすることが、自分のポテンシャルを引き出すと考えてしまっていたのではないでしょうか。

人間のからだにはそれぞれキャパシティがあります。それは年齢によってだんだん落ちてくるもので、たとえば20代の人と30代の人がまったく同じトレーニングをしても、同じような効果はなかなか出せません。だから、清原選手が活躍するのは復帰明けに多いんですよ。ある程度、休んでいたからこそからだが動くわけです。でも、そこからまたトレーニングをガンガン始めれば、やっぱりからだが動かなくなってきます。そして、再び故障して、また焦る、という悪循環になってしまいます。ほとんどのスポーツ選手がそうなんです。

こういう強迫観念を持ってしまうのは、野球選手に限りません。ほとんどのスポーツ選手がそうなんです。とくにマラソン選手などは、その傾向が強いと思いますね。彗星のごとく現われていい成績を出した選手でも、次のレースで故障したり、不本意な成績に終わってしまうことは少なくありません。それは、「このくらいのトレーニングでこのくらいの成績を出せたのだから、それより上を狙うためにはこれだけのトレーニングをしなければいけない」といった机上の理論に頼って、オーバートレーニングになってしまうことと無関係ではないはずです。

ひとつの例ですが、ある76歳のトライアスリートが、「自分はもうやる気が出なくて、練習に出るのもつらくてしようがない。レースに出ても、昔みたいな気持ちになれなくて苦しい」という状態になって、『トライアスロンジャパン』(ランナーズ)の編集長に引退を相談したことがきっかけで、僕のところに見えたんです。話を聞いてみると、この人は年間14レースに出ていて、若いアスリートに混じって、1日7時間のトレーニングを休みなしでしていたそうです。そのほかにも、ボランティア活動を盛んにやっているということでした。

30代、40代のプロでもこれはつらいと思いますし、どう考えてもオーバートレーニングになります。そこで、「できるかぎりレースに出場するのはやめて、トレーニングは1日45分だけにして、必ず1週間に1日は休みを入れてください」という提案をしたんです。その45分間のトレーニングも、たしか心拍数は110ちょっとくらいのところでやるように指示しました。

1週間後に電話がかかってきて、「こんな練習でいいんでしょうか？　この心拍数では亀が這ってるようなスピードにしかなりません」と言うので、「それでいいですから、続けてください」と話しました。2週間目にも電話がありましたが、今度は「先生、すごい快調です。走っているスピードに少し近づいてきたし、もっと練習したくて、うずうずしています」と言うんですね。そして、「ついては相談があるんです」と切り出して、「1週間後のレースに出たい」と言われたんです。もちろん、それには反対しましたが、招待レースだから断われないという

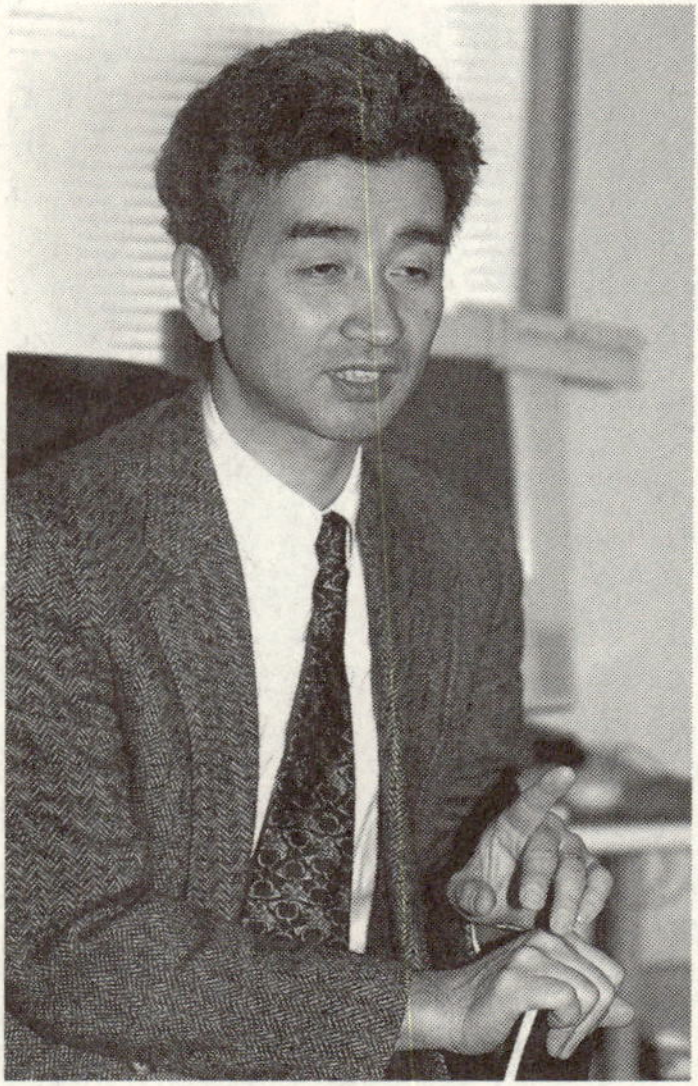

ので、「では、間違っても自己ベストを狙おうなんて考えず、ただ、レースを楽しむだけの気持ちで出られるのならいいでしょう」と答えました。すると、「練習時間を延ばしたい」と言われたので、「それならレースに出るのもダメです」と返したら、「わかりました。では、45分の練習でやってみます」となったんですね。

その1週間後、レースの前日に式典の壇上に呼ばれて挨拶されたそうですが、そのとき、この方はこう言われたそうです。「自分は今、ちょっと変わった理論を試している。亀が歩くような練習しかしていないので、明日のレースではきっとブザマな姿をお見せすることになるでしょうけど、どうか笑わないでください」と。それで実際、レースでもガンガン走るようなことはしなかったそうです。ただ、非常にからだが軽くて足がスムーズに出るので、気負うことなく最後まで気持ちよく走れたと言っていました。そしてその結果、自己ベストの記録が出て、シニアグループで2位に入ったんですね。この方は燃え尽き症候群になっていたにもかかわらず、こうして完全復活できたわけです。

これはあまりに劇的な例ですが、3週間トレーニング量を減らしたことで自己ベストが出せたように、強迫観念が生み出す悪循環をどこかで断ち切ることでパフォーマンスが向上する例は、珍しくはないんです。

運動をしていない人こそ、マフェトン理論！

一般の方がトレーニングを始めるときにも、やはり質と量が問題になってきますね。とくにそれまで何年間も運動していなかったような人が、ジョギング、エアロビクス、水泳などを始めようとするときはそうです。軽い運動だからと考えてしまうかもしれませんが、ジョギングだけでもからだにはものすごい負荷がかかります。何年間も運動をしていなかった人のからだは全然準備ができていないのに、自分でそれを理解できないのが問題なんです。久しぶりに運動を始めようというときには、若い頃や、以前に運動していたときのイメージでやってしまう人も多いんですが、からだはそれに耐えられません。

1日目はなんとなく終わったとしても、次の日には筋肉痛が出ますよね。そこで、「やり始めはしようがないだろう」と思って頑張って続けると、3日目くらいには痛みがかなり激しくなってきます。それでも、「まだ大丈夫かな」と続けていると、どこかに故障ができつつある段階になってしまうのです。

結局、その時点でのからだの許容量を超えた強度でトレーニングしているから、そうなるわけですね。たとえそのトレーニングが、他人から見れば歩くよりちょっと速い程度のジョギングだったとしても、それまで何もしていなかった人にとっては、非常に負荷のかかるトレーニングになっているんです。そこで無理をすればからだのどこかに障害が出ますから、また休まなければならなくなってしまいます。

でも、心拍計と「180公式」を使ってトレーニングを始めれば、それを防げます。人によっては、歩くだけでも目標の心拍数になるかもしれませんが、トレーニングを続けることで、少しずつからだができてきます。からだができてくれば、同じ心拍数でもだんだんスピードが速くなってくる。そうやって、故障を避けながらトレーニングをしていけるわけですよ。

借金（病気や故障）を抱えながら貯金（トレーニング）しようとするのは無理だという話だったが、マフェトン理論に則ったトレーニングであれば、借金返済をしながら貯金に切り替えていくのも可能になるということだろう。そしてこれは、運動能力の向上だけではなく、健康維持、健康回復にもつながるようだ。

実を言うと、僕自身もそれをやったひとりなんですね（笑）。僕がドクター・マフェトンに出会ったのは33歳か34歳のときですが、5、6年間、全然トレーニングをしていなかった頃だったんです。それ以前は、ジョギングなどのほかにも、けっこういろいろなスポーツをしていたのですが、それをやめてしまって、からだが弱っていたんだと思いますね。

当時はしょっちゅう風邪をひきましたし、1日の仕事が終われば、ぐったりして動けないような感じになっていたんです。その頃、ハシカにもかかりました。子どもの頃にいちどかかっていたんですが、もういちどかかるということが稀にあるんです。免疫機能が低下しているからですが、そういうときにはほかの病気を併発する可能性もあって、危ない状態です。

それで、あるときナイタースキーに行ってみたら、2回滑っただけで膝が笑ったんですよ（苦笑）。学生時代だったら、朝から晩まで休憩なしで滑っても次の日も大丈夫だったのに、たった2回で膝が笑ってエッジングが利かなくなった。情けなくなって、これはいかんぞと思って、心拍計を使ったトレーニングを始めたんですよ。もちろん、人に勧めるなら、まずは自分が試してみるべきだという意味合いもあったんですけどね。

それで僕の場合は、3カ月後には体重が9キロ減って、ベルトも穴が2つ半くらい短くなりました。非常にエネルギッシュになっていくのが自分でもわかりましたね。それから1年間はまったく風邪をひかなかったし、次の年にナイタースキーに行ってみたら、24本、滑れたんです。次の日に筋肉痛が出るようなこともなかったし、僕自身、1年前との違いがこんなに大きいのかって、驚かされたものでした。今は45歳ですが、34歳頃の自分にはもう戻りたくはないですね。

マフェトン理論では、体力や免疫力が落ちている人はもちろん、極端に言えば内臓に疾患があるような方でも、それほど負荷をかけずにトレーニングすることができるわけです。そしてそれを続けられたなら、内臓なども改善されていきます。

効果が出るまでの期間ですか？　それは年齢やからだの状態などで変わりますから、人によってまったく違いますね。トレーニングだけではなく、カイロプラクティックの治療が必要かどうかもその人次第です。やはり、足に痺れがあるといった症状まで出ているようなら、カイロプラクティックの治療も重要になってきます。そうでないなら、治療は1カ月に1回、2～3カ月に1回でもいいと思いますし、トレーニングがうまくいっているなら、1年に1回くらいでも問題はありません。

とにかくマフェトン理論を試してみようとするときに気をつけてほしいのは、自分のからだの状態を過信せず、よく知ることなんですね。何かのハッキリした症状が出ていない人は、自分はどこも悪くないんだと考えて、「180公式」で出される心拍数でトレーニングするのがもの足りなくなってしまう。そこで、「5拍くらい上げても問題ないだろう」と、高い目標を設定してしまいがちですが、その5拍がものすごく大きな負担になってしまいます。5拍上げなかったら効果的なトレーニングになったのに、5拍上げてしまったためにオーバートレーニングになって、逆効果になることもあるんです。

今、求められるホームドクターとは？

中塚氏は「個人個人がホームドクターを持てるようになるのが理想」と言うが、ここでいうホームドクターに求められるのは、どういう要素なのだろうか。定期的に病院に通って検査を怠らないようにすることとは、別の意味があるようだ。

現在の西洋医学で残念なのは、予防医学になりにくいところなんですね。検査結果に何か問題が出た時点では、すでになんらかの変化が起きてしまっているケースがほとんどだからです。少し機能が落ちかけているくらいの状態では、なかなか検査にはひっかかりません。つまり、数値に表われる時点では、たとえ小さくてもすでに病理はできているということなんです。極端な話、ガンの検診を受けたとしても、ガンにかかっていなければひっかからない。あなたはこれからガンにかかりそうですよ、ということを教えてくれる先生はほとんどいないわけですね。そういう意味でも予防医学にはなりにくい。

では、カイロプラクティックなら予防医学になるのかと言われれば、必ずしもそうだとは答えられません。それでも、定期的に筋骨格の状態やライフスタイル、食生活などを知ることができれば、ある程度の状況は把握できるし、そのままの生活を続けていけばどうなるかを予測するのは、それほど難しくはないものなんです。

もちろん、この人はガンになる、といったような特定はできませんよ。ただ、ガンにしても糖尿病にしてもそうですが、多くの病気がライフスタイルの乱れが積み重なったエンドプロダクトとして発症する側面はあるわけです。つまり、なるべくして病気になってしまっている部分もあるわけですから、そういう状況をつくらないような指導ができれば、予防医学にもなりうるんじゃないかということです。

定期的に生活指導、食事指導をしたうえで、骨格を整える、マフェトン理論に則ったトレーニングをアドバイスする、といったことができれば、かなりの問題を未然に防ぐことが可能になるんですね。だから、できるだけ多くの人がそういう治療や指導を受けられるようになるのが理想です。本来は、西洋医学でいうホームドクターも、そういうことをしてくれるお医者さんを指していたんだと思いますよ。病気になってから診てもらうことも大切ですが、病気を防ぐ方策を教えてくれる存在は、それ以上に重要なんです。

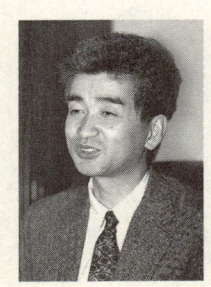

中塚祐文（なかつか・ひろふみ）
1957年生まれ。慶應義塾大学文学部社会心理学科卒業。ユタ州立大学化学科にて基礎科学単位修得。ナショナル・カイロプラクティック大学人間生物学科卒業。同大ドクター・オブ・カイロプラクティックコース修了。米国イリノイ州カイロプラクティック・フィジシャン免許取得。米国アプライドキネシオロジスト認定。
中塚カイロプラクティック研究所
〒683−0004鳥取県米子市上福原5−13−43
http://www.nco.co.jp/

15 Dr.マフェトンにの質問

マフェトン理論を実践した人は、
その恩恵の大きさに驚きながらも、
さまざまな疑問でいっぱいに違いない。
今回はそういうマフェトン体験者の
期待に応えるべく、
Dr.マフェトンに15の質問を試みた。

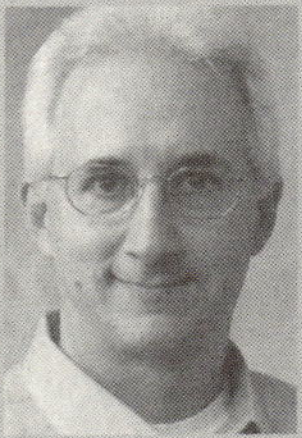

フィリップ・マフェトン（Philip Maffetone）DCは、20年余にわたって開業医を務めると同時に、多くの世界トップクラスのプロを含む、あらゆるスポーツ選手の治療とトレーニングに関わっている。そして現在、健康とフィットネス、ダイエットと栄養、ライフスタイルとストレスなどについて広く講演活動を行ない、スポーツ選手、スポーツチームや団体のコンサルタントとして活躍中。
一般読者向けの、スポーツ関係の著書もあり、AK協会（International College of Applied Kinesiology一補完医療教育と研究の機関）の前会長を務めた。

文／フィリップ・マフェトン　翻訳・Point解説／中塚祐文　構成／酒井均

Q1 指導されているマフェトン理論は、この何年かで変化していますか？

A

１９９０年代までの最初の15年間は、私の理論が変化することは珍しくなかった。それは経験が増えたり、新しい発見があったりしたからだ。ここ数年間は理論に大きな変化はないが、細部では少し変化している部分がある。

私の理論を応用した多くのアスリートたちがその正しさを確認してくれたおかげで、ほかのアスリートやコーチに私の理論を利用してもらうことが容易になった。また、多くのアスリートからのフィードバックがあったので、初心者からプロまで、どのようなレベルの人にでも、その人に合わせた指導が可能になり、さらにさまざまなスポー

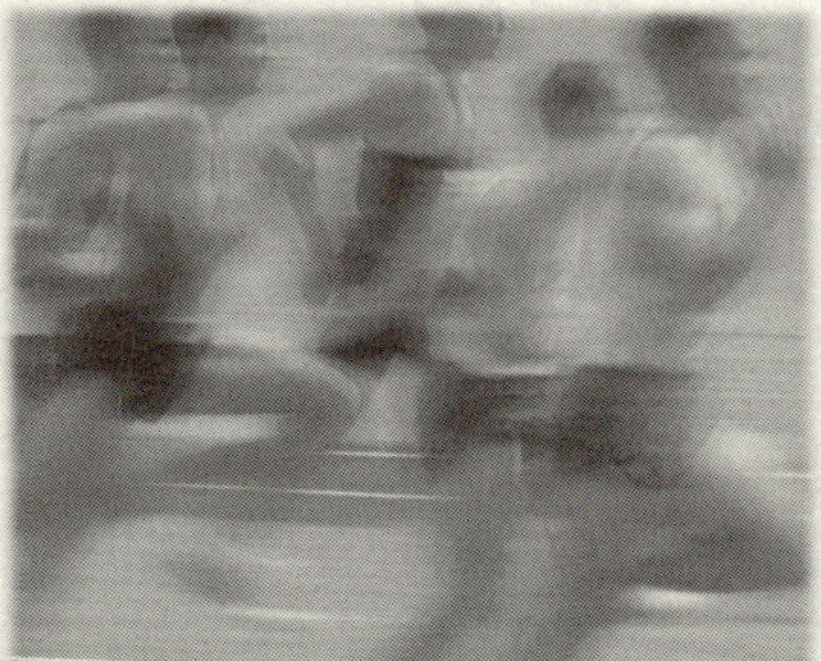

ツに参加する人たちも、この理論を利用するようになってきた。たとえば、最近私の理論に出会ったゴルフのプロに指導したところ、とても効果的だった。

多くの研究によって、私の理論の詳細が正しいことを確認できた。そのおかげで、この理論を科学的に証明できるようになったことは、大変にうれしいことだ。

Point

食事のバランスでは、炭水化物：タンパク質：脂肪＝40：30：30というのが数年前の骨子だったが、今では個々の状態に合わせて若干の変化をつけることを勧めている。また、2週間テストでは、以前は全粒粉のパン1枚が許されていたが、現在は炭水化物は摂らないといった、マイナーな変化が見られる。

Q2 マフェトン理論によるトレーニングを始めて3年目ですが、1年目のような効果を得られません。効果を上げるにはどうしたらよいでしょうか？

A

私ができる最も重要な助言は、自分のやり方を注意深く、客観的に評価しなさいということだ。自分の食事、トレーニングやレース、ストレスについての評価である。

最初の1年は改善されたが、2年目は改善されなかったのなら、最初の年と2年目で何が違ったのかを検討する必要がある。このようなケースでは、最初の年の終わり頃に、何か問題があった可能性が高い。おそらく非常に気分がよくなり、自分の許容量を超えたトレーニングをしたと想像できる。量を増やしたり、時間を延ばしたり、強度を上げたり、もっと多くレースに出るようになったのだろう。

これまでのMAFテストの結果を見れば、問題が起き始めている時期がわかるはずだ。最初の年のMAFテストの結果に長い伸び悩みの時期があったとすると、トレーニング、食事・栄養、ストレス、またはそれらの複合的な要素が問題としてあったと思われる。MAFテストの結果がずっと伸びていたのに急に落ち込むようなことがあれば、問題は免疫機構にあったのかもしれない。
また、「180公式」を使って、トレーニングのときの心拍数を再検討してみることも大切だ。自分が設定する心拍数をできるだけ控えめにするとよい。また、トレーニングを増やすと栄養も余分に必要になるので、食事や水分のとり方、栄養状態も注意深くチェックする必要がある。

Point

心拍数をセットするときにそれなりに強度を保とうとすると、どうしても上の領域に入れたくなる。また、きちんとセットしていても1～2拍は増やしても大丈夫と考えて、あまり細かく守らなくなってくるが、これは大変危険なサインといっていいだろう。また、慣れてくるとハートレイトモニターなしでトレーニングするようになり、知らず知らずのうちに心拍数が上がっているということもある。これもよく見られる失敗だ。

Q3

マフェトン理論を実践したおかげで体脂肪が激減し、体調もとてもよいのですが、競技のタイムが以前より落ちてしまいました。このままのコンディションを保ちながら、タイムを縮める方法はありますか？

A

フィットネス（鍛えられている状態＝Fitness）と同時に健康な（Healthy）身体にならなければならない。ある場合には、健康状態はフィットネスよりも早く改善できる。だから、レースタイムなどの成果が出るまでには、もう少し時間が必要なのかもしれない。こういう状態を引き起こす原因はたくさんある。もう少し細かく見てみよう。

体脂肪が減少したのだとすれば、新陳代謝が改善されのだろう。もしそうなら、MAFテストの結果も改善できているはずだ。MAFテストの結果が改善されて、レースタイムが改善されないのなら、問題はレースの日のストレスがすごく大きいか、レースの準備がうまくいっていないか、レース経験が少ないかだろう。

あなたのMAFテスト結果と、レースペースには相関関係がある。たとえば、もしエアロビック的に1・6キロを8分ペースで走れるなら、あなたのレースペースは、平坦な5キロのレースでは6分30秒／1・6キロに違いない。しかし、その結果が7分だったなら、足の回転スピードの問題か、チアミンかパントテン酸などのようなアネロビックな代謝に必要な栄養素に関係する問題かもしれない。

足の回転スピードを改善させるには、大変短い時間（5秒）でのレーススピードペースのトレーニングをすることが効果的だ。たとえば、ウォーミングアップをしたあとで、レースで走るペースで5秒間だけ走り、そのあと、楽なエアロビックペースに戻して1分走る。これを続けて20～30分行なったあと、クールダウンを行なう。

Q4 マフェトン理論を実践して、3カ月ほどで10キロ体重が落ちたのですが、食事の管理を怠ったせいか、1年ほどでリバウンドしてしまいました。

A

多くの原因が考えられるので、特定は難しい。しかし、基本的にあなたがよい食生活を維持しなかったことは確かだ。不健康になることによって、たくさんのストレスも作り出している。最初は体重があったので、やせた。しかし、もういちど太った。あなたの身体はこの劇的変化を経験してきたので、もういちどすぐにやせることは難しいかもしれない。でも、不可能ではない。

代謝の機能を健康な状態に戻すために、2週間テストをしてみよう。加えて、すべてのトレーニングをエアロビックで行なうべきだ。こんな状態のときの自分のストレスを、過小評価しないように。ストレスが代謝機能を大きく変えてしまうこともあるのだから。

たとえトレーニングが定期的にきちんと行なわれていても、食生活がひどければ、トレーニングの効果を無駄にしてしまうことになる。だから、どちらも正しくする必要がある。また、食事とトレーニングがうまくいっているとしても、ストレスのレベルが高すぎると、すべてが無駄になってしまうこともある。
必ずしも長い時間をかけなくても、健康で鍛えられた身体に戻すことは可能だ。あなたがそういう身体になり、その状態を維持できることを幸せに感じられるように願っている。

Point

ストレスには、精神的なストレス（結婚のようなおめでたいことでも生じる）、構造的なストレス（コンピュータを使う姿勢、シューズのサイズが合っていない、用具が身体に合っていない、歯のかみ合わせが悪いなど）、化学的ストレス（食事の間があく、アルコールやコーヒーの飲みすぎ、脱水症状、大気汚染、甘いものの食べすぎ、外食が多いなど）、気候のストレス（急激な温度変化、気圧の低下、湿度の上昇など）などがある。こうしたストレスは、自分が思っているよりもずっと大きな影響がある場合が多い。

Q5 2週間テストに挑戦したのですが、お腹がすいて耐えられず、挫折してしまいました。テストを成功させる方法があれば教えてください。

A

2週間テストの最も重要な点は、空腹を避けることだ。空腹になると、身体は肝臓や筋肉から糖を奪ったり、糖を得るために筋肉を分解することがある。これらの状態は糖質を摂取することと同じだから、空腹によって、2週間テストを意味のないものにしてしまうことになる。

2週間テストの間は2~4時間おきに食事をとることがとても大切だ。人によっては2時間おきに食事することが必要だし、4時間おきがいい人もいる。自分の空腹感によって調整するべきで、とにかく空腹になることは避けなければならない。

健康的な朝食、昼食、夕食をとり、朝にスナック、昼にスナック、ときには夕方にスナックをとるのがよい。スナックを正しくとると、3回の食事は少なくてすむ。

定期的に食事をすることにより、空腹感を避けることができる。なぜかというと、食事の回数を増やすと血糖値が安定し、副腎ホルモンが安定するからだ。ストレスが強いとき、こういう食べ方をするととても効果的だ。ストレスは血糖値を不安定にさせることがあるからだ。

Point

スナックといっても、ここでいうスナックとは健康的なものを指していて、駄菓子ではない。

食事の残り物をスナックに使ってみよう。たとえば、昼食を余分に準備したり、多めに買ったりして、残りをスナックとしてとっておく。また、さまざまなヘルシー・スナックを常備しておこう。生のアーモンドやカシューナッツ。スムージー（プレーン・ヨーグルトに新鮮な果物を混ぜたもの）、ナチュラルチーズ、スープ、フルーツ（あまり甘くないもの）、野菜（スティック状にしたもの）、ゆで卵などである。

Q6 ダイエットのために、油はなるべく摂らないようにしていたのですが、マフェトン理論では、よい油を摂るように指導しています。どれぐらい摂ったらよいのでしょうか。

A 低脂肪食はとても不健康だ。食事には、健康的で、鍛えられた身体にするために重要な脂質が含まれていなければならない。脂質のなかには必須脂肪酸があり、その最も重要なものにオメガ3タイプの脂肪がある。これは新鮮な冷水で生きる魚、鮭や鰯などに含まれている。クルミ、豆類、野菜などにもこの重要な脂質が含まれている。これらの食品を定期的に摂取すべきだ。これらの脂質には炎症をコントロールする働きがあり、ほかの健康的な要素も含んでいる。

また、一価不飽和脂肪酸はとても重要で、食事でとる脂肪のうち、多くを占めていたほうがよい。アーモンドやカシューナッツ、アボカド、オリーブオイルに、とくに含まれている。

もし、これらの食品を定期的に摂取できないときには、食品から摂ることが難しいオメガ3脂肪の補給として、魚油のサプリメントをとるとよいだろう。

加えて、オメガ6の脂肪は必須脂肪酸のリノール酸を含んいる。これは多くの植物性油に含まれており、とくにごま油によく含まれている。ごま油には、炎症をコントロールするセサミンも含まれている。コーン、大豆、ピーナッツ、綿花、べに花などの油を定期的に使うことは避けよう。あまり多くのオメガ6脂肪を摂ると、炎症を促進することがあるからだ。

Point

脂肪はバランスよく摂ることが重要。バランスがとれていれば、動物性脂肪も食べることができる。マーガリン、水素添加された油、加熱された油は避けたい。このような油は、加工された食品のなかに知らずに添加されていることも多いので、注意が必要。魚油はＥＰＡなどのサプリメントで補充できる。

Q7 サプリメントを効果的に使用したいと考えています。どのようなものを、どれぐらい摂ったらよいのでしょうか。

A

まず、栄養補助食品という言葉は、食事を補助するものであるということを忘れてはいけない。1日に必要な栄養素がサプリメントだけで補えると思わないようにしよう。むしろ、できるかぎり食事から栄養素を摂らなければならい。サプリメントをとれば、栄養を食事から摂る必要はないと考える人がいるが、これは正しくない。サプリメントは、ひどい食生活を補ってはくれない。

まず最初にしなければならないのは、摂取している栄養が充分かどうか、食事を分析をして、サプリメントの必要性を判断することだ。ある栄養素が足りなければ、まずその栄養素を補えるような食事に改善することが大切だ。健康的で鍛えられた身体を作るために必要な栄養素を、全部とは言わないまでも、ほとんど補ってくれるような食事にすべきだ。健康的な食事をすることは簡単なことではないが、お金をかけたり、努力したりする価値がある。

もし、ある栄養素が食事では充分ではないとわかったら、食事を改善させるまでの短い間にその栄養素のサプリメントを用いればよい。時にはサプリメントが必要な場合もある。よい食事をとることができない場合、あるライフスタイルのために特定の栄養素が必要になる場合、たとえばストレスが多いとか、トレーニング量が増えている場合などだ。そんなときに最も必要になるのは魚油だ。

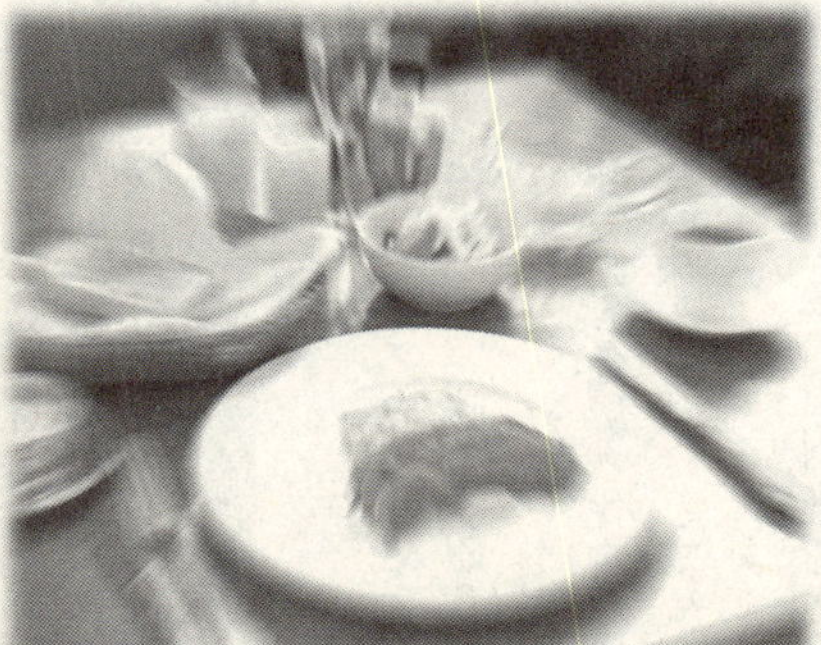

Q8 マフェトン理論を実践するうえで、人工甘味料は使用できるでしょうか。甘いものが大好きで、どうしても甘いものが欲しくなってしまうのです。

A

人工甘味料はお勧めしない。もしあなたが甘いもの中毒であるなら、これは明らかにしておくべき重要な点だ。いちばんよい方法は、甘い味のする食品をできるかぎり減らすことだ。

2週間テストをすると、甘いもの中毒かどうかがわかる。多くの人は炭水化物を摂りすぎると炭水化物不耐症になる。この問題を解決すると、甘い味をそれほど求めなくなる。

人工甘味料にはカロリーはないが、脳には甘いものを食べているという刺激を送る。人工甘味料を使う人は、使わない人に比べて、よりカロリーを消費する傾向がある。さらに人工甘味料は、ほかにも健康に悪影響があるともいわれている。

食事を改善すると、新鮮なフルーツでさえ甘すぎると感じるようになる。そうなると、甘いものを食べたいという要求は新鮮なフルーツで簡単に満たされるようになる。

Point

2週間テストをすると味覚が敏感になってきて、あまり味付けをしなくても、食品の持っている旨みがよくわかるようになる。砂糖を使わなくても、野菜だけでとてもおいしく感じるようになるはずだ。フルーツは甘みの少ないものがお勧めだ。グレープフルーツ、いちご、ブルーベリー、リンゴなどである。甘みの強いぶどう、バナナ、レーズン、プルーン（乾燥）などは、たまに食べる程度にする。

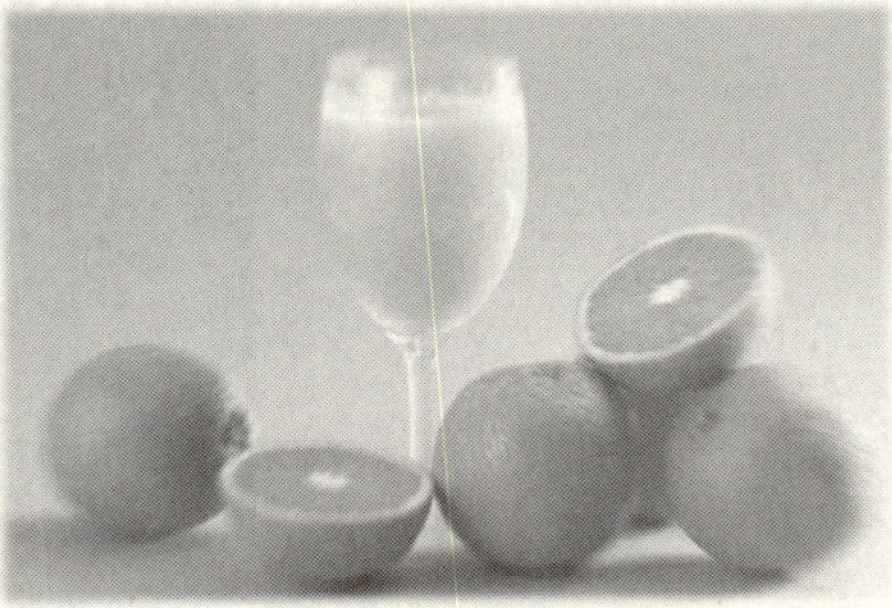

Q9 コーヒーとタバコがやめられません。アスリートとして、これは問題でしょうか。

A

喫煙が問題だと考えない人は、いないに違いない。アスリートばかりでなく、誰にとっても。自分の身体に害があるだけでなく、周りにいる人にとっても、大きな害を及ぼす。

コーヒーを飲むということは、とても個人的な事柄だ。決して飲むべきではないという人もいるし、多少なら大丈夫だという人もいるだろう。コーヒーを飲むとイライラしたり、空腹になったり、過敏になるようなら、飲むべきではないだろう。これらの問題の一部は、コーヒー豆に含まれている油の影響だ。コーヒーは挽きたてを飲むべきで、時間が経つと油が酸化してしまう。

コーヒーのカフェインとタバコのニコチンには、中毒性がある。中毒に対処しようとするときには、まず一次的な要因を考慮すべきだ。多くの人にとって、炭水化物の中毒は一次的な要因だ。この問題を解決すれば、ほかの中毒物質、タバコやコーヒーをやめるのはずっと容易になる。

エネルギーが欲しくてコーヒーを飲むなら、なぜコーヒーなしではエネルギーが充分ではないのかを考えてみるべきだ。

お茶はカフェインが少ないので、お茶を飲むことで、カフェインをあきらめることなく、健康的にコーヒーの量を減らすことができる。

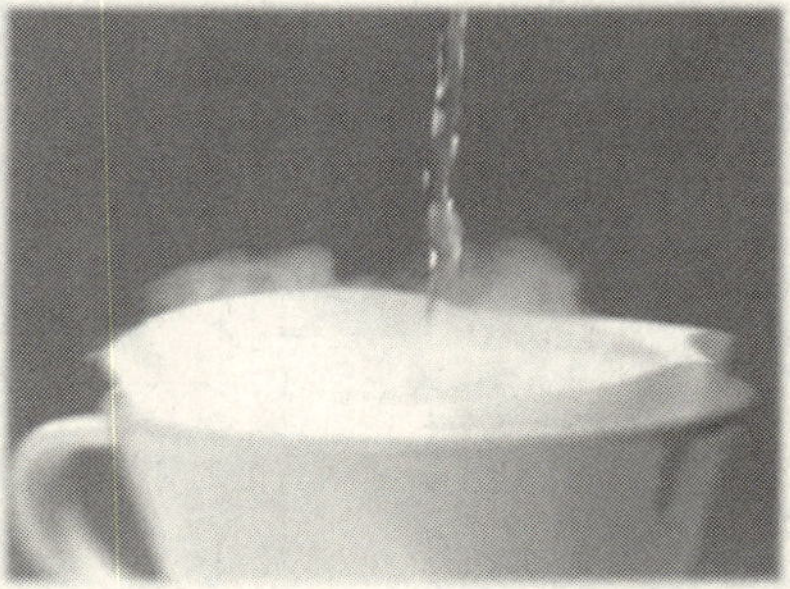

Q10 筋力を高める必要を感じて、ウエイトトレーニングを取り入れたいと思っているのですが、マフェトン理論ではやらないほうがよいとされています。どうしたらよいでしょう。

A

筋肉の機能、筋肉のパワーと、筋肉のストレングス（Strength）との関係を理解することが大切だ。筋肉の機能は筋肉の働き（Action）のバランス、とくに持久力と関係している。健康のためには、筋肉は持久的なエネルギーと、バランスのとれた働きとを持っていなければならない。

筋肉のストレングスは、筋肉によって生み出される力と関係している。ストレングスとは、一度で持ち上げられる総重量である。筋肉のストレングスがあるからといって、持久系のエネルギーを持っているとはいえないし、持久系のエネルギーを生み出すことができるともいえない。

パワーの定義には、時間の要素が入っている。パワーとは、ストレングスと動きのスピードのコンビネーションをいう。多くの場合、スピードが鍵となる。たとえばゴルファーや野球選手は、力はなくともスピードがあれば、ボールはしっかり飛ぶ。

持久系のアスリートのトレーニングとレースは、99%が持久力に関係のあるエアロビックシステムによるもので、力やパワーによるものは1％以下だ。ウエイトトレーニングはストレングスを改善するが、身体の一部分がオーバートレーニングになるという代価を支払うことも多い。

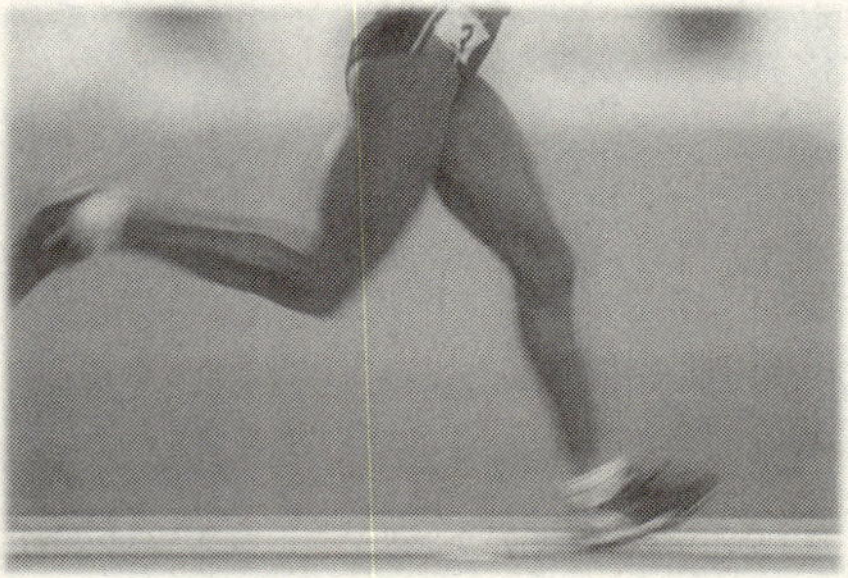

Q11 長時間のレースを闘うときの、ドリンク類や補給食について教えてください。

A レース中の補給食として、固形と液体のどちらを摂るかは個人次第だ。トレーニングで試してみるとよい。そして、何を摂ればエネルギーが充分か、お腹が痛くならないかを知っておかなければならない。

1時間以内のレースやトレーニングをしている場合には、水以外は必要ないだろう。もっと長いレースの場合には、栄養のあるものが必要だろう。よくトレーニングできている人は、2、3時間のレースであっても、炭水化物を液体の状態で摂ればいいかもしれない。これは、複合的炭水化物ではなく、単純な炭水化物のドリンクだったら何でもよい。単純な炭水化物とはグルコースとフルクトースを混ぜたもので、フルーツジュースのように見える。スクロースやマルトースの液体は、グルコースになるまで消化する必要があるので、勧められない。時間もエネルギーもかかるからだ。

糖質の濃度も重要だ。6%程度の飲み物が最適で、多くの商品がその濃度だ。

ハーフ・アイアンマンやアイアンマンなどのような長いレースのときには、液体の炭水化物や水に加えて、固形の食料を必要とする人が多いだろう。食品は人によってさまざまだ。もしフルーツを食べるなら消化はしやすい。しかし、ピーナッツバターとジャムのサンドイッチなどを食べると消化がしにくいし、たくさん噛まなければならない。どの食品が自分に合うのか、練習のときに試してみよう。

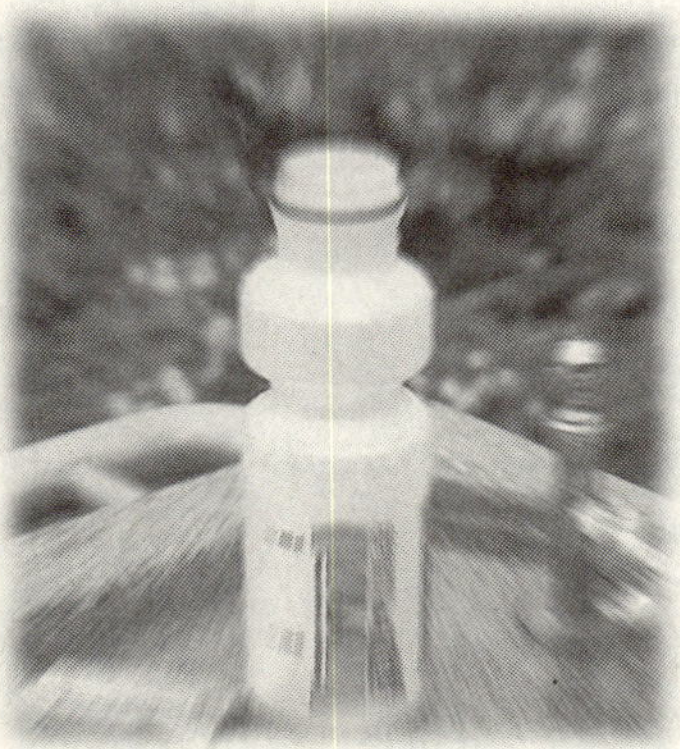

Q12 レースのために高地トレーニングを取り入れたいと考えています。高地トレーニングはエアロビックレベルを上げてくれるでしょうか。

A アスリートは長年にわたって高地に上り、パフォーマンスをアップしたいと思ってきた。しかし、失敗した例も多い。持久系のアスリートにとって理想的なのは、高いところに住んで、レースやトレーニングを平地で行なうことだ。

高地でのトレーニングは、身体に多くの変化を起こす。まず、大気圧が減るので空気から酸素を得にくくなる。その結果として心拍数が上昇する。ハートレイトモニターを使っていれば、レースのときにゆっくりに調節できる。ゆっくりにしなければ、オーバートレーニングになってしまう。

高地で過ごしていると、人間の身体は、赤血球の産生を刺激するエリスロポイエチンというホルモンを多く作るようになる。高地に数週間以上いると、赤血球が増加し、筋肉に運ばれる酸素が増加する。レースのために2~3週間低地に戻ると、この期間のパフォーマンスが向上する。これはハワイのアイアンマンなどのようなレースでは効果的だ。

高度をシミュレーションする道具（ハイパーバリックチェンバー携帯用高圧バッグ）を使えば、同じ効果が達成できる。高圧バッグで眠ると、高地にいるような錯覚を起こす。低地で生活しながら、高地にいるような状態で寝ることになるわけだ。逆に、高地に住む人が低地でトレーニングすれば、同じことになる。全体として、高地に住む人は健康的だ。

Point

高圧バッグはもともと高山病などに対処するために作られたもので、現在はアスリートにも応用されている。3気圧程度の高気圧状態では、酸素摂取量が増加し、乳酸の生産が減少するため、回復が促進されることが証明されている。ある研究によると、4週間にわたって、1日おきに45分間高圧バッグを使用した場合、回復時間が25％削減したという。高圧バッグの中の気圧が上昇するに従って、酸素摂取量も上昇し、筋肉に、より多くの酸素を供給できるようになる。

Q13 40代のトライアスリートです。最近、トレーニングのあとで、腰や膝などの関節に痛みが出るようになりました。改善する方法はあるでしょうか。

A トレーニングの結果として何らかの痛みが出たのなら、どこかおかしい。何が問題かを見つけて治すことは、とても重要だ。そうでなければ、さらに大きな問題を引き起こすか、決して自分の潜在能力が開花しないかのどちらかだ。

腰や膝の痛みの多くは、それほどひどくはなくとも、オーバートレーニングに関係している。多くのアスリートが、気づかないうちにオーバートレーニングをしている。その最初の兆候が、腰や膝の痛みであることもある。

毎月MAFテストをモニターしていれば、腰や膝の痛みのほか、力学的な問題を防ぐことができる。MAFテストの結果が悪くなり始めたら、たいていの場合、障害が起こりかけているということだ。

ほかにも、シューズが腰や膝の痛みを引き起こすことがある。多くのスポーツシューズはサポートが過剰だったり、ソールやヒールが厚すぎたりしていて、歩行のパターンを変えてしまう。

歩行ではかかとから着地するが、走るときには足の真ん中で着地する。シューズのために歩幅が広がってしまうこともある。両方とも障害の原因となることがある。

ほかにもシューズが原因で、足や足首の問題、腰や膝の問題、股関節やハムストリングの問題を引き起こすことがある。

シューズを足に合わせることは非常に重要だ。自分では気がついていないが、小さすぎるシューズを履いているアスリートも多い。

できるだけ裸足でいれば、サポートの多すぎるシューズを履くときに起こる筋肉の問題とのバランスをとることが、可能になる。

Q14

トレーニングを積み重ね、次第にタイムが上がって、いざ試合というときに必ず風邪をひいたりして体調を崩してしまいます。何が問題なのでしょうか。

A

アスリートにとって、レースや長いトレーニングのあとに病気になるというのは、よくあることだ。多くの場合、原因は免疫機能の低下にあるものだ。しかし、トレーニングがうまくいっていて、MAFテストの結果が改善しているなら、あなたはこのケースには当てはまらない。抗酸化物質が必要なケースもあるし、まれに、アレルギーやほかの問題が原因になっていることもある。長いトレーニングのあとに病気になるのは、オーバートレーニングになっている人に多い。それが初期の段階でも免疫力が低下しているからだ。

レースのあとに病気になったりする人は、ストレスが関連していることがよくある。どのようなタイプのストレスであっても、免疫機能が低下してしまうからだ。そもそも、レースそのものが大変なストレスだ。この場合、副腎の機能に問題があるのかもしれない。副腎機能と免疫力には重要な関係があるからだ。レースに関わる血糖のストレスも一因かもしれない。

Q15

食べ物にアレルギーがあるので、マフェトン理論の食事法に合った食べ物を見つけるのに苦労しています。どのように食べ物を選んだらよいでしょうか。

A

食品アレルギーはよく見られる問題だ。アレルゲンを持っている食品の多くが、小麦、コーン、ミルク（比較的グリセミック指標が高い食品）のような炭水化物である。しかし、アレルギーの原因として一次的な食品を取り除けば、二次的なアレルギー食品は問題ではなくなることがある。たとえば、小麦と卵にアレルギーがある場合に、小麦を食べないようにすると、卵を食べられるようになることがある。

私が勧めている肉、魚（エビ・カニなどではなく）や、多くの野菜などには、たいていの人がアレルギーがない。

アレルギーと消化不良を勘違いしている人も多い。タンパク質を適切に消化できないと、アレルギーに似た消化不良の症状が出てくることが時々ある。

食品の食べ合わせが内臓の不調を起こすこともあり、アレルギーに似た症状になる。最もひどい食べ合わせは、複合タンパク質と複合炭水化物の組み合わせだ。すし（米と魚）やサンドイッチ（肉とパン）などがこれに当たる。食事のときにタンパク質と炭水化物を分けて摂ると、内臓に与えるストレスが少ない。すしの代わりに、刺身と野菜、サンドイッチの代わりに肉をのせたサラダなどがいい。

ある食品を除いて食べることによって、どの食品がアレルゲンかを確認することができる。まず、問題があると思う食品を食べないようにする。数週間に1回、1つずつ食品を加えて、どのように身体が反応するか観察する。別の食品を試してみる前に、3日間は同じ食品を試すべきだ。

Point

食品の食べ合わせについての研究は、条件反射で有名なパブロフにより行なわれた。違う食品群を混ぜて食べると、消化不良や吸収不良を起こすというものだ。一般的に見られるものとは少し違う。その分類は、①複合タンパク質（肉、チーズ）、②複合炭水化物（穀類、果物、甘いもの）、③ミルク（牛乳のみ）、④脂肪（バター、卵の黄身、油など）である。ストレスがあるときには、そのストレスに耐えられるように、消化の負担を少なくするように、右に挙げた食品群の食べ合わせを避けると効果的。

PART 3

ライフスタイル別食事管理術
20%カロリーカットで「理想の体重」を目指す!

食生活を見直してスリムになる

太る食事していない？

「やせようと思えばいつでもやせられるさ」そう思いながら不規則に好き勝手な食事をしていれば、確実にあなたは太ることになる。男性に多い代表的な太り方は３タイプ。あなたはどのタイプに属するのか。

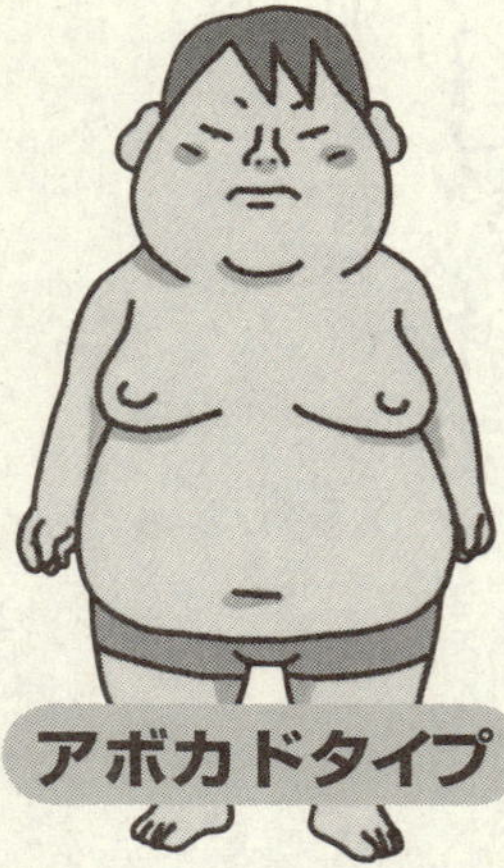

アボカドタイプ

子どものときから肥満児で、そのまま大人になったのがこのタイプ。太っているから日常生活で身体を動かすことが億劫になり、それがまた太る原因になるという、悪循環をくり返している人が多い。運動量は少ない割に、おいしいものばかりを好んで食べているのがオーバーするこのタイプ。

監修／平野美由紀　取材・構成／青木まき子
イラスト／せきもとなおひろ　表組作成／柳真澄

これが日本人の太っている男性にいちばん多いタイプ。顔、腕、脚などは、ほとんどサイズが変わらないのに、胃からお腹がポッコリと飛び出してしまう。シットアップなどで、腹筋を鍛えないために筋力が弱まり、どんどん腹だけが前に出てきて、ウエストもなくなり、ズボンのベルトを腹の下で止めるようになる。

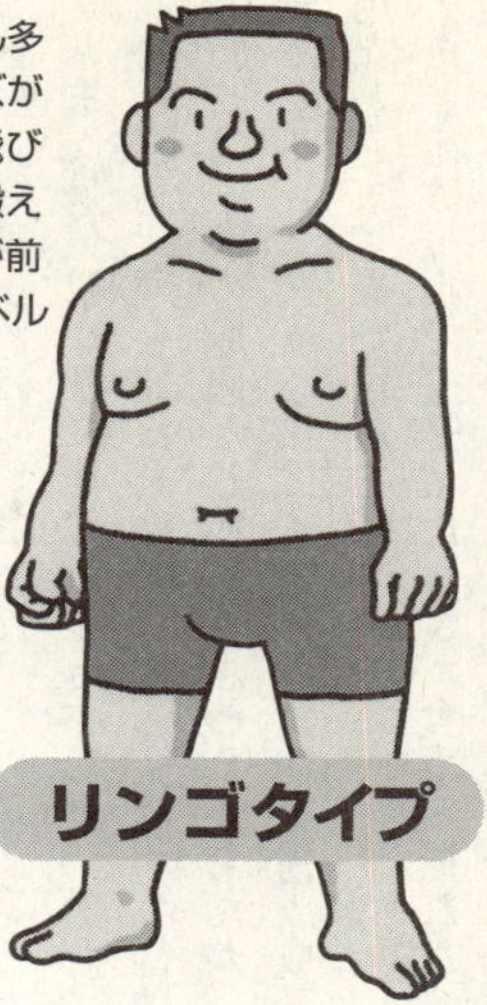

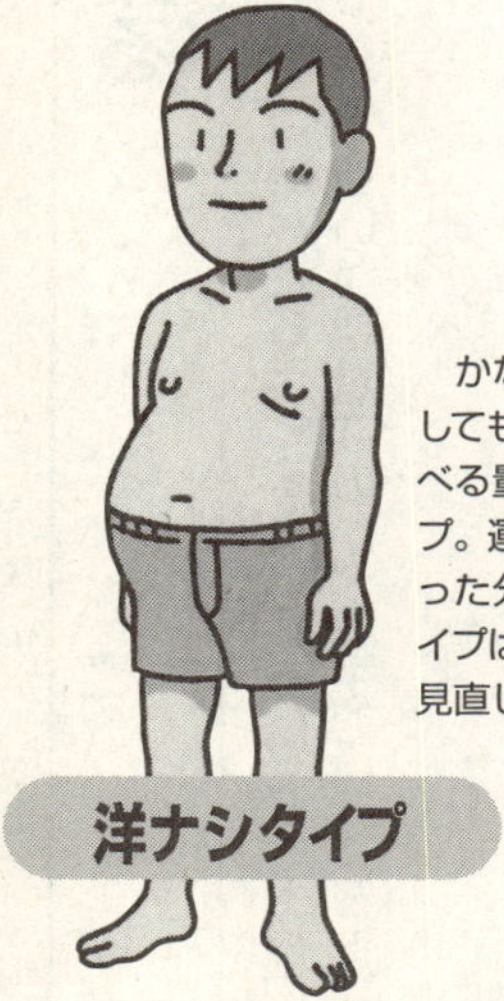

かなり運動していたため、食事を大量に摂取しても太らなかったのだが、運動をやめても、食べる量が変わらないために太ってしまったタイプ。運動をやめて筋肉が減っていったため、太った分はすべて脂肪となっている。こういうタイプは、現在の生活強度を知り、摂取カロリーの見直しをしなければいけない。

自分の理想体重を知る

肥満は体型が変わるだけでなく、生活習慣病などさまざまな病気を誘発する原因。あなたの体重、体脂肪率は適正か。どれくらいが理想なのか。数字で具体的に知り問題点を把握しよう。

「ＢＭＩ」とは、体重と身長から自分の体格を評価する、ひとつの指標だ。自分がやせているのか、太っているのかを調べるのに、簡単な計算で知ることができるので、世界じゅうで広く使われている。

ＢＭＩで適正値は「約22」だ。この数値近くだと、生活習慣病をはじめとする、さまざまな病気になりにくく長生きするといわれている。

同じ肥満状態を知るものでも、「体脂肪率」は体重に占める脂肪の割合を示す。脂肪は肥満の原因として悪く思われがちだが、本来はいざというときのエネルギー源となるし、適量ならば、身体の大切な構成成分であり、内臓のクッションや断熱作用などさまざまな役割を持っている。

たとえば、山で遭難したとき、食事が摂れなくても数日間生きられるのは、体脂肪

BMIによる肥満の判定基準

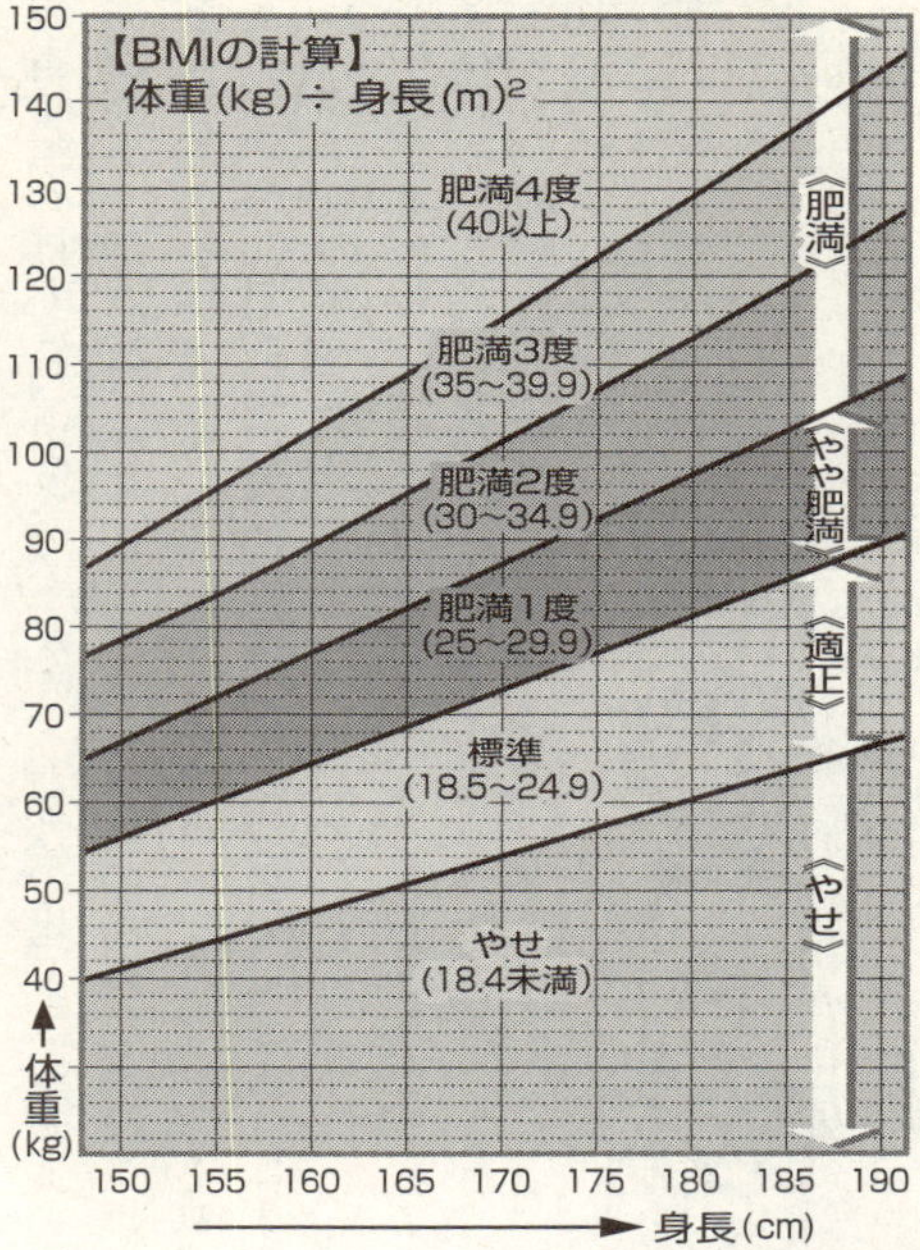

BMIの算出方法

体重（kg）÷身長（m）²

25以上	肥満
22	標準体型
17	やせ

例）身長170センチ、体重70キロの人の場合

70÷（1.7）²＝70÷2.89＝24.2

※つまり油断すると肥満の部類に入るということになる。

理想体重算出方法

身長（m）²×22

例）身長170センチ
体重70キロの人の場合
（1.7）²×22＝2.89×22＝63.5kg

がエネルギー源となって使われるからだ。また、女性の場合、月経を正常に保ったり、肌に潤いをもたらすのも脂肪なのである。

体脂肪率の目安は、男女でちがう。女性の場合、やせていても体脂肪率が高い、隠れ肥満が多い。しかし男性の場合、現役スポーツマンで筋肉質な人を除き、一般にBMIが高ければ体脂肪率も高いことがほとんど。隠れ肥満は男性にはほとんどないので、太ればすぐ体型に表われやすいのが特徴だ。

適切なダイエットには、自分のBMIと体脂肪率を知ることが不可欠なのだ。

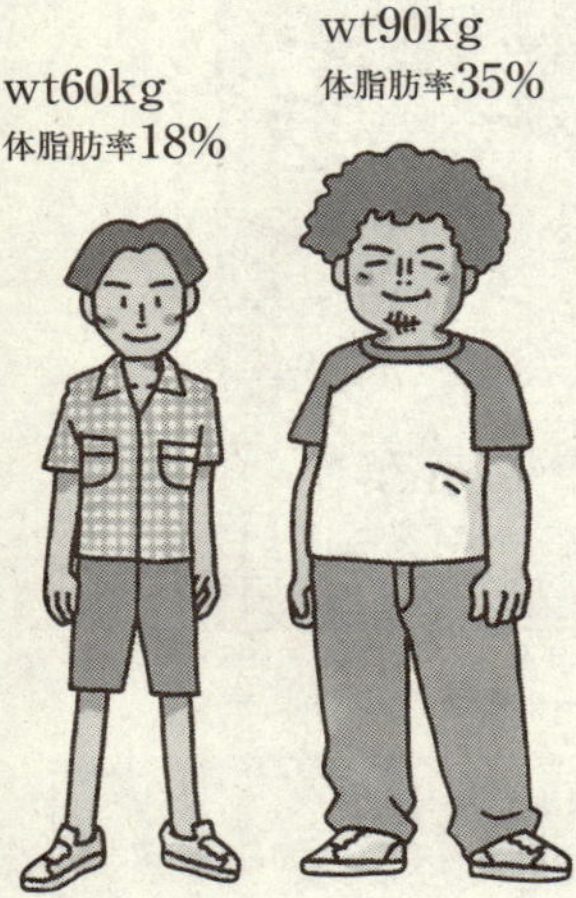

体脂肪率の目安

女性	体脂肪率 (%)	傾向	体脂肪率 (%)	男性
	20 未満	やせぎみ	15 未満	
	20～25	適　正	15～20	
	25～30	やや肥満	20～25	
	30 以上	肥　満	25 以上	

エネルギー所要量を知る

自分の身長に対する理想の体重は何キロ？　そしてその理想体重にするには、どれくらいのエネルギーをとればいいのか。簡単早見表で、あなたの目標体重をかなえるための、エネルギー所要量がわかる。

表1　目標体重（kg）

身長	理想体重
150	49.5
152	50.8
154	52.2
156	53.5
158	54.9
160	56.3
162	57.7
164	59.2
166	60.6
168	62.1
170	63.6
172	65.1
174	66.6
176	68.1
178	69.7
180	71.3
182	72.9
184	74.5
186	76.1
188	77.8
190	79.4
192	81.1
194	82.8
196	84.5
198	86.2
200	88.0

算出方法

①表1から、あなたの身長に該当する体重を調べる。
②表2から、あなたの生活強度を調べる。
③表3から、年齢と体重と表2で出た生活強度に該当するグループを見つけ、1日に消費するエネルギー量を調べる。
④適正体重になるための、エネルギー所要量を調べる。
⑤現在のエネルギー所要量から、適正体重になるためのエネルギー所要量を引く。

例　N男さん　年齢35歳、身長170センチ、体重74キロの人の場合。

表1から目標体重は、63・6（約64）キロ。

表2から生活強度はI。

年齢35歳が属する表3から、体重74キロで生活強度がIの場合、現在消費している、エネルギー所要量は2100kcal。

それを理想体重の64キロにするには、1日のエネルギー所要量を1900kcalに落とさなければいけません。つまり2100−1900＝200
N男さんが、理想の体重にするには、毎日200kcal少ない食事をとればいいことがわかる。

表2　生活強度の区分（目安）

生活活動強度	日常生活活動の例 生活動作	時間	日常生活の内容
Ⅰ 低い	安静	12	散歩や買い物などのゆっくりした1時間程度の歩行と、楽な姿勢や座った状態での読書や勉強、話、テレビや音楽鑑賞をしている。
	立つ	11	
	歩く	1	
	速歩	0	
	筋運動	0	
Ⅱ やや低い	安静	10	日本人の大部分がこれに属する。通勤通学で2時間の歩行や乗車、立った状態での接客、家事があるほかは座って事務や話をしている。
	立つ	9	
	歩く	5	
	速歩	0	
	筋運動	0	
Ⅲ 適度	安静	9	1日1時間の運動を行なったり、立ち歩く作業が大部分である。1日200kcal程度の運動は、8000歩のまとめ歩きや、水泳25分、自転車25分、エアロビ25分、ジョギング20分が目安。
	立つ	8	
	歩く	6	
	速歩	1	
	筋運動	0	
Ⅳ 高い	安静	9	スポーツ選手や宅配便などの肉体労働をしている人がこの強度。年配の方で、この強度の生活をしている人はほとんどいないはず。かなりエネルギーを消費する生活をしている。
	立つ	8	
	歩く	5	
	速歩	1	
	筋運動	1	

生活強度の区分は、Ⅰ（低い）、Ⅱ（やや低い）、Ⅲ（適度＝好ましい目標）、Ⅳ（高い）とする4段階とした。また、これらの生活活動強度は基礎代謝の倍率で示すことにした。さらに、それらの生活活動強度別に生活動作の1日あたりの時間（平均的目安）を例示した。

1.生活活動強度Ⅱ（やや低い）は、現在、国民の大部分が該当するものである。生活活動強度Ⅲ（適度）は、国民が健康人として望ましいエネルギー消費をして、活発な生活活動をしている場合であり、国民の望ましい目標とするものである。

2.「生活動作」の「立つ」「歩く」などは、必ずしも「立つ」「歩く」のみを指すのではなく、これと同等の生活動作を含む概念である。

3.「時間」は1時間をを単位としているので、20〜30分前後のものは「0」としての表示になっているが、たとえば」（適度）での筋運動はまったく行なわないということではない。

表を見ながら書き込んでみる

①表１でわかったあなたの目標体重は　kg

↓

②表２でわかったあなたの生活強度は

↓

③表３でわかったあなたのエネルギー所要量は　kcal

↓

④理想体重にするためのエネルギー所要量は　kcal

↓

⑤あなたがオーバーしているエネルギー所要量は　③-④＝　kcal

表3　生活強度別エネルギー所要量（kcal）

30歳〜49歳

体重(kg)	I	II	III	IV
54	1650	1900	2150	2400
56	1700	1950	2200	2500
58	1750	2000	2300	2550
60	1800	2050	2350	2600
62	1850	2100	2400	2700
64	1900	2150	2450	2750
66	1900	2200	2500	2800
68	1950	2250	2550	2850
70	2000	2300	2650	2950
72	2050	2350	2700	3000
74	2100	2400	2750	3050
76	2150	2500	2800	3150
78	2200	2550	2850	3200
80	2250	2600	2900	3250
82	2300	2650	3000	3350
84	2350	2700	3050	3400
86	2350	2750	3100	3450
88	2400	2800	3150	3550
90	2450	2850	3200	3600
92	2500	2900	3300	3650
94	2550	2950	3350	3750
96	2600	3000	3400	3800
98	2650	3050	3450	3850
100	2700	3100	3500	3950

50歳〜69歳

体重(kg)	I	II	III	IV
54	1550	1800	2050	2300
56	1600	1850	2100	2350
58	1650	1900	2150	2400
60	1700	1950	2200	2500
62	1750	2000	2250	2550
64	1800	2050	2350	2600
66	1800	2100	2400	2650
68	1850	2150	2450	2750
70	1900	2200	2500	2800
72	1950	2250	2550	2850
74	2000	2300	2600	2900
76	2050	2350	2650	3000
78	2100	2400	2750	3050
80	2150	2450	2800	3100
82	2150	2500	2850	3150
84	2200	2550	2900	3250
86	2250	2600	2950	3300
88	2300	2650	3000	3350
90	2350	2700	3050	3450
92	2400	2750	3100	3500
94	2450	2800	3200	3550
96	2500	2850	3250	3600
98	2500	2900	3300	3700
100	2550	2950	3350	3750

18歳～29歳

体重(kg)	I	II	III	IV
54	1750	2000	2300	2550
56	1800	2100	2350	2650
58	1850	2150	2400	2700
60	1900	2200	2500	2800
62	1950	2250	2550	2850
64	2000	2300	2600	2900
66	2050	2350	2700	3000
68	2100	2400	2750	3050
70	2150	2450	2800	3150
72	2200	2550	2850	3200
74	2250	2600	2950	3250
76	2300	2650	3000	3350
78	2350	2700	3050	3400
80	2400	2750	3100	3500
82	2450	2800	3150	3550
84	2500	2850	3250	3650
86	2550	2900	3300	3700
88	2600	2950	3350	3750
90	2650	3050	3450	3850
92	2700	3100	3500	3900
94	2750	3150	3550	4000
96	2800	3200	3650	4050
98	2850	3250	3700	4100
100	2900	3300	3750	4200

タイプ別食生活を診断する

「朝ご飯？　食べないっす」

自宅から大学に通っているけど、朝は食欲がないので食べない。

お昼はお腹がものすごくすくから、大学の学食でうどんとカツ丼大盛り、カツカレー特盛り、牛丼特大なんか食べている。

クラブはテニスサークルに入ってて、練習前になると「運動するから栄養つけなくちゃ」って、マックによってダブルチーズバーガー、フィレオフィッシュ、ポテト、コーラなんか食べることにしている。

サークルのあと飲み会も多くて、

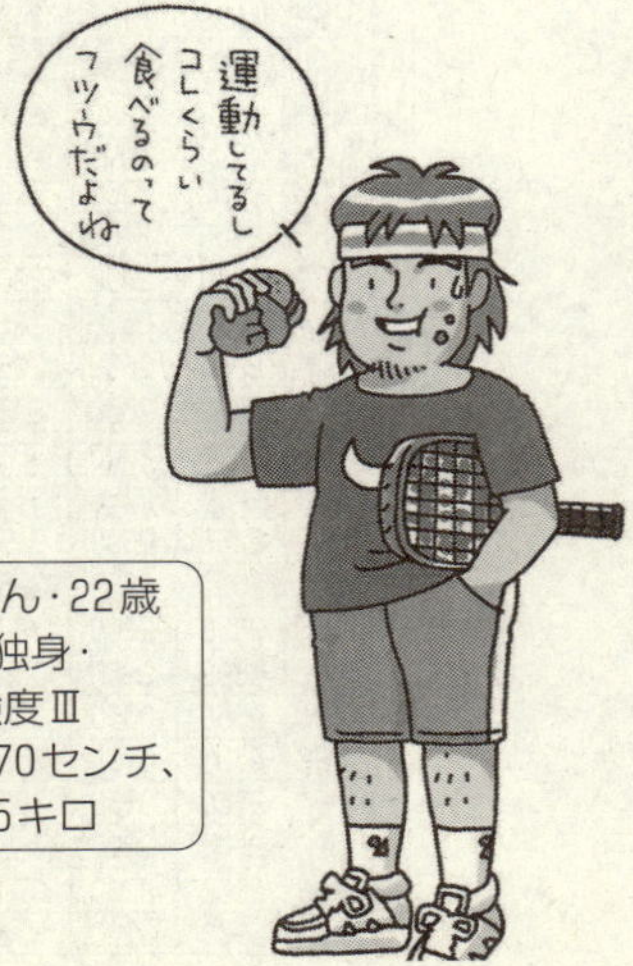
運動してるしコレくらい食べるのってフツウだよね

明生くん・22歳
学生・独身・
生活強度Ⅲ
身長170センチ、
体重85キロ

ビール大ジョッキ2杯と揚げ物中心のおつまみを食べちゃう。自宅で夕飯を食べるときは、豚ロースのショウガ焼きなんかとご飯3膳、それに350mlの缶ビール1缶くらいはいつもだね。

野菜は意識して食べるようにしているよ。レタスサラダなんか山盛り食べるもん。

高校時代はいくら食べても体重が増えなかったのに、半年で体重が5kgずつ増えてしまって……。ちょっとやばいって感じ。

もう20歳越えたんだから自分で食生活をコントロールしなきゃぁ。

肉を食べてスタミナをつけなくては、と大量に食べているとカロリーオーバーになります。実は「これっぽっち？」と思う量で、一般的な生活をしている男性は1日分がまかなえます。

明生くんは運動をしているので、筋肉作りをするためにも、夕食に100gのお肉を食べることは許しますが、くれぐれも運動はやめないでくださいね。1人で肩ロースを300g食べているようですが、これだけで760キロカロリーもあります。難しいことは言わないから、翌朝お腹がすいて目覚めるぐらい夕食の量を軽くしてみて。

また、野菜は肉や魚のおかずの2倍量を食べることがスポーツマンには必要。レタスって、いくら食べても、ビタミンもミネラルも少ないんですよ。加熱野菜をたっぷり摂ろうね。

明生くんの推定摂取カロリーは

3300kcal

BMI29.4　肥満度33.7%
BMI22=63.6kg
BMI22=72.3kg（13kg減）
生活活動強度Ⅲ

▼まずは摂取カロリー20%減の2640kcalでダイエットを始めましょう

ダイエットコースはあなたが選択
▼BMI22の標準体型を希望する場合

2529kcal

▼BMI25の肥満ぎりぎりを希望

2225kcal

ソフトの納期が近くなると、3、4日徹夜なんて当たり前。そうじゃなくても、いつもコンピュータの前に座りっぱなしの生活ですね。

お腹がすいても、ご飯を買いに行くのが面倒で、その辺に買い置きしてある、クッキーや菓子パンをつまみながら仕事していることが多いんです。手軽に食べられるファストフードもよく食べます。こういう食べ物って、片手が使えるじゃないですか。だから便利なんですよ。まともな食事といえば、アシスタントの女の子が買ってきてくれる、コンビニのお弁当くらい。

ポカリスエットやアクエリアスのような、清涼飲料水が大好きです。

俊也くん・27歳
独身・SE（システムエンジニア）・生活強度Ⅰ
身長165センチ、体重78キロ

「よくゴハン食べること忘れちゃうんですよ」

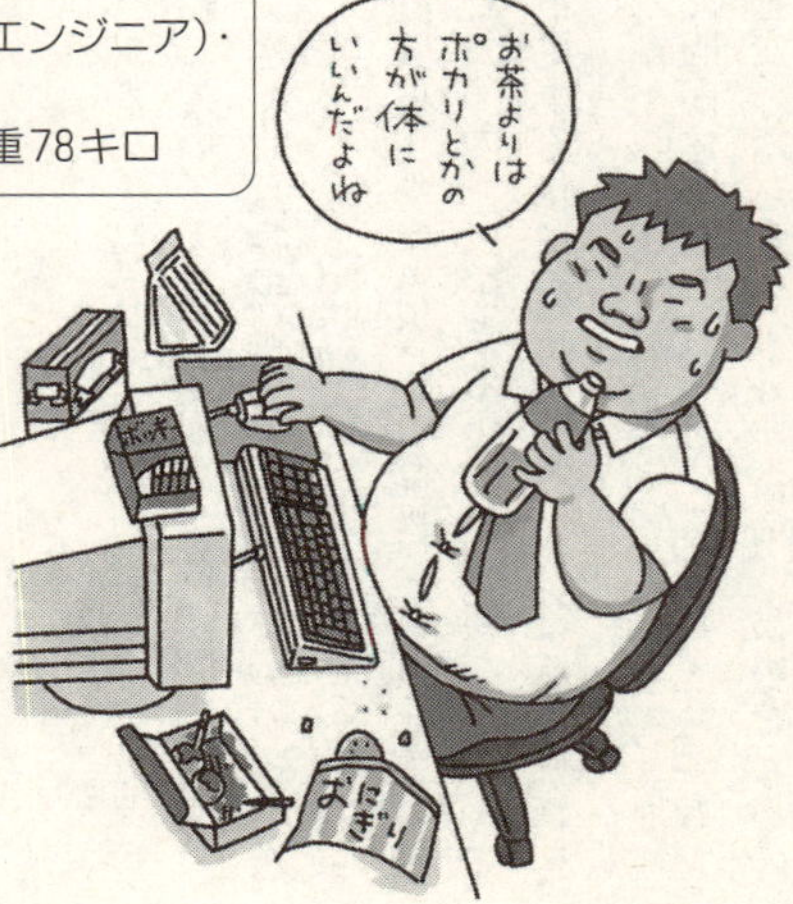
お茶よりはポカリとかの方が体にいいんだよね
おにぎり

1日2リットルくらい飲んでいるかなあ。ウイダーインゼリーのような、気軽にビタミンとかの栄養が摂れるものもやサプリメントで栄養補給はしていますが、体重はどんどん増加の一途。ときどきどこまで太ってしまうのかって不安になります。

菓子やジュースをダラダラ摂取するのは厳禁。ちゃんと食事をしましょう。

持続した集中力が必要な仕事ですね。食べてないと持たない意識はわかります。いつも飲んでいる清涼飲料水で脳に栄養を補給しているようですが、これが問題です。エネルギーになるものだけが口から入ってきて、食物繊維を摂っているわけでもないので、効率よくダイレクトに吸収され、なおかつ、脂肪細胞に蓄えられるのです。座ったままの変わらない姿勢、実は生活活動強度Ⅰを満たない可能性もあります。使わずに蓄えばかりが増してくるのです。また、体内では生きるために必要なエネルギーを燃焼して使うために必要なビタミンが不足する状況が、慢性的なだるさや疲れを起こします。

だらだら食べ続けることをやめること。お腹がすいたら食事をすること。いつもジュース類を飲んでいたり、机周りの菓子類をだらだら食べているから、食事をとるのを忘れるのです。
菓子を買うのは禁止。ハンバーガーなら、野菜やチーズもたっぷり入ったアメリカンタイプのターキーなどのサンドイッチを食べましょう。買いに行けないなら、おにぎりとよく噛むお惣菜、金平ゴボウとか、肉ならハンバーグではなくて、豚肉料理がいいですね。

俊也くんの推定摂取カロリーは

2100kcal

BMI28.7　肥満度30.2%
BMI22=59.9kg
BMI25=68.1kg(10kg減)
生活活動強度Ⅰ弱

▼まずは摂取カロリー20%減の1680kcal
でダイエットを始めましょう

ダイエットコースはあなたが選択
▼BMI22の標準体型を希望する場合

1378kcal

▼BMI25の肥満ぎりぎりを希望

1565kcal

「夏になると、いつも太っちゃうんです」

昌幸さん・35歳
ディーラー営業・既婚・生活強度Ⅰ
身長178センチ、体重83キロ

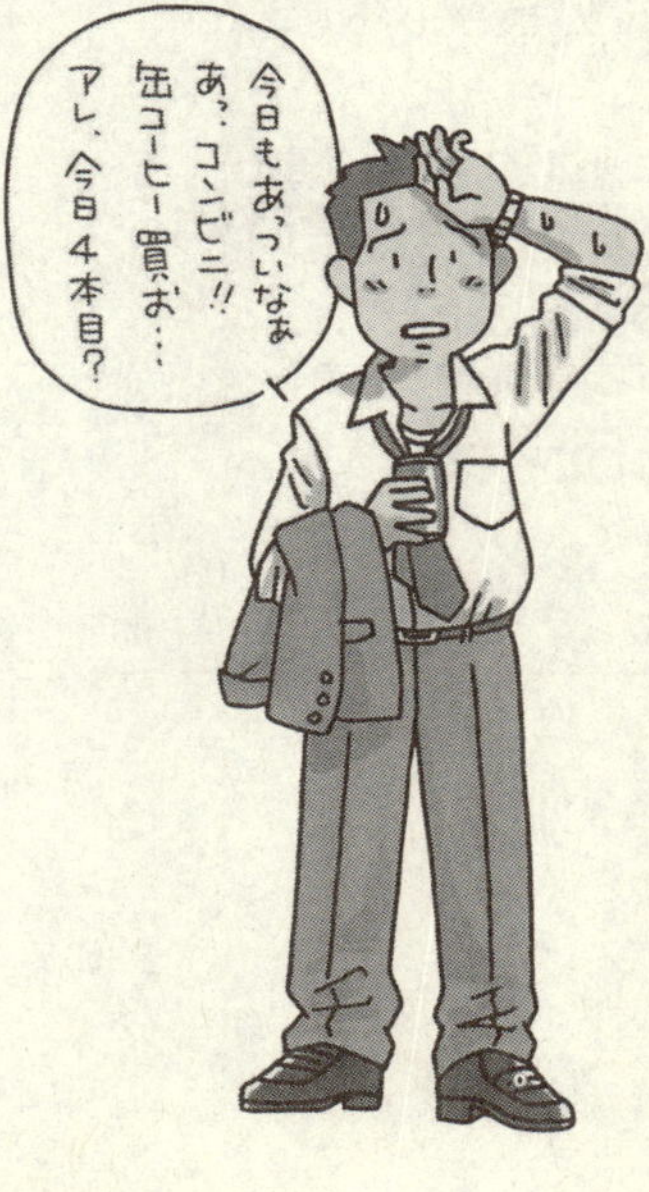
今日もあっついなあ
あっ、コンビニ!!
缶コーヒー買お…
アレ、今日4本目?

営業なので一日中車で外回りしています。夏の外回りは暑くて、スーツの上着がぐっしょり濡れるほど汗をかきます。なのに夏は必ず太っちゃうんです。朝はトーストと目玉焼きと野菜ジュース程度の軽いもの。昼は時間がないときは出先の駅の立ち食い蕎麦屋でかき揚げ蕎麦、時間があるときは喫茶店で、スパゲティナポリタン、ミニサラダ、コーヒーといったランチを食べます。

まだ新婚なので、夜はほとんど自宅で妻の手料理を食べます。でも夕食の時間は、残業が多いのでまちまちです。仕事中に間食といえば、得意先でもらうホットコーヒーやお茶だけですが、夏はのどが渇くので、仕事の合間によく缶コーヒーを買って飲みます。1日3、4缶は飲んでいるかな？

最近運動不足かなって思っています。自宅がマンションの18階なので、階段の上り下りなんてせず、エレベーターばかり使うし、こまめに外に出かけるのが面倒で、なるべく外に出る用事は1回で済まそうと思ってしまうんです。

缶コーヒーは加糖のものなら、1缶にスティックシュガー6本分の砂糖が入っている。

肥満のいちばんの原因は、夕食の時間と奥様の手料理の愛情たっぷりの夕食。そして、季節限定の缶コーヒーと運動不足による消費エネルギーの低下です。

夕食の時間は早ければ早いほどいいのですが、それはできないようなので、量を少なくしてもらう以外はないですね。

それから、新婚の奥様の料理を作って食べさせてあげたという気持ちをそいではいけないので、お昼はお弁当を作ってもらったらどうでしょう。その代わり、夕食を豪華にしない、量はたくさん作らないという、減量協力体制を奥様にもとってもらいましょう。

運動不足解消に、夕食後ご夫妻で近くの公園へ散歩に出かけてはいかがでしょうか。

奥様も高層マンションに住むと、出るのが億劫になって、運動不足になっているものです。

季節限定の缶コーヒーは無糖を選んでいますか？　加糖のものは砂糖の量が気になります。１９０mlで19ｇ、これはスティックシュガー６本分なんですよ。

つまり、缶コーヒーを４本飲むと24本のスティックシュガーを飲んでいることになります。砂糖は速やかに吸収されて、脂肪になって蓄えられますので、とりすぎにご注意ください。

朝食・昼食はOKです。昼食はできたら、和定食を選べたらいいですね。

昌幸さんの推定摂取カロリーは

2500kcal

BMI26.2　肥満度19.1%
BMI22=69.7kg
BMI25=79.2kg（4kg減）
生活活動強度Ⅰ

▼まずは摂取カロリー20%減の2000kcal
でダイエットを始めましょう

ダイエットコースはあなたが選択
▼BMI22の標準体型を希望する場合
1800kcal
▼BMI25の肥満ぎりぎりを希望
2000kcal

「酒漬けの日々。ちょっと身体のことが心配」

治夫さん・40歳
メーカー勤務・既婚・生活強度Ⅱ
身長172センチ、体重76キロ

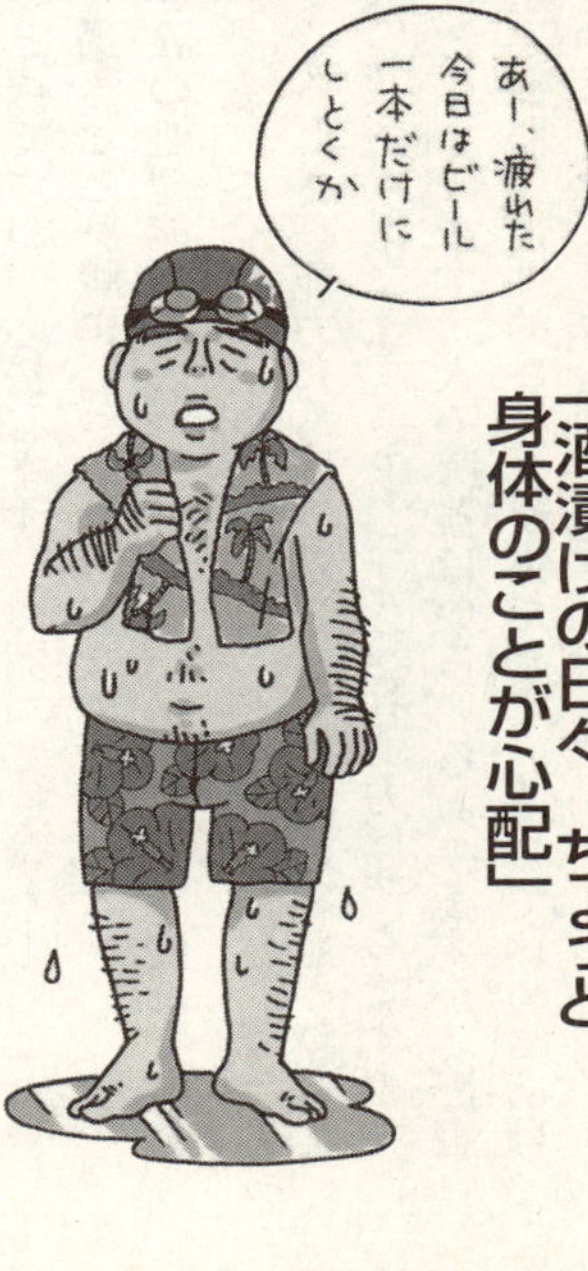
あー、疲れた
今日はビール
一本だけに
しとくか

今年から課長になりました。そのとたん取引先との接待が増え、夜、お酒を飲む回数が増えました。もちろん部下の管理もあるので、部下とお酒を飲むことも多々あります。もともとお酒は嫌いじゃないので、苦痛ではないのですが、会社の健康診断で、γGTPが高いし、尿酸値も高いと指摘を受け、身体のことが心配です。

そういえば私の上司にも痛風の人がけっこういるんですよ。だからなるべく土、日はお酒を抜くように努力してます。最近体重はさほど変わらないのに、下腹が出てきたのが気になります。3カ月前から水泳を1時間ほどしています。ただ、運動すると、どうしても軽くビールが飲みたくなり、500ml1缶だけ飲んでしまうこともあります。

食事は、朝はご飯軽く1膳、味噌汁、納豆か冷や奴、ぬか漬けなど、昼は会社の近所で和食屋の定食や中華屋の定食、夜はほとんどお酒を飲みながらおつまみ4、5品を軽くつまみます。お酒の量は生ビールの中が2杯、焼酎のお湯割りが3、4杯、ウイスキーのダブルをロックで3杯といったところです。

週に2回は休肝日をつくる努力を。痛風予防はたくさん水を飲むこと。

お仕事柄、いちばん体が辛いときですね、応援します。お酒って適量なら、これほどいい薬はないのですが、飲み過ぎると肝臓にとっては毒になります。

1合程度のお酒なら、人の肝臓の処理能力によっても違いますが、4時間ほどでアルコールを解毒してくれます。でも、5合飲むと20時間もかかります。

前日、今日、明日と重なってくると処理能力にも限界がきて、肝臓の細胞が壊れて、γGTP、GOT、GPT値が高くなるのです。もちろん処理能力は落ちますので、さらに時間をかけて解毒することになります。人の臓器はいろいろありますが、肝臓は物も言わず、けなげに働く重要臓器。慢性的な疲れが出てきているので休めてあげることが第一。休肝日を週に2日は設けましょう。

つまみに枝豆は必ず加え、鰹の刺身、または焼き魚を1品はとる。季節の野菜のおひたしと海藻の料理、緑色の葉もの野菜の料理。適量の糖質が必要ですから、おにぎり1つか蕎麦などもいいですね。

アルコール以外の水分を大量に摂ってください。アルコールの代謝には水分は不可欠です。酒を飲んだら、同量以上の水分を摂る。水でも、ウーロン茶でも、日本茶でもいいです。

高尿酸血症というのも、水をたくさん飲んで野菜や海藻を食べて、尿酸を外に出すことが、予防と治療になります。

治夫さんの推定摂取カロリーは

2500kcal

BMI25.7　肥満度16.8%
BMI22=65.1kg
BMI25=74kg(2kg減)
生活活動強度Ⅱ

▼まずは摂取カロリー20%減の2000kcal
でダイエットを始めましょう

ダイエットコースはあなたが選択
▼BMI22の標準体型を希望する場合
2000kcal
▼BMI25の肥満ぎりぎりを希望
2200kcal

「食べ物を残すことができません」

政男さん・54歳
工場勤務・既婚・
生活強度Ⅰ
身長165センチ、
体重70キロ

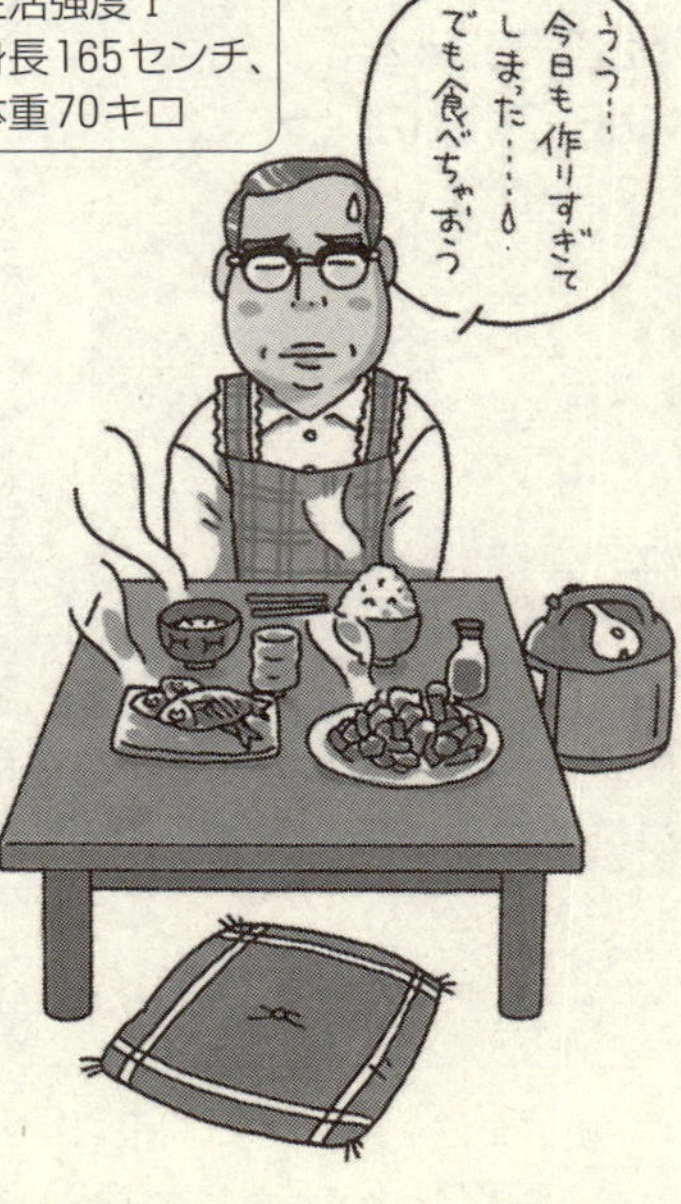
うう…今日も作りすぎてしまった……。でも食べちゃおう

部長待遇ということで出向先に勤務して2年が経ちました。子どもの学校の問題があるので、単身赴任しています。仕事はほとんどはんこを押すだけの、単調な作業です。

残業もほとんどないので、自宅で慣れない自炊をしています。ただ、男の料理なので、作り方も大雑把ですし、いつも量が多くなってしまいます。でも、残すということができなくて、全部お腹いっぱい食べてしまいます。

なるべく野菜や魚中心の料理を心がけているのですが……。ご飯は夕食時に2合炊き、夕食に2膳、翌日の朝食に2膳食べて、すべてなくなるようにしています。

ですから朝はご飯2膳と海苔の佃煮、インスタント味噌汁、カルシウム補給に牛乳をコップ2杯。

昼は社員食堂の日替わり定食。夜は野菜炒めと焼き魚、ご飯、インスタント味噌汁などです。スーパーで買い物するのですが、魚など1切れではなかなか売っていないので、2切れだとそれを全部焼いて食べてしまいます。

お酒は自宅で風呂上がりに缶ビール350mlを1缶飲む程度です。

腹八分目が基本。翌日にまわす、冷凍保存するなど、残す習慣をつけましょう。

ご立派ですね。自炊をしていらっしゃるのですね。これがいちばん健康には安心な食べ方ですね。でも、1人前ずつ料理するとおいしくないし、いちど買うと、食べきるまで同じものになってしまう欠点もあります。

献立をよく見ると、野菜がほとんどありませんね。野菜はどんなにたっぷり召し上がっても体重に響くことはないですね。

夕食ではたっぷりの野菜料理を作っておき、翌朝回してはいかがですか。インスタントの味噌汁を鍋に入れて、野菜を加えれば野菜料理の完成です。これも朝夕に回しましょう。同じことは魚についても言えます。お魚を選んでいることは立派。できたら、翌朝に食べましょう。次に、お昼の社食ですが、いろいろな年齢層や労作に合わせてメニュー提案をしていると思います。

1人では作れない酢豚や、揚げ物を選びがちですね。そのときは運動労作に合わせて、少なめに盛り付けてもらう一言を調理員さんに声がけしてください。

風呂上りがの350mlのビールはおいしいでしょう。いいですね。リラックスが大切ですもの。大瓶1本必ず飲んでしまうのではちょっと多いのですが、350mlの缶ビール1本だけなら、適量でしょう。

これからも健康のために、自炊は続けてくださいね。ただし基本は腹八分目。ムリに食べずに、残す習慣をつけましょう。

政男さんの推定摂取カロリーは

2200kcal

BMI25.7　肥満度16.9%
BMI22=59.9kg
BMI25=68.1kg(2kg減)
生活活動強度Ⅰ

▼まずは摂取カロリー20%減の1760kcalでダイエットを始めましょう

ダイエットコースはあなたが選択
▼BMI22の標準体型を希望する場合
1500kcal
▼BMI25の肥満ぎりぎりを希望
1700kcal

「どうしても野菜が好きになれないんです」

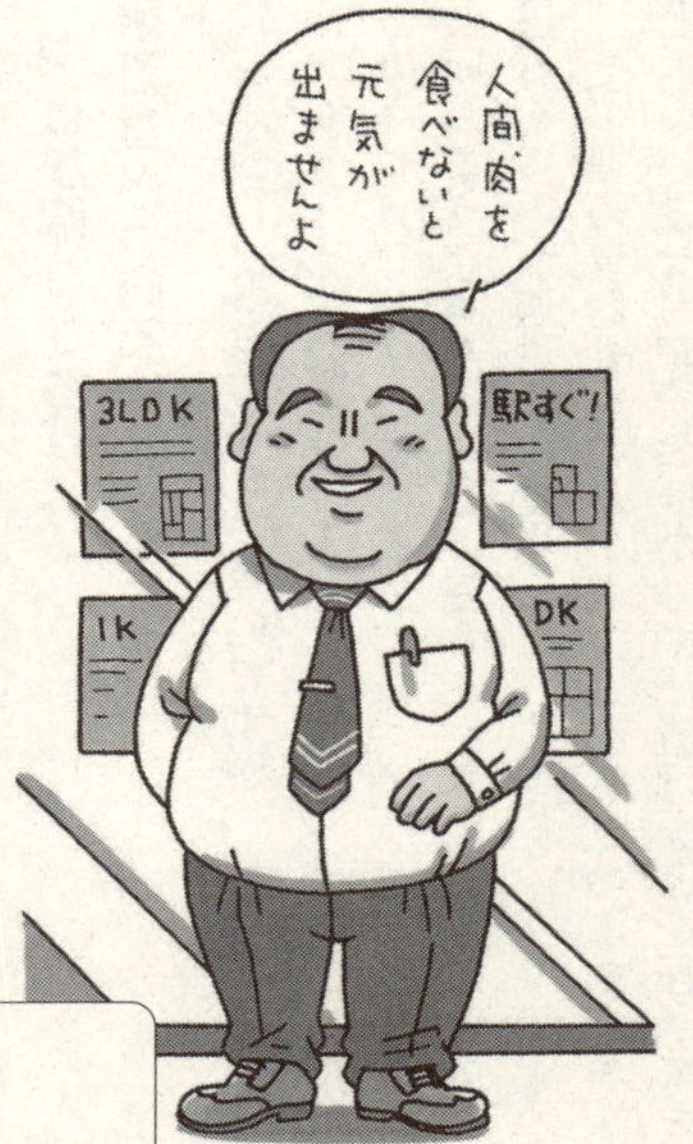
人間、肉を食べないと元気が出ませんよ
3LDK
駅すぐ!
1K
DK

正一郎さん・60歳
不動産屋経営・既婚・
生活強度Ⅰ
身長160センチ、体重80キロ

不動産屋経営といっても、駅前の小さな店で、私とパートの事務員がいるだけです。お客さんと物件を見に行くのも、店に行くのもほとんど車を使っていますから、1日ほとんど動かない生活です。

この年になると、周りの人はあっさりしたものが好きになっていくようですが、私は今でも肉料理が大好きです。妻は気を使って、魚料理や野菜料理も作りますが、どうしても野菜をたくさん食べることができません。唯一食べられるのが漬け物です。料理の付け合わせに盛られた生野菜など、ほとんど手をつけません。

朝食はご飯1膳と味噌汁、目玉焼き、前日の野菜の煮物などが出ますが、私は煮物は厚揚げを食べるくらいです。子どもの頃、食糧難でかぼちゃ、ジャガイモ、サツマイモばかり食べていたせいか、こういった煮物はまったく食べる気がしません。

昼はパートの事務員さんが近くのコンビニで、弁当と菓子を買ってきてくれるのでそれを食べます。夜は肉か魚がメインの料理をいちばんよく食べます。鍋などしても、ほとんど野菜は食べません。

好きな食材だけでは、栄養が偏りがち。嫌いな野菜も工夫次第で食べられるはず。

お肉がお好きですか、元気ですね。でも野菜がお嫌いですか、寿命が縮みますね。野菜が嫌いだと、必然的に高カロリー食になりますね。

標準ぎりぎり体重の1600キロカロリー食にする献立では、朝食（ご飯1膳＋味噌汁＋目玉焼き＋煮物野菜）と同じようなパターンで、昼食と夕食で目玉焼きの分を豆腐や肉、魚などのおかずで摂るぐらいが適量なのです。

なんて寂しいのでしょう。その埋め合わせをするのが、野菜やきのこや海藻類。煮物を無理に食べてくださいとはいいませんが、おひたしや浅漬けなどを作っておくと自分でも取り出して食べられていいですよ。

確かに生野菜はウサギや馬など草食動物ではあるまいし、という気持ちはわかります。だとすると、生野菜をたっぷり味噌汁に入れてみるのはいかがですか？　季節のお野菜を卵でとじてみるのもおいしいですよ。肉と野菜の炒め物なら許せるでしょ。ちょっと工夫すると野菜も食べられますよ。

野菜に期待する栄養成分は、嫌いなでんぷん質の野菜より、葉もの野菜に多く含まれます。召し上がるなら、葉もの野菜がお勧めです。野菜がない状態で適正カロリーにするのは、物足りなくて、食後すぐにおやつに手が伸びたり、消化吸収がいいため、お腹が減りやすいですね。間食をしないためには、野菜を好きになるのみですね。

正一郎さんの推定摂取カロリーは

2500kcal

BMI31.3　肥満度42%
BMI22=56.3kg
BMI25=64kg(16kg減)
生活活動強度Ⅰ

▼まずは摂取カロリー20%減の2000kcalでダイエットを始めましょう

ダイエットコースはあなたが選択
▼BMI22の標準体型を希望する場合
1400kcal
▼BMI25の肥満ぎりぎりを希望
1600kcal

メニュー別カロリー表

カロリー(kcal)	メニュー	カロリー(kcal)	メニュー	カロリー(kcal)	メニュー	カロリー(kcal)
602	マーボー豆腐	246	ホイコーロー	394	韮饅頭(2個)	270
512	レバニラ炒め	370	小ロンポウ	360	ザーサイ	45
200	エビチリソース	330	八宝菜 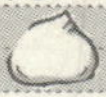	432	ピータン	95
300	肉野菜炒め	365	酢豚	515		
305	チンジャオロース	402	ワンタンスープ	280		
542	鮭の塩焼き	196	肉じゃが	208	おでん	315
362	白身魚のムニエル	273	冷や奴 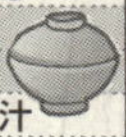	163	すき焼き	685
368	白身魚のフライ	296	お浸し	27	焼き鳥(5本)	345
120	ぶりの照り焼き	270	お味噌汁	35	茶碗蒸し	87
240	筑前煮 	192	豚汁	187	ひじきの煮物	27
380	きんぴら	70	刺身盛り合わせ(1人前)	236	お茶漬け	331
260	お好み焼き(関西風)	334	ハッシュポテト	143	アイスクリーム(バニラ)	180
273	ミックスピザ(M)	725	フライドチキン	176	ドーナツ	256
360	ホットケーキ	340	ベーグルサンド	375		
587	ホットドック	232	(クリームチーズ&サーモン)			
1437	ミートボール	195	オムライス	654	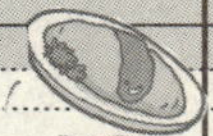	
472	エビフライ	374	コンソメスープ	80		
386	牡蠣フライ	574	ポタージュスープ	100	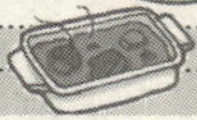	
664	ステーキ	720	ポテトサラダ	328		
320	ビーフシチュー	645	モーニングセット	440		
1204	オムレツ	410	(トースト・ゆで卵、コーヒー)			
47	いわし	81	大トロ	72	ネギトロ丼	630
45	いくら 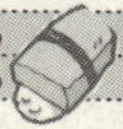	78	あわび	42	鉄火丼	511
49	まぐろ	52	いなりずし(1個)	97	押し寿司(鯖)	580
50	卵	53	かっぱ巻き	75	ちらし寿司	607
215	カレーパン	296	おにぎり(ツナ)	193	カップサラダ(マカロニ)	194
275	焼きソバパン	286	おにぎり(焼肉)	236	カップサラダ(海藻)	27
170	幕の内弁当	854	サンドイッチ(ハムチーズ)	330	ヨーグルト	100
120	のり弁当	587	サンドイッチ(ツナ)	395	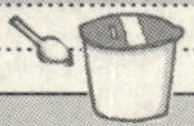	
139	おにぎり(鮭)	171	サンドイッチ(卵)	377		
142	テールスープ	480	チヂミ	570		
684	わかめスープ	25	冷麺 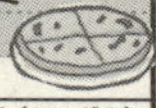	405		
222	カクテキ・キムチ	12/14		89	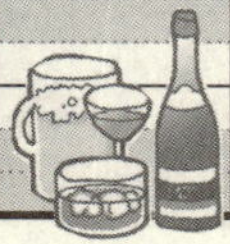	
90	日本酒1合	160	ウオツカ(シングル)	86		
90	赤ワイン(グラス1杯)	80	ジントニック	96		
90	白ワイン(グラス1杯)	80	ホッピー	120		

外食の多い人必見! 一目でわかる

	メニュー	カロリー (kcal)	メニュー	カロリー (kcal)	メニュー
中華料理	チャーシュー麺	610	冷やし中華	606	天津飯
	みそラーメン	493	ちゃんぽん	702	中華丼
	しょうゆラーメン	456	皿うどん	649	餃子(5個)
	塩ラーメン	446	焼きソバ	621	春巻き(3本)
	とんこつラーメン	542	炒飯	590	シューマイ(大3)
和食料理	ご飯1膳(普通・大盛)	244/326	雑炊	326	鍋焼きうどん
	牛丼	646	天ぷらうどん・蕎麦	459	ざるそば
	カツ丼	781	カレー南蛮	507	おろしそば
	親子丼	518	きつねうどん	418	あじの開き
	天丼	693	かき揚げうどん・蕎麦	795	さんまの塩焼き
	うな重	835	焼きうどん	553	サバの味噌煮
ファーストフード	ハンバーガー	248	ライスバーガー	340	シェイク
	チーズバーガー	310	ダブルバーガー	344	チキンナゲット(5個)
	てりやきバーガー	350	ダブルチーズバーガー	451	たこ焼き
	フィッシュバーガー	330	フライドポテト	240	お好み焼き(広島風)
洋食料理 & 喫茶店	スパゲティナポリタン	698	ミックスフライ	836	とんかつ定食
	カルボナーラ	902	グラタン	546	豚のしょうが焼き
	ミートソース	709	ドリア	979	鶏の唐揚げ
	たらこスパゲティ	708	ハンバーグ	720	チキンソテー
	ポテトコロッケ	204	カレーライス	668	ハムエッグ
	クリームコロッケ	252	カツカレー	912	串カツ定食
寿司屋	中トロ(以下1貫)	59	あなご	72	真鯛
	イカ	46	赤貝	51	えんがわ
	うに	57	とり貝	51	カンパチ
	甘エビ	49	あおやぎ	43	こはだ
コンビニ	缶コーヒー(190ml)	59	ポカリスエット(190ml)	82	おせんべい(1袋)
	缶紅茶(350ml)	98	コカコーラ(350ml)	142	肉まん
	牛乳(500ml)	346	オレンジジュース(500ml)	112	ミニサラミ
	お茶(350ml)	0	ポテトチップス(1袋)	501	チーズたら
	カフェオレ	142	ポッキー(1箱)	405	さきいか
焼き肉屋	カルビ	320	レバ刺し	160	ハツ
	タン塩	306	ロース	318	ビビンバ
	ハラミ	322	ミノ	180	クッパ
アルコール	缶ビール(350ml)	140	発泡酒(350ml)	135	ウイスキー(シングル)
	ビール(中ジョッキ)	160	焼酎(お湯割り)	60	バーボン(シングル)
	ビール大瓶	275	チューハイ(ライム)	110	ブランデー

いつも飲んでいるものの落とし穴！

●缶コーヒー

冷たい缶コーヒーは飲みやすく、さっぱりした感じがしますが、加糖のものは実はものすごい量の砂糖が入っているのを知っているだろうか。

加糖の缶コーヒーは１９０ml中に10％、つまり19ｇの砂糖が入っている。角砂糖に換算すると３個分の量だ。紅茶は３５０mlと容量が多い分、砂糖も多いことになる。こちらは角砂糖８個分。飲むんだったら、無糖のものに自分で砂糖を加えることをお勧めする。

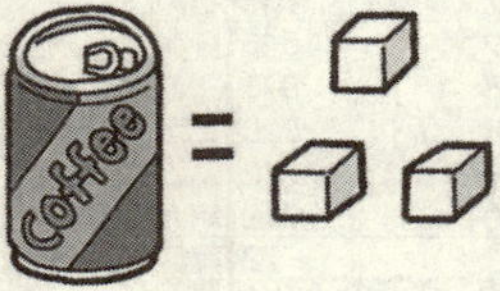

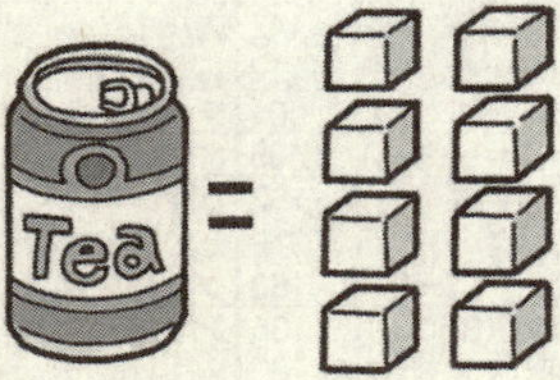

●牛乳

牛乳は栄養価の高いバランスのとれた完全食品として有名。健康が気になるようになると、このような食品を摂ることで、安心感を得ようとする傾向がある。

しかし、牛乳はタンパク質やカルシウムが豊富なだけでなく、脂質も多く含まれているのだ。500mlのパックだと、バター17・5g、200mlの牛乳瓶2本だと14g。こんなに大量に脂肪を一気に食べていることになるのだ。

牛乳は低脂肪のものを選ぶのも賢い手。

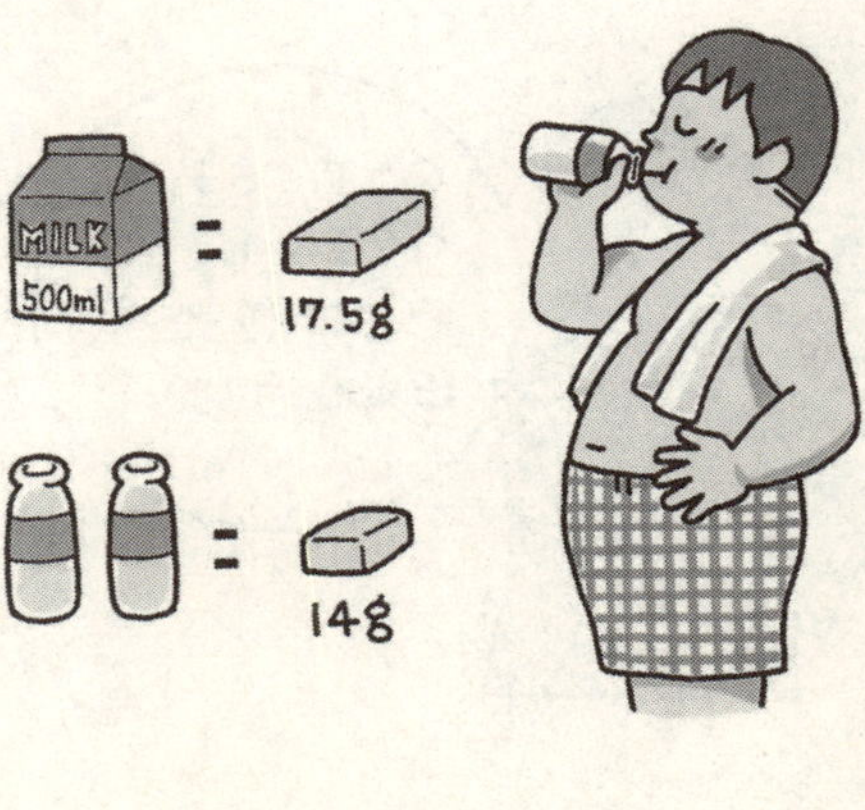

男性に多い生活習慣病に注意

会社で年に2回行なわれる「健康診断」。中年になると大抵は芳しくない結果が出てくる。

連日接待などでお酒を飲む機会の多い人は、肝臓の細胞が壊れてγGTP、GOT、GPT値が高くなる。また、一緒に高くなるのが中性脂肪。お酒を飲むときは、ほかの水分は飲まないものだが、意識的に水分は多めに摂ろう。水を飲めば酒量も減って、中性脂肪が下がる効果があるのだ。アルコールの代謝に水分は不可欠。お酒を飲んだら同量以上の水分を摂る。水でも日本茶でもかまわない。酒の席では、酒と水分のグラスを両方置いておくことがポイントだ。

高尿酸血症は、アルコールやおいしいものを

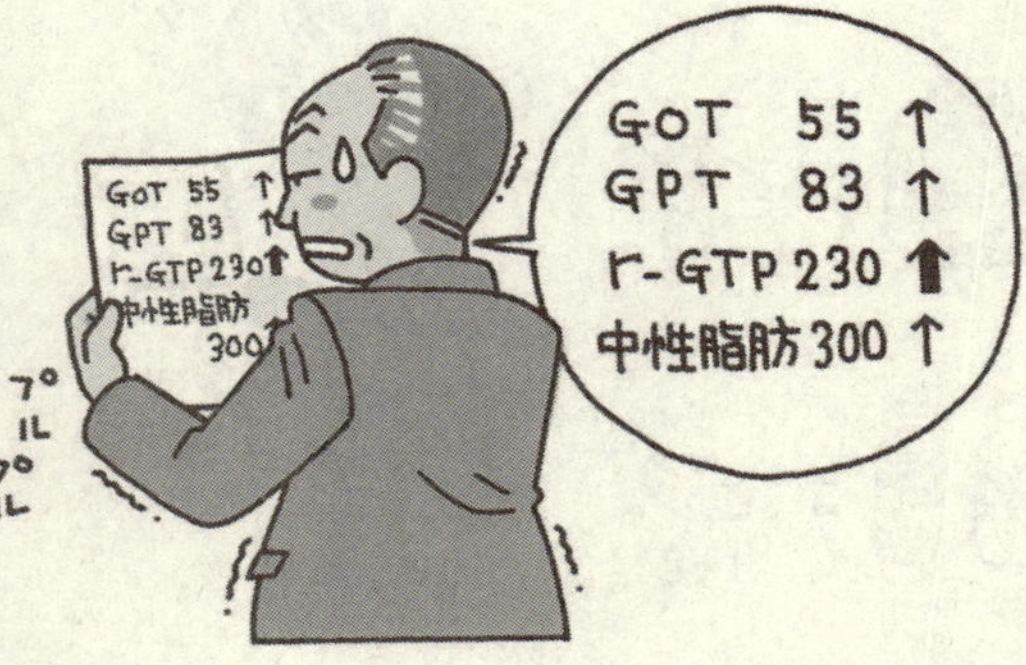

たくさん食べ過ぎると生じやすくなる。ご存じの痛風という、痛くて靴も履けないといった症状が出てくる恐れがある。

尿酸値が高いということは、水をたくさん飲み野菜を食べ、尿をアルカリ性にして尿酸を溶かし出せばいいのだ。朝起きたらコップにまず2杯。食後に1杯、会社で午前中に2杯、食堂で2杯、午後に2杯、飲みに行って酒以外に3杯、寝る前に2杯。そう、水攻めにしよう。

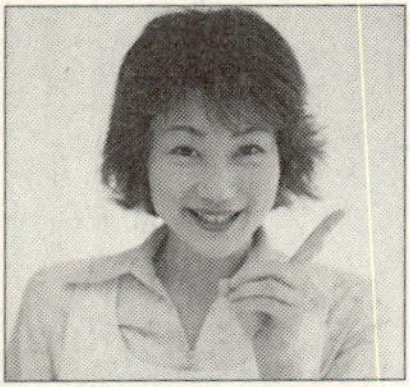

平野美由紀
管理栄養士。女子栄養大学卒業後、同大学栄養科学研究所栄養クリニックに勤務。同大学院修了。現在は香川栄養専門学校、東京メディアアカデミーモデル科などの講師を務めるほか、テレビや雑誌などでも活躍。

PART 4

エアロビックトレーニングの最先端

「理想のフォーム」を手に入れろ！

「ゆっくり」「長く」で脂肪は燃える！ 高橋雄介直伝の「水泳レベルアップ術」

体脂肪を燃やすには「ゆっくり」「長く」運動すること。でもなかなか長く続かないのが水泳だ。そこで、田中雅美、中村真衣、源純夏らを育てた中央大・高橋雄介コーチがポイントを伝授！

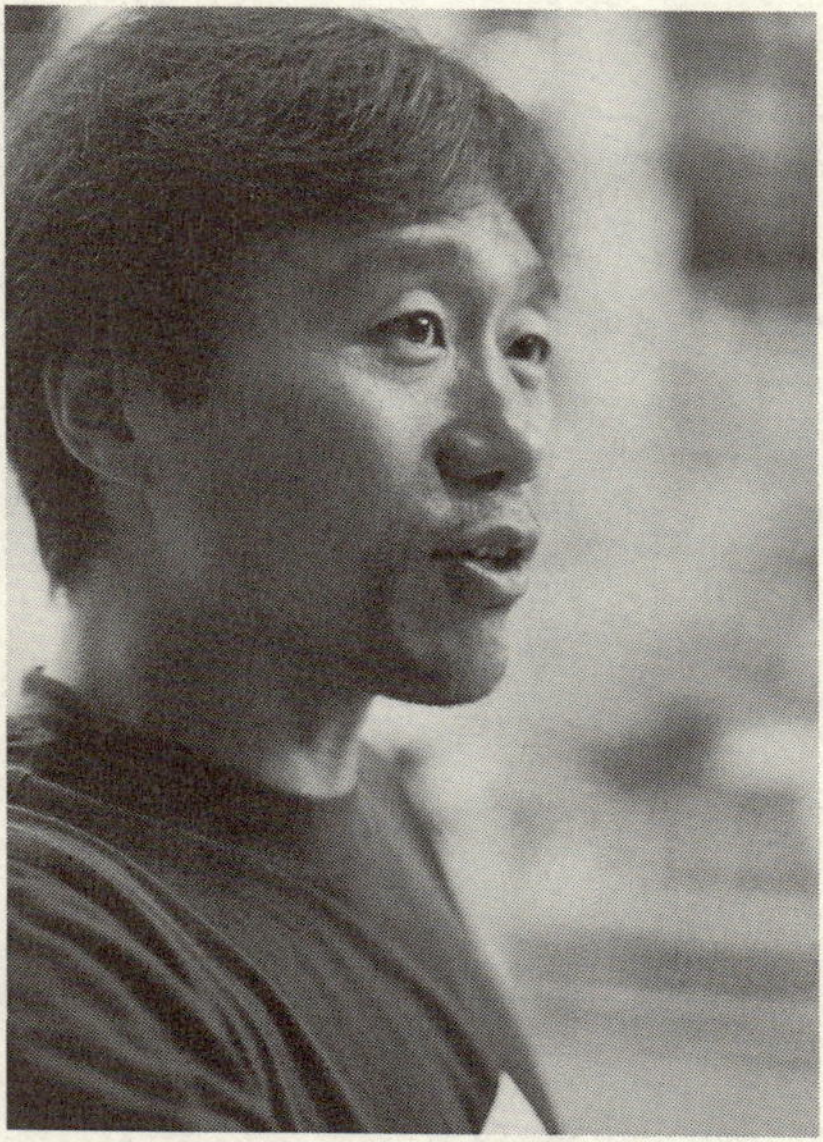

高橋雄介（たかはし・ゆうすけ）
中央大学法学部卒。在学中はバタフライ選手として活躍。86年から５年間、米国アラバマ州立大学にコーチ留学。91年に帰国し、以来、中央大学水泳部のヘッドコーチとして指導にあたる。

取材・構成／梅澤聡　写真／中村史郎

point 1 「水に乗る」という感覚さえつかめれば、長く泳ぐことは少しも難しくないんです。

「長く泳ぐことが難しいという人に、まず意識してほしいポイントは〈水に乗っかる〉という感覚をつかむこと。この感覚さえつかめれば、長く泳ぐことは少しも難しいことじゃないんです」

たしかに、スイムのうまい人の泳ぎを見ていると、水に逆らわず、浮力を活かして水面をすべるように進んでいくのがよくわかる。では、その〈水に乗る感覚〉は、どうすればつかむことができるのだろうか？

「水中では、人間の身体には〈重心〉と〈浮心〉があるんです。重心はちょうどヘソのあたり。これに対して浮心は、みぞおちのあたりになります。上半身には肺という大きな浮き袋がありますからね。この重心を浮心に近づける努力をしてみましょう」

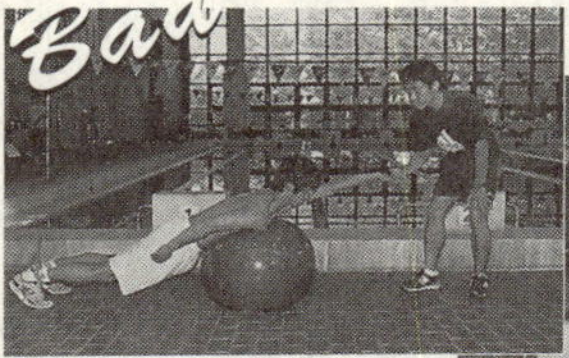

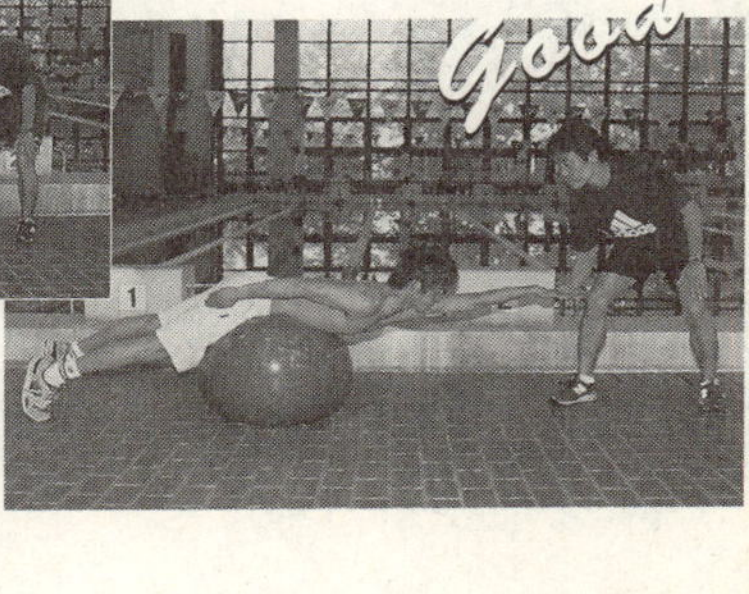

写真上が、重心が浮心に乗っていない状態。指先を誰かに引っ張られているような感覚を持つことで、写真右のように自然と身体がフラットになる。

高橋コーチはバランスボールを使ったフォームのイメージを見せてくれた。

「頭の、ちょうど前頭葉のあたりに意識を集中して、片方の腕を前方に伸ばします。このとき、誰かに指先を引っ張られているようなイメージで重心を上半身（浮心）へと移していく。そうすると自然に脚が浮き上がってくるはずです。この、フラットな身体の状態をつくれれば、ムダな力を使わずに、楽しく泳げるようになりますよ」

point2

「水をキャッチする」感覚を修得すれば、小さなエネルギーで大きな推進力が生まれるんです。

前ページのポイント①でフラットな身体の状態ができたら、今度はプル（水を掻く）動作に移る。

プル動作のスタートがこのキャッチのポイント。つまり手が入水して水を掻き始める瞬間の動作だ。

「キャッチの際に注意してほしい点は2つあります。第一は腕の各関節の高さ。上から肩、肘、手首、指先の順に下がっていることが重要です。この状態をつくることによって、最小の力で水を捉えることができるようになるんです。

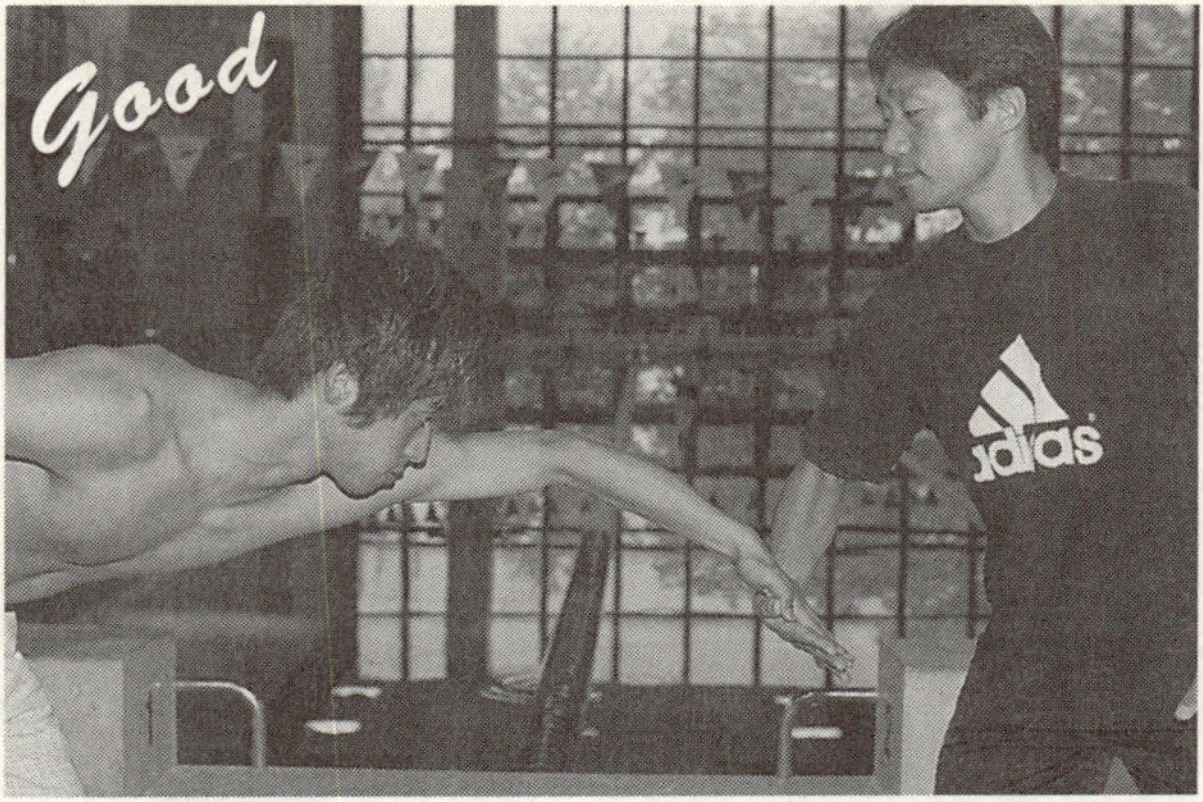

＜写真上＞各関節の高さが肩、肘、手首、指先の順に下がっていく理想のフォーム。＜下＞のように肘が斜め下を向いていたり、＜右＞のように手首の位置が高いと、力のロスが大きい。

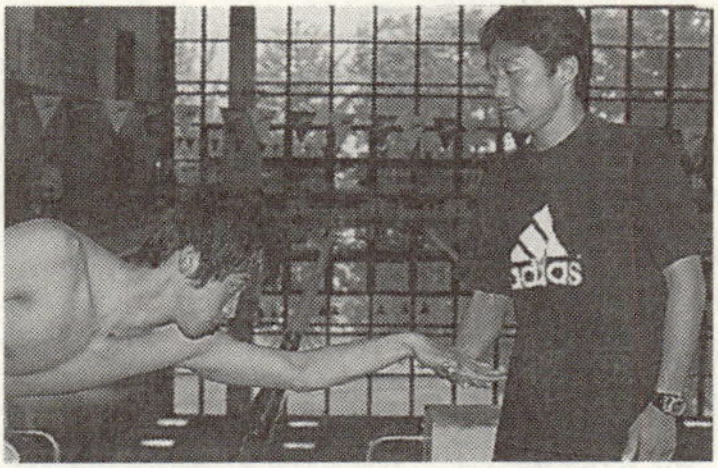

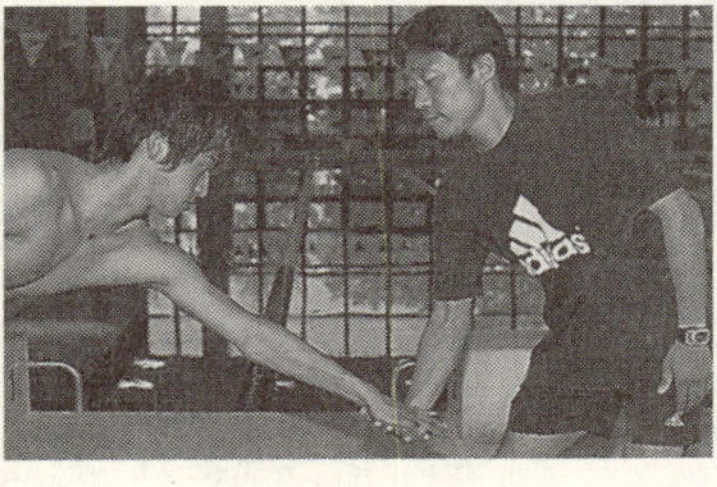

第二のポイントは、入水の瞬間に肘が身体の外側に向かって斜め上を向いていること。普通に腕を前に伸ばした状態では、肘は斜め下を向くはずです。ところがこの状態から水を掻こうとすると、水を上から押さえ込むような格好になってしまいます。これでは力のロスが大きい。肘を斜め上に向けることで、〈水を巻き込む〉ような感覚が得られるはずです」

最小のエネルギーで水を捉える。この感覚をマスターしたい。

point3

ゆっくり泳ぐときには「ポイントを前へ」力を使わず、長く泳ぐことができるんです。

キャッチの感覚がつかめたら、最後にプル～フィニッシュの動作へ移る。この際の注意点は、プルからフィニッシュに至る動作を、身体の前方で行なうことだ。

「水泳の短距離種目では、プル～フィニッシュの動作ポイントを後方で行ないます。水をつかんでいる時間を長くすることで、ひと掻きで大きな推進力を得ることができるからです。しかし、そのためにはより大きな筋力が必要になる。ゆっくり、長く泳ぐためにはプル～フィニッシュの動作を前方で行なう――つまりポイントを前に持っ

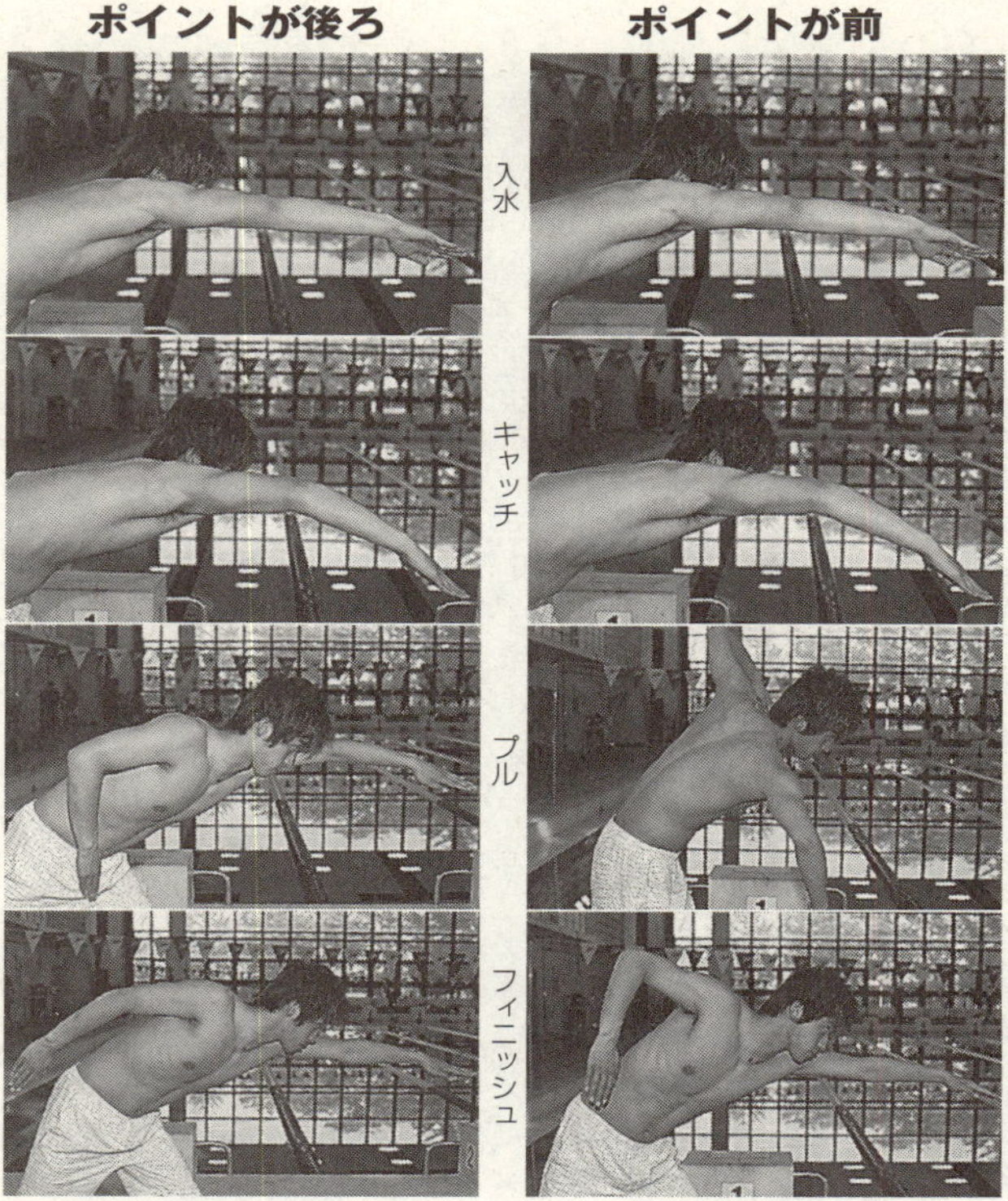

〈ポイントが前〉の泳ぎと〈ポイントが後ろ〉の泳ぎの比較。〈ポイントが後ろ〉だと、特に上腕三頭筋(腕の後ろ側の筋肉)に大きな力が必要となる。

てくることでエネルギーを節約するわけです」

具体的には、プルのポイントをヘソのあたりに持ってくるか、骨盤の下方に持ってくるかの違い。前頁の写真を見てほしい。〈ポイントが前〉の泳ぎと〈ポイントが後ろ〉の泳ぎでは、腕の回転半径が違うことがわかる。ポイントを前に持ってくることで〝省エネ〟スイムができるのだ。

中央大水泳部の強さの秘密「ドライランド」でスイムが変わる！

Exercise 1

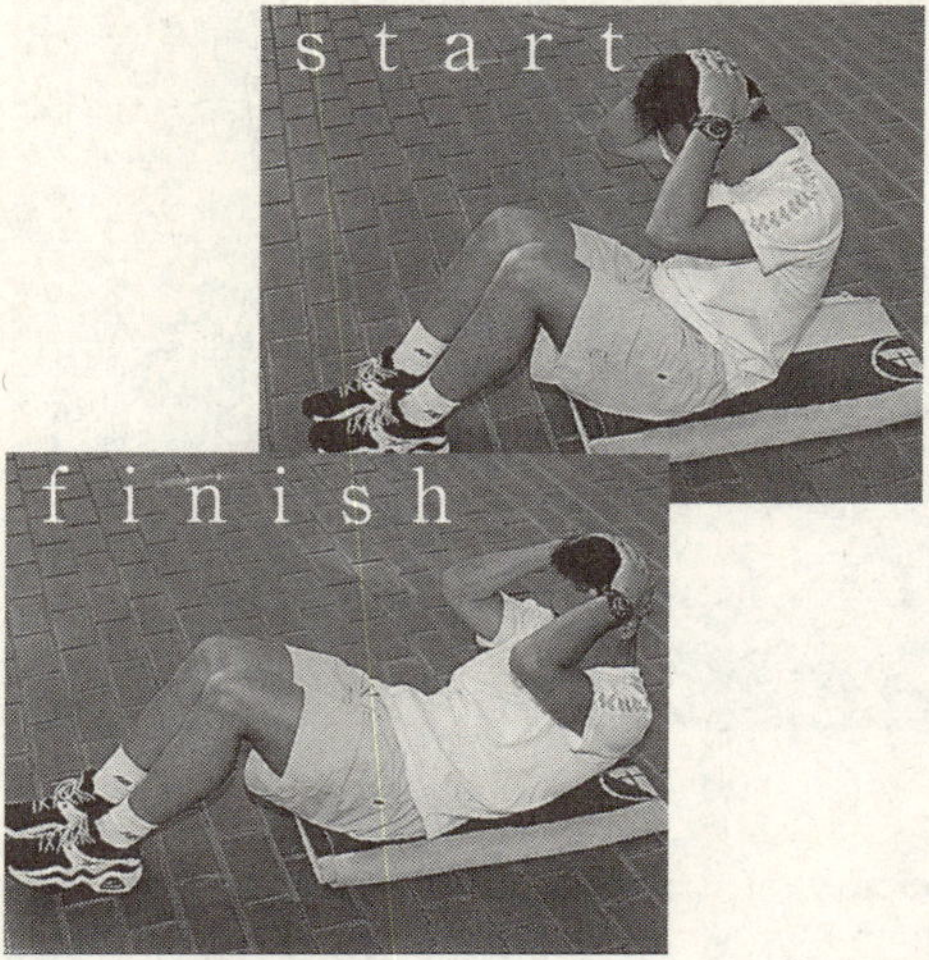

膝を曲げて座った状態から、足の裏を床につけたまま上体を倒していく。「視線はヘソを見るような感じで。背中を目いっぱい丸めるようにすると効果的です」。腹直筋に効果あり。

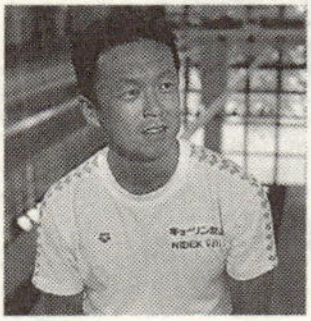

中島靖弘（なかじま・やすひろ）

1965年生まれ。日本体育大学卒。杏林製薬契約フィジカルトレーナー。現在は、中央大学水泳部のフィジカルコーチとしてドライランドトレーニングの指導にあたるほか、トライアスロン、バレーボール、サッカーなど、さまざまな競技のアスリートをサポートしている。

Exercise 2

あおむけに寝て、膝を横に倒した状態から、肩と骨盤(写真では左肩と右側の骨盤)を近づけるように上体を起こしていく。「身体の対角線方向のひねりを意識して」。左右とも行なう。

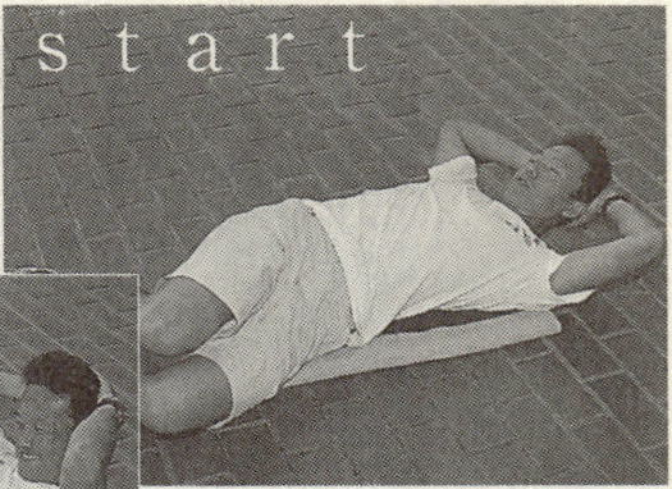

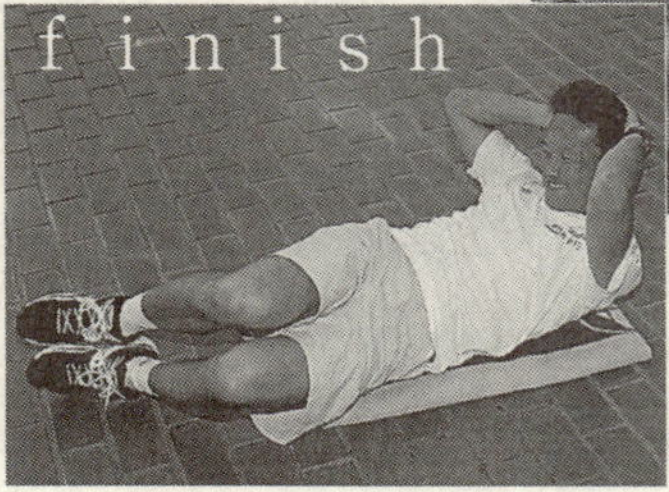

Exercise 3

横向きに寝て、脚を写真のように前後に開いた姿勢からスタート。今度は同じ側の肩と骨盤(写真では右肩と右側の骨盤)を近づけるように上体を起こしていく。左右とも行なう。

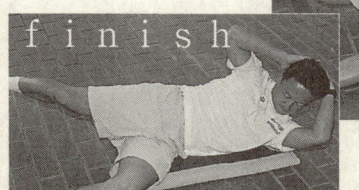

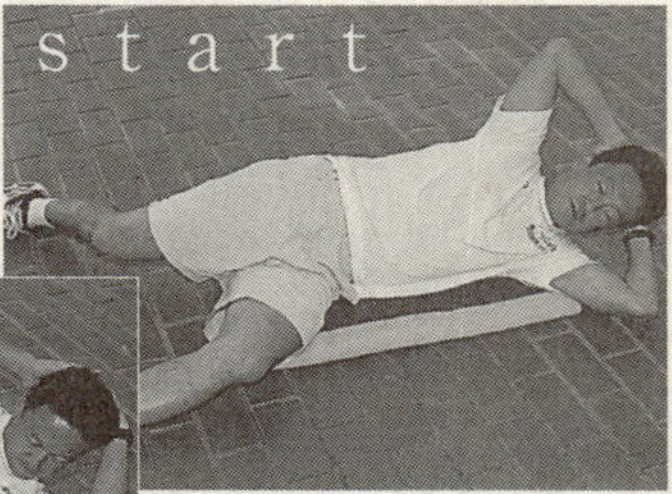

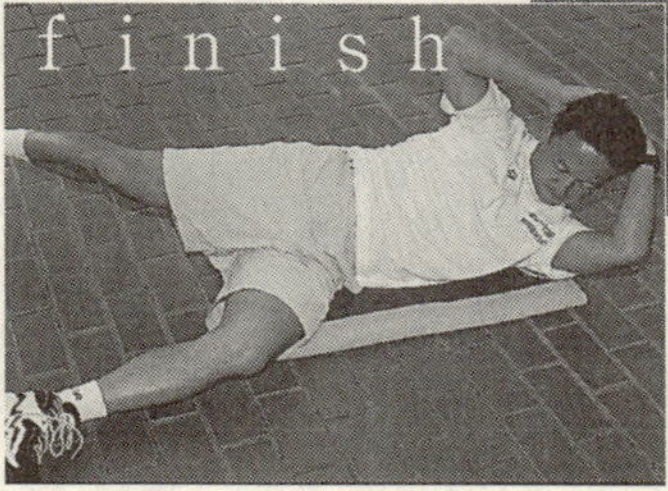

Exercise 4

上体をやや倒し、両脚を浮かせた姿勢から、膝を左右交互に倒していく。1～3の複合エクササイズだ。「クロールにおける身体のローリングをイメージしながら行なってください」。

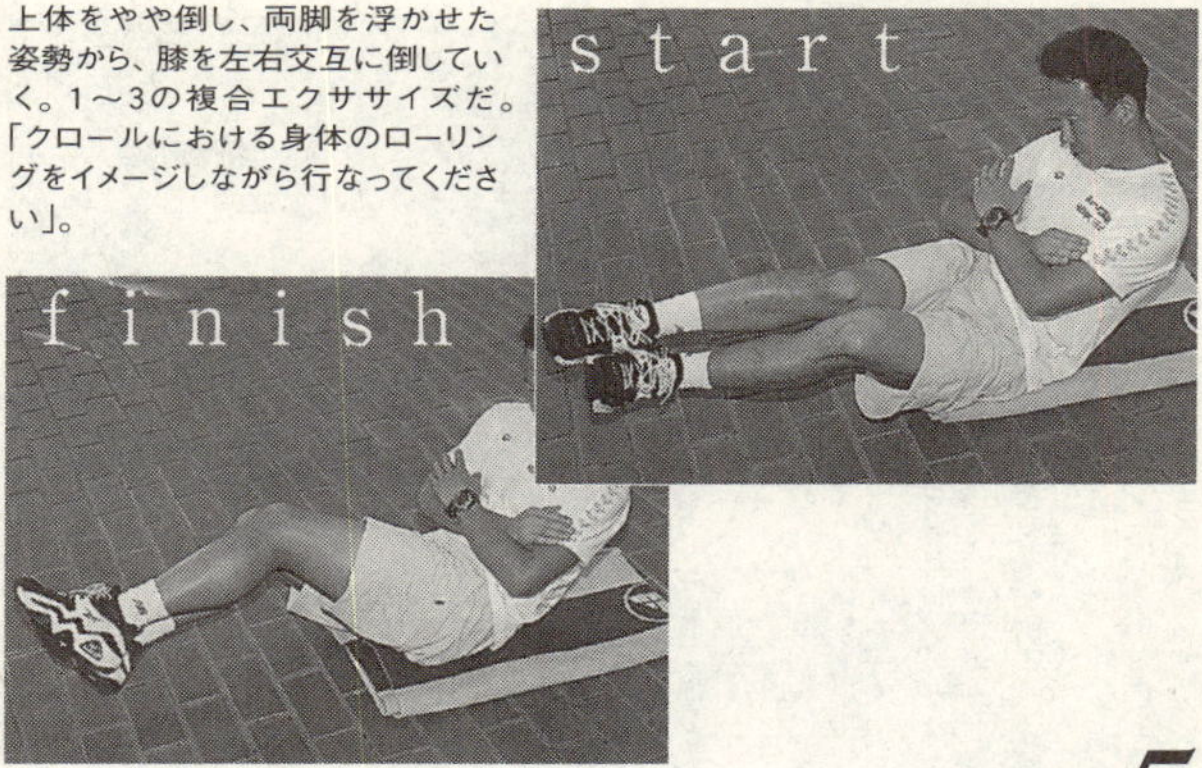

Exercise 5

四つんばいの状態で左肘と右膝をつけ、身体を丸める。この姿勢から左腕と右脚を目いっぱい伸ばす。対角線を意識して。「身体の安定性やバランスを高めるのに効果的です」。

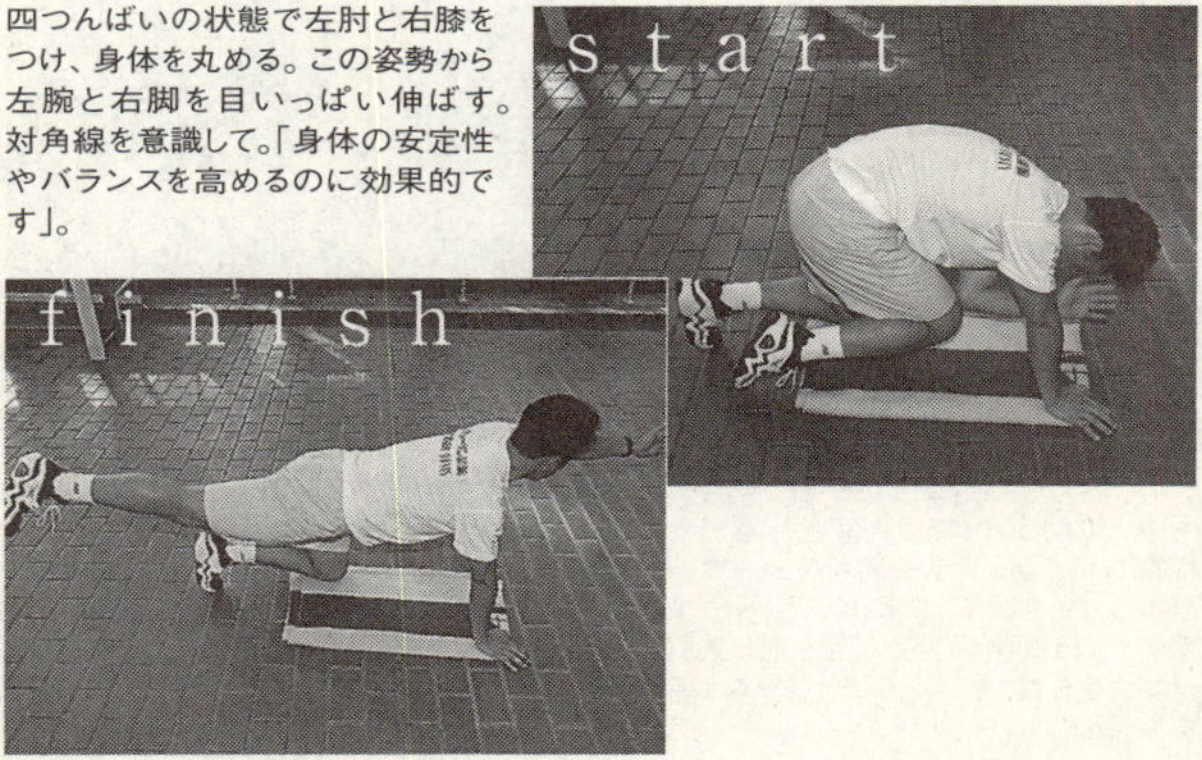

Exercise6

身体がX字を描くように、うつぶせに寝る。ここから対角線上の腕と脚(写真では左腕と右脚)を持ち上げる。「持ち上げていないほうの腕と脚は地面をしっかりと押さえてください」。

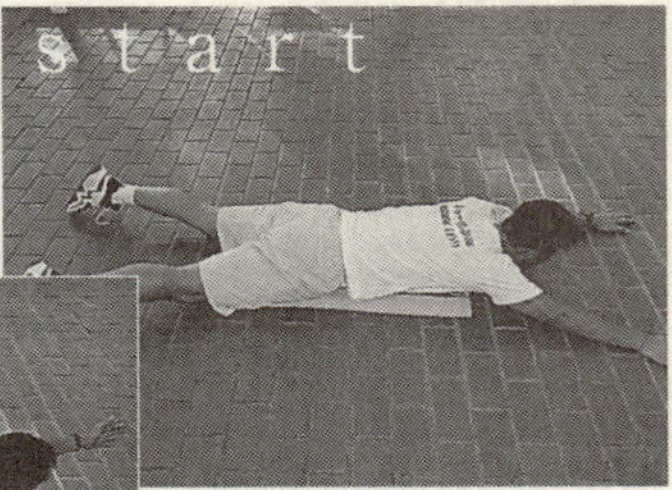

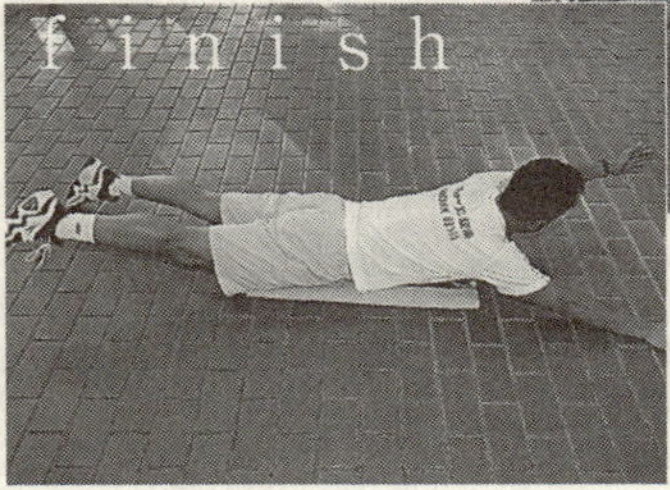

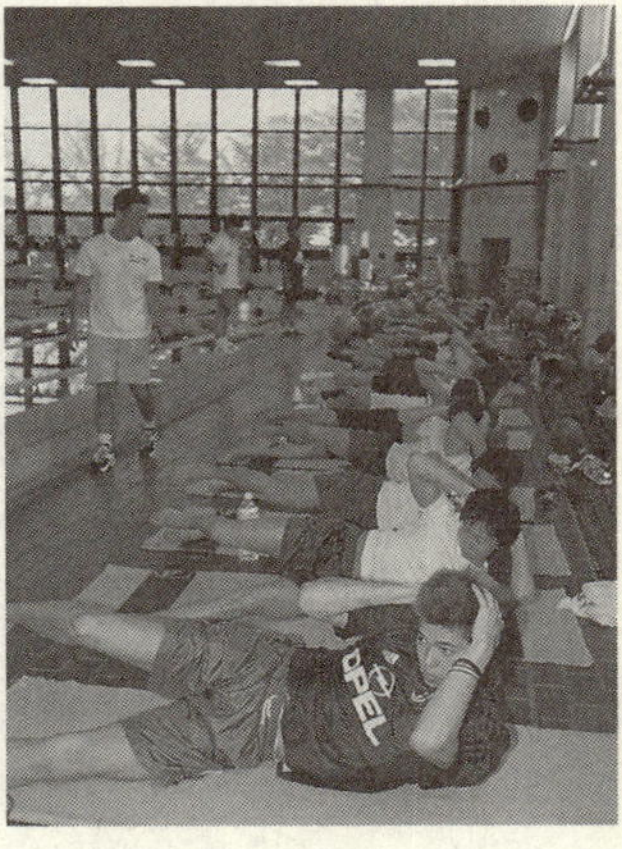

中央大の水泳部では、毎週月曜日と木曜日の2回、ドライランドトレーニングを行なっている。時間はストレッチを含めて1時間半。ゲーム性を取り入れたプログラムで、プールサイドからは選手たちの笑いが絶えない。

体脂肪を効率的に燃やす泳ぎとは？

「日本の水泳ナショナルチームでも、ここまでのトレーニング環境は持っていないでしょう」

田中雅美、中村真衣、源純夏らを育てた中央大学水泳部の高橋雄介ヘッドコーチは胸を張る。科学的な理論に基づくトレーニングメニューの作成、各分野のスペシャリストによるコーチングチームの編成。高橋が指導現場に持ち込んだコーチングスタイルは、シドニー五輪女子競泳で3人のメダリストを生み、その効果を実証した。その高橋コーチに、体脂肪を効率的に燃やす泳ぎとは？と聞くと、意外な言葉が返ってきた。

「きれいな水着を着て、ホテルのプールでゆったりと、優雅に泳ぐイメージ。これが体脂肪を燃やすための泳ぎです」

現在は日本のトップスイマーたちを指導する高橋だが、かつては一般の主婦たちを相手にインストラクターを務めた経験も持つ。その指導経験ゆえか、理論家・高橋の口から発せられる言葉は、実に感覚的だ。

「ホテルのプールで……というのは、ゆったり、ラクに泳いでくださいという意味です。つまり余分な個所に余分な力を入れないということ。たとえばストロークの場合なら、水をつかまえる瞬間、キックなら蹴り下ろすとき。ごくわずかな時間だけ力を入れてやれば、身体はスーッと前に進むはずです。余分なエネルギーを使わずに泳ぐ感覚、コツをつかめば、長時間泳ぎ続けることは、少しも難しいことじゃないんです」

水泳は感覚、フィーリングですから、と語る高橋は、初心者に指導する際に、「自転車」と「靴磨き」の例を挙げて、泳ぎのコツを伝えるのだという。

「自転車に乗るときを思い浮かべてください。うまく乗れない人は、倒れるのが怖いから、力いっぱい、速く漕ごうとする。するとバランスが崩れるから転んでしまう。うまく乗れる人は必要な個所に必要最低限の力を入れるだけだから、結果的にバランスがとれてスムーズに進めるんです。靴磨きでも同じ。目いっぱい力をこめて磨いたら、すぐに疲れてしまうはずです。職人さんの仕事を見ていると、必要なタイミングで最小限の力を使って、リズミカルに手を動かしていますよね。水泳で重要なのは、力にまかせて水を掻くことではなく、まさにこの〈リズムとタイミング〉なんです」

理想的な泳ぎの3つのポイント

リゾートホテルのプールで、のびやかに泳ぐイメージ……その理想のフォームを体得するための要点として、高橋は3つのポイントを伝授してくれた。

その第一は、「水に乗る感覚をつかむこと」。人間の身体には浮力が備わっている。その浮力を最大限に活かし、体重を前方にかけることで、身体は自然と前に進んでくれる。

第二は「水をキャッチする感覚をつかむこと」。水を押さえ込もうとするのではなく、水面から10~15センチの深さにあるキャッチポイントをつかまえることで、ムダな力を使うことなく推進力が得られる。

そして第三は、「ストロークにおいて力を入れるポイントを前に保つこと」。水を掻く位置をやや前方に保つことで、やはりエネルギーを節約し、長い距離を泳ぐことができる。

それぞれのポイントの詳細については、写真つきのエクササイズで紹介しているので、ぜひ実践してみてほしい。

眠っている筋肉を呼び覚ます

さらに、ゆっくり、長く泳ぐために必要な要素として、高橋コーチが強調するのが「体幹の使い方」だ。中央大学水泳部では、プールでのスイムトレーニング、陸上でのウエイトトレーニングとともに「ドライランド」と呼ばれるメニューを週2回行なっている。スイム、ウエイト、ドライランドがトレーニングメニューの三本柱を成しているのだ。

「ドライランドは、一見すると腹筋運動や背筋運動に見えますが、筋力アップが主目的ではありません。スイムの動作においてとくに重要な〈身体の軸〉をつくることを目的に行なっています。体幹には人間の身体の中でも大きな筋肉が集まっていますから、体幹の筋力を効果的に使うことで、少ないエネルギーで大きなパワーを発揮することができる。つまりドライランドは、ウエイトトレーニングで培った筋力を、スムーズにスイム動作につなげるための感覚を養うトレーニング、あるいは〈眠っている筋肉を呼び覚ますトレーニング〉と言えばいいでしょうか。一般スイマーのほうも、このトレーニングを取り入れることで、さらに泳ぎがレベルアップするはずです」

このドライランドを行なう際のポイントについて、中央大水泳部で実際に指導を担当している中島靖弘コーチにアドバイスしてもらった。

「回数にこだわる必要はありません。筋力アップよりは〈筋肉の使い方の感覚〉を養うことが主目的ですから、正しいフォームで行なうこと、目的の筋肉の緊張をしっかりと意識することが大切です」

ここで紹介した「3つのポイント+ドライランド」で、「体脂肪を効率的に燃やす泳ぎ」が身につくはず。目指すイメージは「ホテルのプールで泳ぐように、優雅に、ゆったりと」。これである。

インタビュー

河野匡　大塚製薬陸上競技部監督

マラソンの練習は、ただたくさん走ればいいってものじゃない！

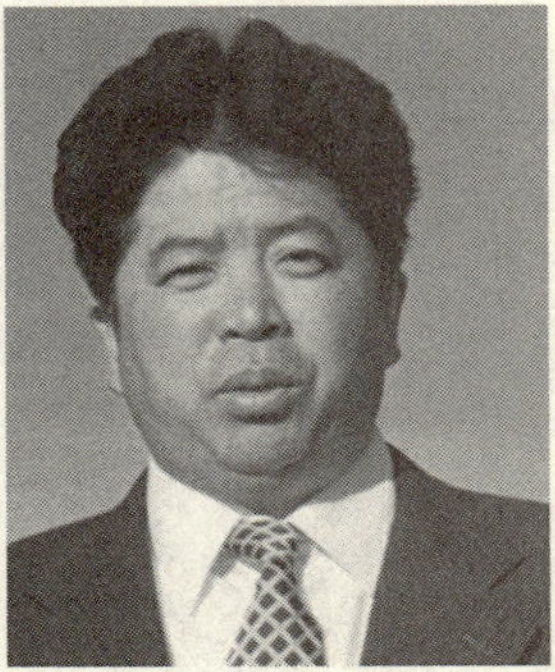

「マラソンの練習については本当に悩みましたね。とにかく旭化成に負けない練習量を、ダイエーに負けない練習量をと、すべての面で上回らないと勝てないんだという意識でやっていましたから。選手たちも練習練習で、一杯いっぱいになっていたんじゃないでしょうか。ショックだったのは、95年の福岡（国際マラソン）でした。犬伏が本当にいい練習をしていたのに、本番のレースでは棄権してしまったんです。それで日本人トップになってアトランタ五輪に出場したのが、同じ徳島県出身の佐川急便の大家正喜で、監督が同級生の金田剛だったんです。せっかく徳島県で実業団の陸上部をつくったのに、うちの選手じゃない徳島県出身者が五輪に選ばれて、なおかつ同

取材・構成／折山淑美　text by Toshimi Oriyama

級生の監督がそれをやったという二重のショックです。その頃が僕のいちばんの低迷期でしたね。選手たちの前で『マラソンがわからなくなった』と言ったのもその頃です。それからも、選手がマラソンのレースに出ても棄権が続いたり、ゴールしてもひどいタイムばかりでしたね」

大塚製薬陸上競技部監督の河野匡（40歳）はチームの〝マラソン低迷期〟を振り返って、そう語る。現在では、シドニーオリンピックに出場した犬伏孝行など、有力なマラソン選手を擁するようになったが、マラソンの練習方法が確立し、コンスタントに成績を上げられるまでは苦難の道のりだったという。

マラソン選手を育てたい

河野は89年に陸上競技部監督に就任したが、練習量を重視する指導によって、マラソンの不調は続いたものの、それ以外のレースでは成績が上がっていった。96年元旦の全日本実業団駅伝では、初出場だった前年の23位から一気に9位まで急浮上した。しかも、4位とは7秒差という好成績だった。しかし河野は、駅伝よりもマラソンで闘うことに興味があった。ほかのチームは外国人選手によって戦力を補っていたが、外国人選手を入れるつもりのない河野は、駅伝で頑張ってみても勝つのは難しいと考えたのだ。それよりも、2時間10分を切るマラソン選手を育てたいという気持ちのほうが、はるかに強かった。

「自分自身が五輪に行けなかったというのがあるから、指導する限りは五輪選手を育てたかったし、マラソンならいちばん世界と闘える、という実感がありました。ただ、自分がマラソンを経験してないから、知らないことがいいのか悪いのかと考えることはよくありましたね。とにかく駄目だった頃は余裕もなかったんでしょうね。結果だけを気にしていて、そのとき選手がどうして走れなかったのか、考えることも少なかった。ずっと取っていた選手のデータも見直していないんですね。そのくらい余裕がなかったんですよ」

現役時代の河野は、３０００ｍ障害が専門種目だった。筑波大学時代は、関東インカレ3連覇、全日本インカレ2連覇と華々しい成績を残している。4年生のときには日本選手権で優勝し、アジア大会も制している。この年はロス五輪の2年前。五輪の参加標準記録も突破する手応えを感じていたが、アジア大会から帰って来て箱根駅伝の試走をした後、アキレス腱を傷めてしまった。監督になってから当時治療してもらっていたトレーナーに再会したとき、「今だったらすぐにアキレス腱も治せるけど」と言われたが、当時はまだ治療技術も進んでいなくて、河野は結局それがひびいて五輪には出場できなかった。

83年に大学を卒業して雪印に入社。国内留学というかたちで筑波大に研究生として残り、84年には大学院に進み、コーチ学を専攻した。スポーツ科学や医学の専門家と現場の橋渡し的な役割をする人材を育成する分野だった。87年に大学院を修了して会社に戻ると、競技を続けながらでもいいからコーチになってほしいという依頼を受けた。高校時代からさまざまな長距離関係の本を読み、独学同然で練習方法を考えながら競技をやってきた河野は、選手育成への興味も大きかった。しかし、そのときはまだ26歳、88年のソウル五輪を充分狙える年齢ではあったが、現役生活に終止符を打ってその要請を受けた。そしてその1年後、国体を控えた地元の徳島県で、陸上部をつくる大塚製薬が監督を探しているという話が舞い込んできた。

「当時はまだ28歳で若かったから、ほかのベテランの人が選ばれるだろうと思っていました。担当の人と会ったときに、僕はこういうことをやりたいと、好きなだけ話したんです。そうしたら1、2カ月後にそれをうちでやらないか、という話になったんです。エッ、と思ったけど、そこから心が動きましたね。科学的なデータを裏付けにした指導をしたいと考えていたから、それをやらせてくれることに魅力を感じたんです」

そんな矢先、雪印で指導をしていた渋谷俊浩が、88年の福岡国際マラソンで優勝をした。それもあって雪印からは慰留されたが、渋谷に相談すると「やりたいほうに進めばいい」と言ってくれた。それで決心がつき、89年8月に大塚製薬に入社。90年から選手3人で陸上部を立ち上げたのだ。

データでは人は決められない

陸上部を立ち上げたときから会社は協力的で、さまざまな分析やデータ作りのためにコンピュータが必要といえば、当時は高価なものだったにもかかわらず、すぐに入れてくれた。自分のやりたかった、科学的な裏付けを持ったトレーニングを行なうことができた。食事も最初は近くの食堂でメニューを立ててもらっていたが、4年後には栄養士をスタッフに入れてくれた。血液検査も、創部時から条件を一定にするために、成人病の検査と同じように朝食を摂らないで午前9時頃に統一して行なっている。

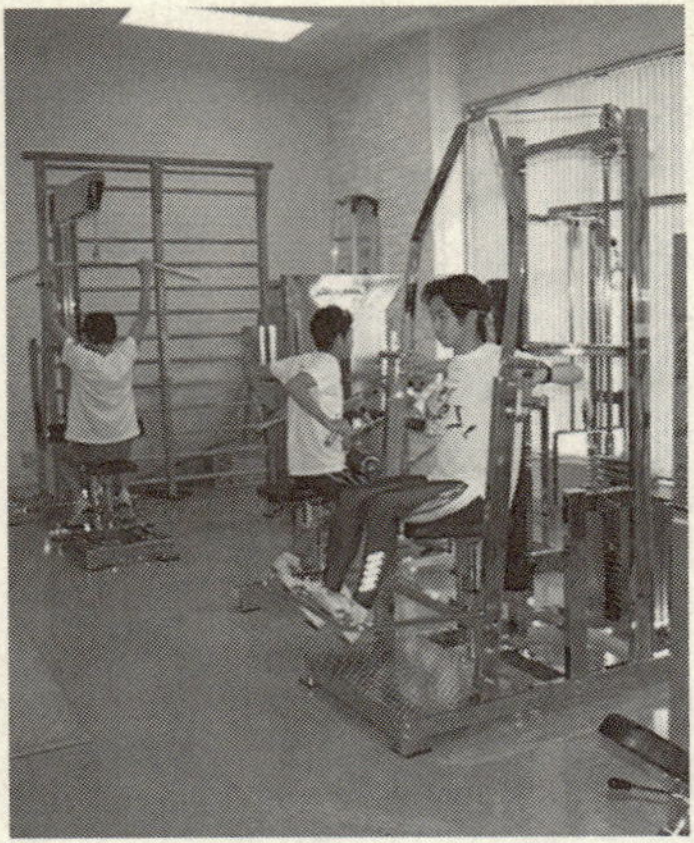

「最初の頃はどういうふうに数値が動くの

かわからなかったから、1カ月に2度検査していたときもありました。検査するデータは36項目ほどあるから、そのデータがあれば見かけ上の疲労だけでなく、肝臓障害があるかとか、貧血とか、風邪をひきそうかとか、わかるんです。でも項目が多い分、一度に採取する血液の量が多いし、選手がそれを見て気にするようになった時期があったんで、少し間をあけたりしています。また最近では、高地トレーニングに行く前と帰ってきてからは必ずやってますね」

また、血液検査をするときには必ず「POMS」という心理テストも行なっている。緊張感が高いか、悩み事があるか、苛立ちがあるか、疲労はどう感じているか、迷いがあるかなど、65の質問をポイント化するものだ。それをグラフにしたものを血液検査の結果と照らし合わせることで、客観的数値で表わされた身体の状態と、主観的な疲労や精神状態を比較することができる。

「今年の5月12日の大阪グランプリの翌日にやった岩佐（敏弘）のグラフは、緊張感がなくて悩みは普通。ちょっと苛立ちがあって、疲労も感じて、迷いはあんまりないという結果になってるんです。これはその前にアメリカに遠征して、1万mで27分台が出なかったから、気持的にはすごくノリが悪い状態の結果なんです。

いちばん面白かったのは、犬伏の検査結果ですね。99年のベルリンマラソンで日本最高記録を出すまでは、ほとんどやる気というものは見せなかったんですよ。その項目が上がることはほとんどなくて、おしなべてどの項目も差がない状態でした。でも、日本最高記録を出してからはやる気を見せて、自分で気持ちをコントロールできるようになったんですね。意外と外向的なところも出てきたのかなと思います。試合前の理想的な指標としては、緊張感も迷いも、苛立ちも疲労もなくて、やる気だけが高くなる状態なんです。なかには、いつもやる気がすごく高いという選手もいるけど、そういう選手は、人間的にこうあるべきだという思いこみがあるんですね。そういうのは今までのパターンでいくと、試合では緊張しちゃって駄目なんですよ。常にやる気を見せなくてはいけない、と自分をつくっているから。それはもう付き合っているうちにわかってきますね。そういう面で、常と違う状態になったときを早めに見極められるような道具として使ったり、本当に体調が悪いと確認したら、練習の方法を操作したりするのに使っています。ただ、血液検査の結果は選手にも見せているけど、ＰＯＭＳはほとんど選手には見せません。これを見せて『やる気がないじゃないか』と言ったところでしようがないですからね」

だが、それはあくまで参考資料にすぎない。科学的なものだけでは選手を判断しないという。科学的なデータを裏付けに指導するといっても、場合によってはそれが逆効果になると考えたからだった。河野が選手を指導するとき、いちばん気にかけるのはそこだという。

「データで人間を決めたくないし、科学で裁きたくないんです。人間が判断する科学というものだけで、大丈夫だ、大丈夫じゃないと言えるんだろうかと疑問に思うんですよ。ただ、これを道具に使わない手はないと思っていますね。だけど、これを前面に押し出してしまうと、必ず失敗するんですよ」

「動き」を意識するトレーニング

河野のコーチングの特徴は、選手のランニングの「動き」に注目することである。「動き」を重視するようになったのは大学時代からだという。

「僕は、大学時代にバイオメカニクスと栄養学に注目しました。同じエネルギーを持ってるなら、動きの効率がいいほうが速く走れる。そのためには、速く走れるようなフォームにしなくてはいけないとか、効率的な『動き』に興味がありました。それともうひとつ、入力するエネルギーをちゃんと考えないと、出力するエネルギーはいい

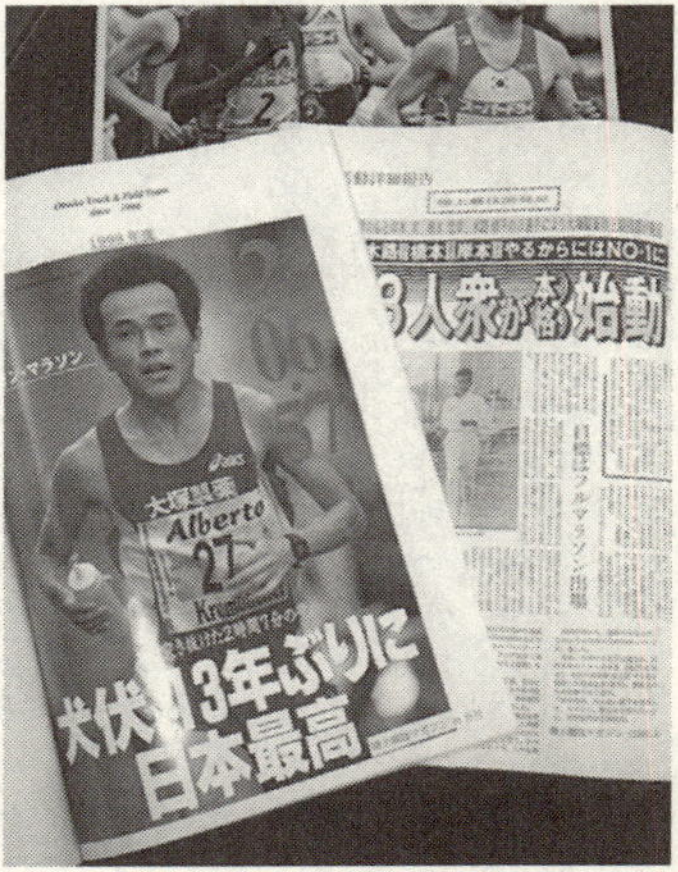

方向に向かわないだろうと、栄養学も大切な視野になると考えていたんです。当時は、長距離に関しては、最大酸素摂取量がどうこうというのが運動生理学のメインテーマでした。高地トレーニングはどうだとか、血液をどう変えるかといったことがかなり中心でした。大学の頃からそういう論文を読んだりしてたけど、どう考えても成績のいい人の結果報告にしか見えなかったんですよ。今はちょっと考えも変わってきましたけど。僕は3000m障害をやっていて、ハンディキャップを感じていましたから、バイオメカニクス的な考え方に惹かれたのかしれません。海外の選手と比較すると、元々持っているものに差を感じる。彼らと闘うには技術をもっと磨く必要があるし、エネルギーをきちんと供給することと思っていました。大学時代にカーボローディング（たとえば、炭水化物をたくさん摂れば、体内にエネルギー源となるグリコーゲンが増えるということなど）に出合ってから、『こうすればエネルギーの効率が変わるのか、面白い』と思ったりして、その2つにはまだ研究の余地があると思っていたんです」

河野が、なかでもランニングの「動き」を意識するようになったきっかけは、当時、土からオールウェザーのトラックに変わった時期であったからだ。高校時代は、ふだん土のグラウンドで練習し、試合のときだけオールウェザーを走った。しかし大学に入ると、練習のときもゴムのトラックになったが、一方これまでよりケガが多くなったことに気づいた。トラックの材質が変わったら、動き自体も変えていく必要性があるのではないか。当時は逆の考え方もあり、ケガが多いから軟らかいところで練習をしなくてはいけないという意見もあった。しかし、実際に試合の場所は軟らかいところではないのに、そんなところで練習をしていていいのかという疑問が浮かんだ。そのうちに100mの走り方も変わってきた。その頃河野は、3000m障害を本格的にやり始めていた。そのため、ハードルや短距離の技術練習も行なっていた。それで短距離選手の練習を見ているうちに、動きを意識するようになり、もっと効率よく速く動ける方法はないだろうかと考えるようになったのだ。

河野は、ランニングというのは、一歩の足の走りをどれだけ効率よく動かせるかであり、それは基本的には100mも長距離も同じだと考えていた。そして、走りの中心にあるのはあくまで骨盤であり、その骨盤と脚がバランスよく動くことがよい走りにつながると思っていた。その現役時代から考えていたことは、実業団の監督になり、95年に鳥取市でスポーツジム「ワールドウイング」を主宰する小山裕史が考案した「初動負荷理論」に出合い、あらためて間違っていなかったことを再確認する。

しかし、走りを科学的に分析すればすむというものではない。とくに選手の指導においては、データよりも自分の目で彼らの走りの欠点をつかみ、指導することのほうが大事だという。

「マラソンが、レースで2万5000歩くらい踏むんだったら、1歩を変えれば2万5000倍の効果があるという単純な発想から始まったんです。でも今はビデオなどを撮って解析をするようなことはないですね。短距離や跳躍であれば何回もできるし、疲労度よりも効率を求められるけど、マラソンなどの長い距離の場合は、そこに精神的な疲労のほうが反映する場合が多いんです。大学院の修論でそれをやったけど、いくらフォームを動作分析して速さを比べたところで、たいした貢献度はないということに行き着いたんです。そんなことをやってる暇があるんだったら、次の練習方法を考えたほうがいいですよね。実際に解析をしてみても、僕がここの速度が遅いとか、ここの筋肉が足りないと感覚的に思ったこととの間にはそう大きなズレはなかった。それだったら自分の目を信じてやっても大丈夫だろうと思ったんです。実際に選手に教える場合は言葉では難しいところもあるから、本人がどうとらえたかと反応を見ながら言う必要はありますね。自分の思っていたこととあまりにも違う方向に選手がいくようだったり、力が伸びなかったりしたら、一回考え直さなくてはいけませんけど。昔から職人がものを見て、『こうだよ』と言ったことはあまり間違っていませんよね。そこまでいくと感性になるんでしょうが、動作を見ることに関しては、誰よりも勝ってるかな、と思っていますが」

40㎞走は時間に関係なく走ればいい

マラソン練習法に悩み続けていた河野に転機が訪れる。それが、98年3月のびわ湖毎日マラソンだった。大塚製薬は、このレースに橋本忠幸と板垣英樹の2人を出した。なかでも橋本は、92年に2時間14分34秒で走っていたが、この3年ほどは2時間10分から11分台の記録が出てもおかしくない練習をしていながらも、棄権したり20分台の成績に終わっていた。そこで、板垣は従来の練習をさせ、橋本だけは練習方法を変えてみた。本人が距離に対しての不安はないと言うので、互いにそれほど追い込まない余裕を持たせたメニューを組んだ。結果は板垣が2時間15分43秒で、橋本が2時間15分56秒だった。その結果は、河野にとって低迷を打開する糸口になった。

「一生懸命練習をして2時間14分34秒だった選手が、あんまり練習をやらないでも2時間15分台で走れる。そこで、マラソンって何だ、こんな練習でも大丈夫なのか。何かそこに活路があるんじゃないかと思い始めたんです。そのすぐ後に延岡であった陸連合宿で、犬伏はボストンマラソンを予定していたんで、ほぼ同じ時期にあるロッテルダムに出る予定だった旭化成の佐藤信之、佐保希と一緒に練習したんです。40㎞と2000m10本、40㎞という練習だったけど、間を3日あけたんですよ。僕はそんな練習というのはこれまでやったことがなかったから、『へー、3日もあけるんだ』と思って……。しかも設定タイムは、いつもやっているものより遅かった。でも、犬伏に聞いたら、練習も集中できて間の日もけっこう練習ができたと言うんです。そのときにNTT西日本の監督の矢野哲が『40㎞は2時間20分でもいいんじゃない』と言ってくれたんです。どうせマラソンの試合の走りは試合でしかできないんじゃないですからと。それを聞いて『あっ、そうだよな』と思ったんですよ。僕はトラックの選手だから、試合の前に本番に近いことを何度かやってたんです。結局それをやって試合に臨むというのが、当たり前の感覚になっていたんですね。僕にとって、あのときの練習の体験と矢野の言葉は大きかったですね」

40㎞走というのは、時間に関係なくただ走ればいい。本番に近い動きは、短い練習の時間でも充分かまわない。そう考えるようになってから、マラソンというものが、いかに1㎞3分のペースを長く続けるかというゲームだと思うようになった。

犬伏にシドニー五輪を狙わせるため、まずは99年9月のベルリンで、2時間10分突破を目標

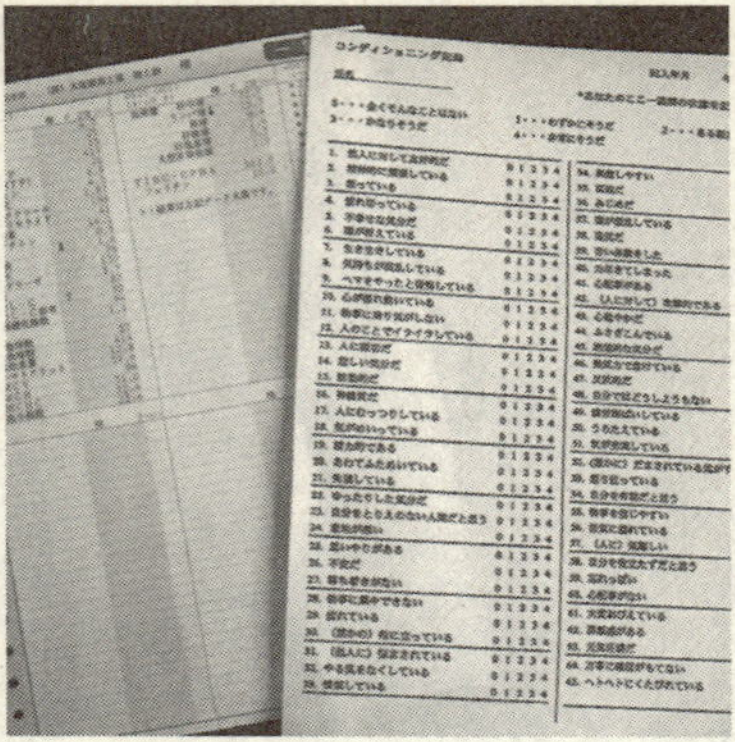

にした。だがそこでは、予想以上のタイムである2時間06分57秒。そこで結果が出なかったら最後の手段として、高地トレーニングをさせて2月の東京に臨むというプランを立てていたが、日本最高記録が出たためそれを変更。冒険をする時期ではないと考え、前回と同じ国内合宿をして、見事に代表の座を獲得した。しかし、犬伏はシドニー五輪途中棄権と屈辱的な結果に終わる。

「五輪で勝負するためには高地合宿をすればよかったかもしれないけど、いまだにどうすればよかったのかどうかはわかりません。トラックレースに関しては、雪印時代から高地合宿をやっていたからノウハウはわかっていたんです。でも、マラソンとなるとわからなかったですね。日本の男子選手はまだやったことがなかったし、旭化成が高地に行かないで結果を出している、というのが頭にありましたから。93年のボルダーに行ったとき、まだ充分に練習できる土壌にないうちの選手を、その手法だけに走らせたらベースがなくなるな、と思ったんです。でも、アテネを睨んだらこれからは、マラソンのための高地トレーニングに取り組むしかないな、と考えてやっているんです。女子は完成の域までいっているけど、男子の場合はまた違いますからね。まずは5月のロンドンの前にボルダーに行ったけど、犬伏のほかにも何人か連れていって、それぞれ違う練習をやらせてレースに出し、帰国後の血液検査結果を見たりして、どうなるか試してるんですよ。犬伏は5月中旬から1カ月ほど行っているんです。その後ハーフマラソンを走るけど、それも10月にシカゴを走るための研究材料にするためですね。犬伏もそうでしょうけど、僕としてもシドニーで受けた屈辱を、どこかで清算しなくてはいけないですから」

男子マラソンの復活を賭け、アテネ五輪に向けた河野たちの再チャレンジを期待したい。（敬称略）

アスリートのための「賢いサプリメントの摂り方」

ビタミン、ミネラル、プロテイン、アミノ酸、BCAA……。最適なサプリメントを有効的に使って、パワーアップする。

アスリートが最高の成果を上げるためには、技術の習得だけでなく、ウエイトトレーニング、栄養、休養、メンタルトレーニングといった、複数の要素が効率よく噛み合う必要がある。ところが日本のスポーツ界では、ウエイトやメンタルトレーニングの必要性がやっと認められるようになったとはいうものの、依然としてスキル重視の傾向が強い。

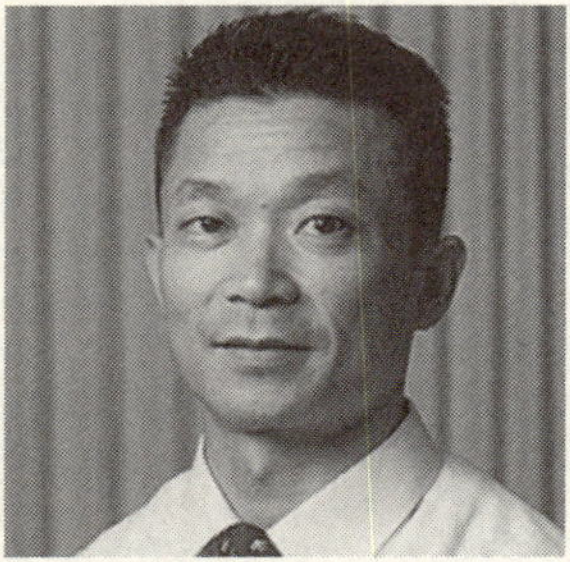

ボディビルダーの全国チャンピオンでもある大河原久典さん

取材・文／増田晶文　写真／平山法行　撮影協力／健康体力研究所

日本を代表するサプリメント会社・健康体力研究所の役員で、フィットネスアドバイザーも務める大河原久典さんは苦笑する。

「高校生や大学生アスリートを対象にセミナーを開く際、1日にどれくらいのカロリーと三大栄養素を摂取しているのかを質問するのですが、まともな回答が得られたことは一度もありません」

日々技術の習得に励み、筋力や精神面を高めようと躍起になっている彼らですら、栄養に関しては、親や合宿所の賄い係任せであったり、質より量を追求するパターンが圧倒的だ。残念なことに、日本のアスリートたちの栄養に関する姿勢は、試合前日の食卓に「テキにカツ」という語呂合わせ感覚で、ビーフステーキやトンカツを並べた頃からあまり進歩していない。再び大河原さんは言う。

「大リーガーのランディ・ジョンソンは個人で栄養士を雇っています。日本のプロ野球でも個人でトレーナーを雇う人が少数だけど出てきましたが、栄養士というのは聞いたことがありません」

その一方でサプリメントは急速に市場を広めている。コンビニの店頭にビタミン、ミネラルなどのサプリメントが並ぶ状況は、20年前には想像すらできなかった。女性誌や健康雑誌では毎号のように〝健康〟〝美肌〟〝ダイエット〟などをキーワードに、サプリメントが誌面を飾っている。

だが、いったい、どれだけの人が適切なタイミングと用法で、これらを活用しているのだろうか？　サプリメントはお守りではないし、ファッションでもない。ただ闇雲に利用しても、効果は得られない。身体にいいというイメージだけが先行して、用途や用法、用量など、肝心の情報が伝わっていないのが現状ではないだろうか。

サプリメントのなかには、きわめて薬物に近い働きをするものもあるが、基本的には健康補助や特定機能をもった〝食品〟だと心得ておきたい。日々の食事で充足できない栄養を、補完させるために利用する。栄養は食事から摂取することが理想で、もっとも望ましいのは、栄養バランスを考えて生鮮品をそろえ、調理されたものをすぐに食べることだ。だが現実問題として、その実行は多くの困難を伴う。三度の食事を基本にして、栄養の足りない分をサプリメントで補えば効率がよい。ランディ・ジョンソンの栄養スタッフも、「遠征先では満足な食材をそろえるのが難しい。そういうときには積極的にサプリメントを活用する」と明言しているそうだ。

身体の潤滑油——ビタミン&ミネラル

ビタミンとミネラル類は〝身体の潤滑油〟であり、サプリメントの基本というべき存在となっている。

昨今は外食だけでなく、家庭内でも精製された食品やインスタント食品を食べる機会が激増し、逆に、新鮮な果実や生野菜を必要量だけ摂れないことが多く、ビタミンやミネラルの摂取が充分でない。アスリートの場合は一般人に比べて、ビタミンやミネラルを激しく消費している点にも留意しなければいけない。ビタミンやミネラルは、特定のビタミンの欠乏症でもないかぎり、まんべんなく摂取するのが望ましい。ビタミンやミネラルには個別の効用があるものの、それぞれが有機的、総合的に補助、作用しあって人体の営みを円滑化するからだ。大河原さんも、「深刻な病気でないものの、パフォーマンスが低下気味だったり、寝起きが悪い、何となく疲れるといった不定愁訴的な症状で悩んでいるアスリートには、マルチ（総合）ビタミン・ミネラル剤をお勧めします」と、アドバイスする。

ただ気をつけたいのは過剰摂取だ。とくに問題となるのは脂溶性のビタミンAで、短時間に多量に摂取すると、イライラ、脱毛、頭痛、嘔吐、肝臓と脾臓肥大、貧血などを起こす。女性の場合、妊娠初期に1日2万5000IUのAを摂ると、流産あるいは胎児への催奇性が危惧される。

そのほかではビタミンDに胎児への催奇性、循環器系と肝臓の機能障害、ビタミンB_6は運動神経失調、発疹、ナイアシンによる頭痛や悪心、ほてり、肝臓障害、ビタミンCも下痢や三環系の抗鬱剤の吸収を妨害することが確認されている。

ミネラル類には重金属類も多く、身体に蓄積されやすいのでビタミン以上に過剰摂取を慎みたい。なかでも鉄は嘔吐や下痢などの中毒を起こすだけでなく、幼児が成人用の鉄サプリメントを飲んだだけでショック死した事例がある。日本人に不足気味というカルシウムは腎臓結石を起こし、亜鉛、鉄の吸収を妨げてしまう。カリウムは体内のミネラルバランスを崩すし、心臓や腎臓に副作用を及ぼす。

摂取量の目安としては、厚生労働省がビタミンA、D、E、B_1、B_2、ナイアシン、ビタミンB_6、葉酸、B_{12}、C、ビオチン、パントテン酸の12種類のビタミンとカルシウム、鉄に関して「基本的考え方に基づく栄養素の上限値、下限値」を発表しているので参

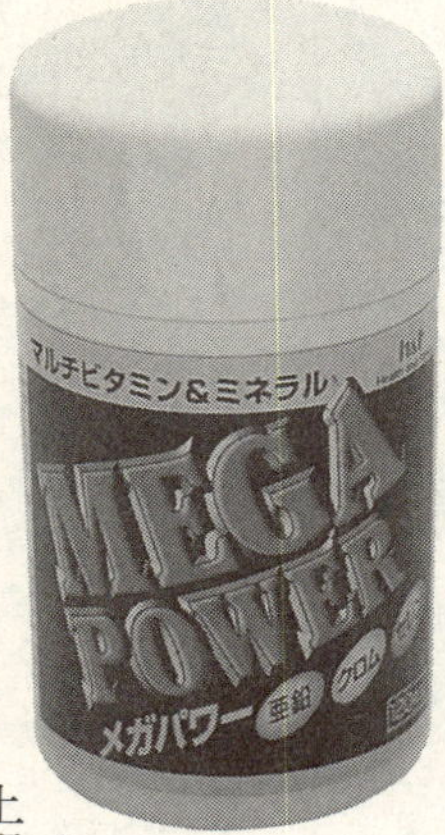

サプリメントの基本、
マルチビタミン&ミネラル

考にしたい。

「海外製のマルチビタミン剤には、基準値を大きく超えた内容量のものが多いですが、国産品の場合はパッケージに記載されている用法の目安通りにして摂れば、過剰摂取の心配はまずありません」（大河原さん）

▼▼▼ホエイ・プロテインが人気

筋肉を鍛え筋力アップを図るときは、サプリメントを賢く使ってタンパク質、アミノ酸など筋肉作りの材料を効率よく供給しなければいけない。

1日で必要なタンパク質は、脂肪除去体重1キロあたりで2グラムとされている（ウェイトリフターや格闘技、ボディビルダーなど、さらに激しく筋肉を使う競技の選手は3～4グラムともいわれる）。

脂肪除去体重60キロのアスリートが牛肉で所要量を満たそうとしたら、サーロインステーキを1キロ近く、鯛だと200グラムほどのを9匹、鶏卵なら27個も食べる計算となる。たとえこの量を克服したとしても、タンパク質以外の栄養素を過剰に摂り込んでしまう。ちなみに同量のサーロインには約165グラム、鶏卵には約150グラムもの脂肪が含まれている。

その点サプリメントなら、上質のプロテインパウダーの場合だと20グラム中、16グラムのタンパク質が含まれている。そのくせ脂肪分は1グラムほどしかない。

「現在、筋肉作りのサプリメントとして圧倒的な支持を集めているのはホエイ・プロテインです。ホエイとはヨーグルトの上澄み液と同じく牛乳から抽出した乳清といわれるタンパク質で、吸収が速く、身体の組織内に入るタンパク質の割合もすぐれています」（大河原さん）

ホエイ・プロテインは必須アミノ酸の含有率が高く、抗酸化物質レベルをアップし、免疫システムをサポートする効能も見逃せない。牛乳で下痢を起こす原因となるラクトースの含有量が低いので、乳糖不耐性の人にとっても最適なタンパク質供給源といえよう。

より高度に筋肉作りを目指すのなら、タンパク質の構成要素であるアミノ酸サプリメントに注目しよう。

必須アミノ酸含有率が高く吸収の速い
ホエイ・プロテイン

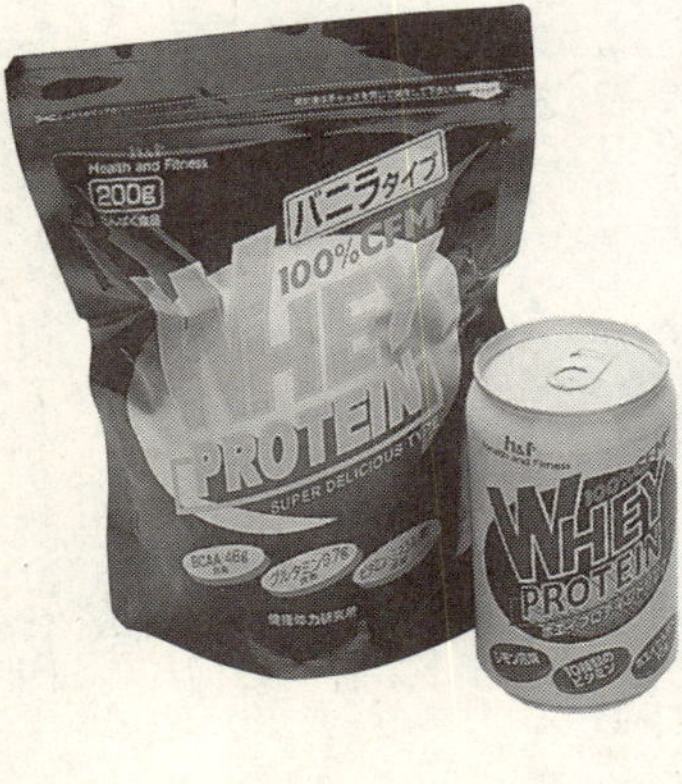

タンパク質は約20種類のアミノ酸からできていて、なかでも必須アミノ酸は体内で合成できない、あるいは合成が困難なため、食物やサプリメントという形で摂取しなければいけない。ちなみに必須アミノ酸とはイソロイシン、ロイシン、バリン、リジン、メチオニン、フェニルアラニン、スレオニン、トリプトファン、ヒスチジンの9種類を指す。

そのなかでもBCAA（分岐鎖アミノ酸）と呼ばれるイソロイシン、ロイシン、バリンは、筋肉中のタンパク質の3割以上を占めている、重要な物質だ。激しいトレーニングを行なうとき、グリコーゲンが多量に消耗されるだけでなく、筋肉を構成するグルタミンやアラニンなどのアミノ酸も分解されてカロリー源となってしまうが、BCAAはそれを防止してくれる。また、膵臓でのインシュリン分泌を促進してタンパク質合成を高めたり、成長ホルモンの分泌を促す作用も注目に値しよう。

BCAAの卓越した働きとして、疲労を伝達する物質、セロトニンの脳内への侵入を防ぐ効果も特記しておきたい。筋肉作りというと瞬発系競技の専売特許のような印象があるが、BCAAを

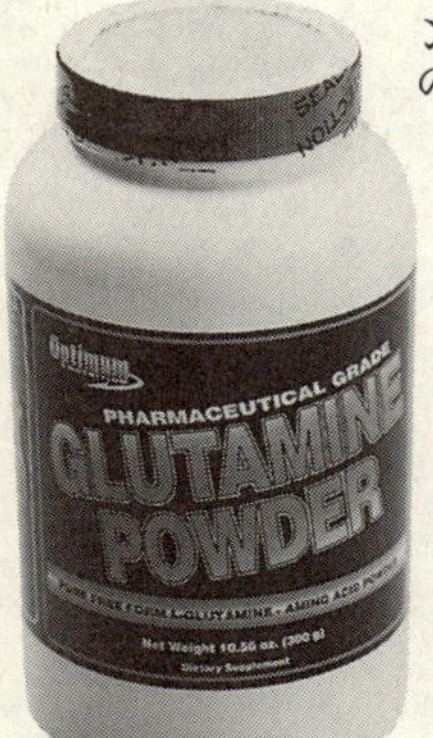

トレーニングにより多量に失われるグルタミンは補充が大切

はじめとするタンパク質／アミノ酸系のサプリメントは持続系種目のアスリートにも試してほしい。

グルタミン（L―グルタミン）は、近年になって注目されているアミノ酸だ。グルタミンは身体中に最も多く存在するアミノ酸であり、必須アミノ酸でもないために、従来はそれほど重視されていなかった。だが、その働きが筋肉の育成と大きく関わっていること、トレーニング後の激しいストレス下では体内の合成が追いつかないことが判明してから、アメリカで大ブームを巻き起こした。

グルタミンの主な効用は、タンパク質合成を助け、タンパク質分解を抑えることに始まって、肝臓、腎臓、膵臓など、諸器官の働きを正常に保つほか、成長ホルモンの分泌を促すなどプラス作用は数多い。グルタミンはトレーニングによって多量に失われるので、サプリメントによる補充が大切だ。

大河原さんはプロテイン、アミノ酸に次いでクレアチンも見逃せないと言う。

「クレアチンは現在を代表する人気サプリメントです。クレアチンが大きく注目されたのは、アトランタ五輪で多くのメダリストたちがその効果を絶賛してからでした。クレアチンは一部が体内で合成され、残りを牛肉や魚肉から摂取することで細胞内に蓄えられていますが、その所要量を食物からだけで補給するのは難しいといわれています」

クレアチンは、筋力を発揮するのに必要なATP（アデノシン三燐酸）をADP（アデノシン二燐酸）から再合成するさいの原材料だ。パフォーマンスレベルの向上に不可欠な物質といってもいい。クレアチンを摂取することで最大筋力がアップするだけでなく、疲労物質の乳酸の緩衝材として働いたり、回復力を高めてくれる。またATPの再合成を促すためにトレーニング強度が上がり、限界までの時間を延ばす作用も報告されている。

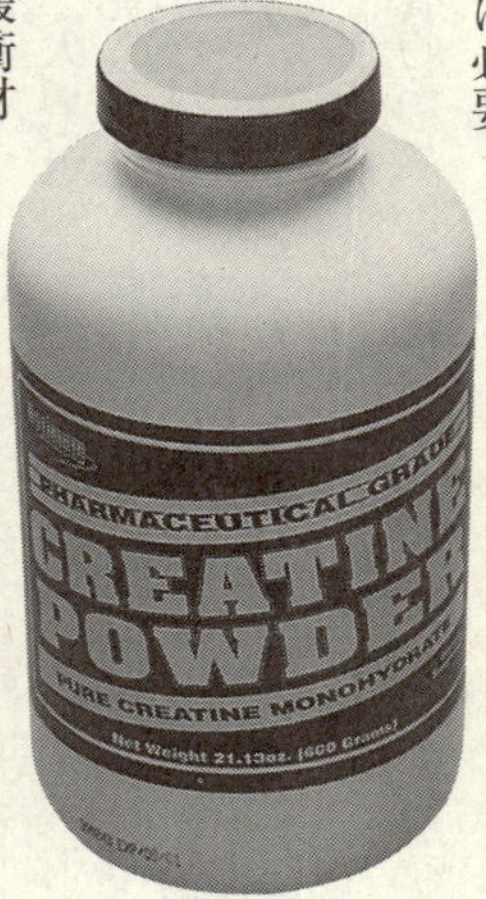

アトランタ五輪でメダリストたちが絶賛した注目株のクレアチン

▼▼▼ プロホルモン・サプリメント

ヨヒンベ、ガンマオリザノール、クロム、ボロン……、これらはすべて〝ナチュラル・アナボリック効果〟を謳ったサプリメントだ。ナチュラル・アナボリック効果とは、アナボリック・ステロイドや成長ホルモンのようなホルモン類と同様の筋肉増強作用を示す。その多くは天然由来の成分で、ドーピング検査でも失格しないというのも共通のセールスポイントだ。だが、サプリメントアドバイザーで、アメリカのサプリメント事情に詳しい松岡治さんは指摘する。

「どれも効果はないと断言できないものの、アナボリック・ステロイドや成長ホルモンに比べれば、子どもだましのようなものばかりです。逆をいえば、一般的なサプリメントに常軌を逸したような筋肉増強作用は期待できないということですね」

そんな背景もあって、アメリカではここ数年、筋肉増強目的のプロホルモン・サプリメントと呼ばれる商品が現われている。

「ただし、どの商品もIOCのドーピング検査に抵触するし、肝臓障害や女性乳房化、動脈硬化などの副作用を覚悟しなければいけません。アメリカでも使用者は、ボディビルダーや格闘技選手など、一部の層に限られていることを明言しておきます」と、松岡さんは語る。プロホルモンとして古参に属するのはDHEA（エピアンドロステンディオン）だ。ニューズウイーク誌で、〝若返りのホルモン〟として大々的に取り上げられ話題となったから、記憶にある読者もいるかもしれない。

DHEAは男性ホルモン系のサプリメントで、アナボリック・ステロイドと同類になる。中年以降の男性が服用すれば、減退する一方の性ホルモンを補うわけだから、いろいろな意味で「若返る」作用は確かにあるだろう。だが、それ以上に男性ホルモンは筋肉育成に欠かせない。アスリートたちがDHEAを求めたのも、その効果を期待してのことだ。

DHEAはFDA（アメリカ食品医薬品局）がサプリメントと認定したものの、医薬品にカテゴリーを変更、その後は発禁処分を下して再び発売許可——と迷走を続けるサプリメントでもある。

プロホルモンのなかでもとりわけ有名なのは、DHEAの後に登場し、大リーガーのマグワイヤが使用したアンドロステンディオン

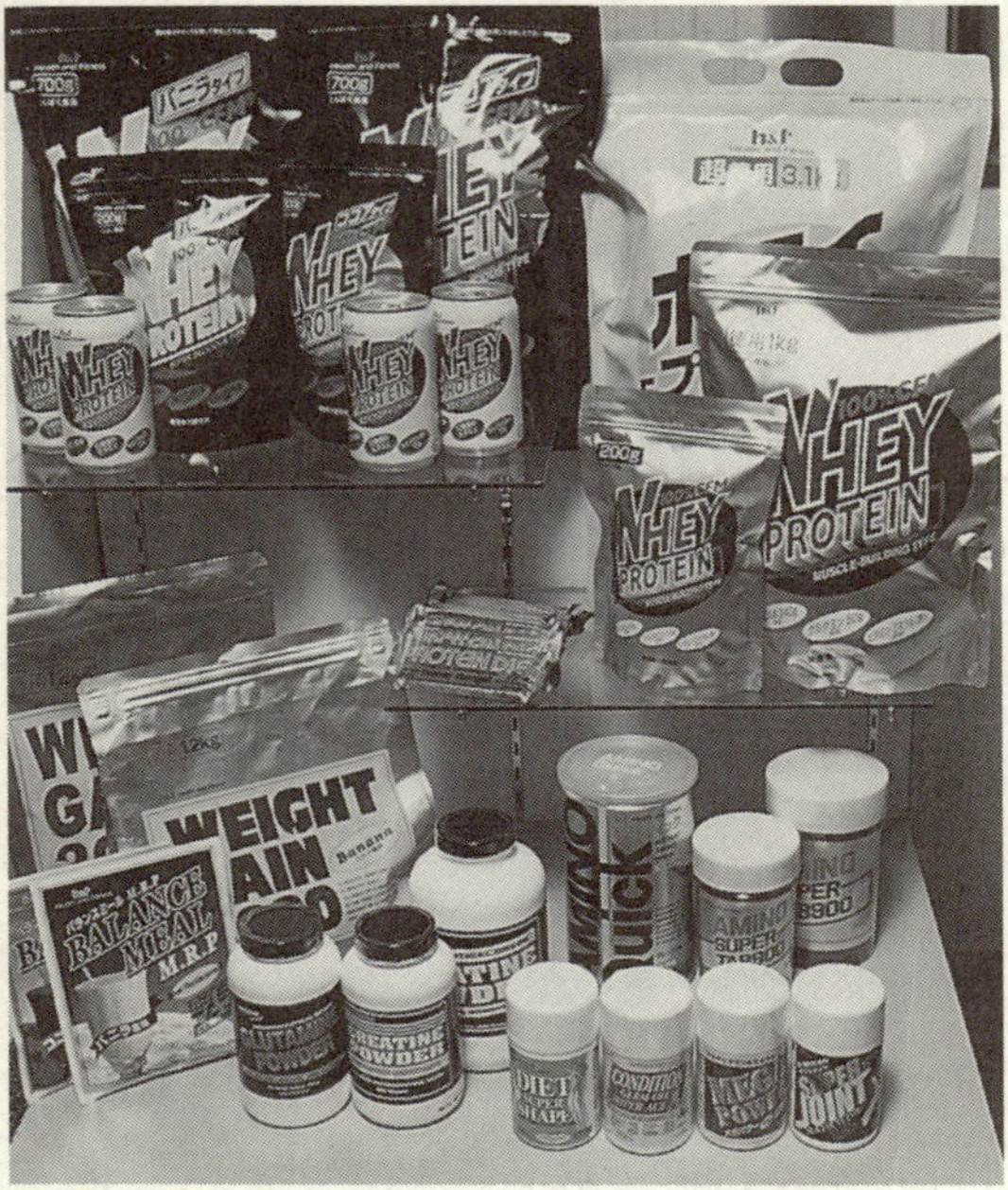

だ。このサプリメントも、当初はヨーロッパ赤松の根から抽出した天然成分が主体ということで、ＦＤＡが認可していた。これも効果はアナボリック・ステロイドと同じだ。

松岡さんによると、「アンドロステンディオンが爆発的に売れたため、アンドロステンジオール、ノルアンドロステンジオンなど同様の作用を持つプロホルモンが続々と登場し、なし崩し的にサプリメントとして認可されてきました」というのが現状のようだ。

現在プロホルモン・サプリメントは、組成や内容よりも、いかに効率よく作用させるかという点に集約されている。経口（錠剤やカプセル）で摂取したプロホルモンは消化器官や肝臓を経由するため、その大半が分解されてしまう（だからこそプロホルモンは諸器官に多大な負担とダメージを与える）。経口剤に代わって人気の液体やクリーム状のプロホルモンは、粘膜から身体に入り、内臓を経過せず長時間作用する。鼻から吸引、直接肌に塗る、口腔内に貼る、果ては肛門から……、筋肉増強への欲求はとどまるところを知らない。

▼▼▼ エフェドラ・ダイエット

ダイエット・サプリメントは、スタイルを気にする若い女性や、肥満からくる生活習慣病に怯える中年の間で人気を呼んでいる。体重制競技の選手にとっても、減量は大きなテーマだ。

ダイエット・サプリメントの方向性には大きく2種類ある。ひとつは新陳代謝を無理やり上げるもの、もうひとつは摂取した脂肪や糖分を吸収させないものだ。

前者の代表格はエフェドリンで、脳内のアドレナリン受容体に刺激を与えて代謝を大きくアップさせる。エフェドリンを主体としたダイエット・サプリメントの〝エフェドラ・ダイエット〟は全米を席巻する大ブームを呼んだ。エフェドリンは精製すると覚醒剤になる物質だけに、気分の高揚、エネルギー増強、筋肉増強などの効用があることが密かなファンをもつくったようだ。

ところがエフェドラ・ダイエットでは、アメリカで1996年以来心臓発作や脳卒中の死亡事故が相次いだほか、甲状腺疾患、糖尿病、悪性貧血、消化性潰瘍といった副作用が報告されている。さすがの人気サプリメントもここにきて、急速に売り上げが下火になってきた。だが、エフェドリンは依然として、ハーブの麻黄、その中国名を英語読みしたマハ・ン（グ）の名で現在も市場に出回っている。いずれにしてもドーピング検査では、興奮剤として陽性反応を示す危険性が高い。

エフェドリンと同じくアドレナリン受容体に働きかける物質としては、エフェドリンより副作用の少ないとされるノルエフェドリン、柑橘類に含まれるシネフリン、ハーブのヨヒンベなどが有名だ。

甲状腺ホルモンの一種のT_2（ジヨードサイロニン）は、細胞内のミトコンドリアに作用して酸素供給量を上げ、結果として代謝を高める。同種のホルモンT_3（トリヨードサイロニン）は、サプリメントではなく処方箋が必要な薬物だ。しかし、これらはプロホルモンと同じく、元来体内で生成されるべき物質を外部から摂取する。当然、身体はさまざまな異化作用を起こす。T_2、T_3とも安全性の面で多くの議論があることを伝えておこう。

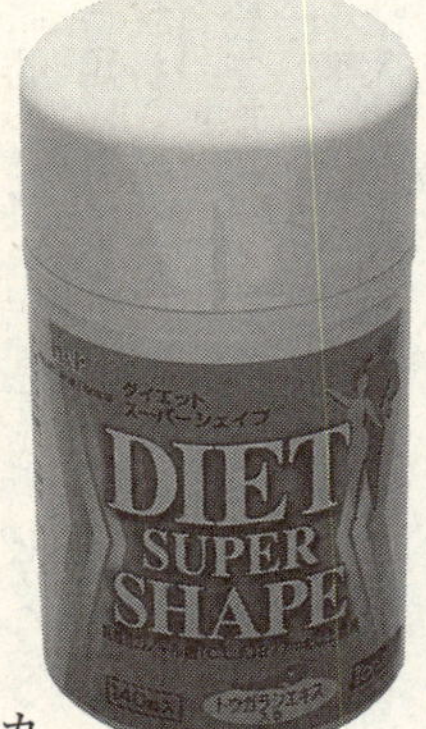

ファットバーナーは副作用の心配の少ないダイエットサプリメント

副作用の心配が少ない新陳代謝向上系のダイエット・サプリメントとしては、アミノ誘導体のL—カルニチンやビタミンB群を用いた「ファットバーナー」という商品名のサプリメントが一般的だ。L—カルニチンは脂肪酸をミトコンドリアに運ぶことで脂肪の燃焼を促進する。ビタミンB群も脂肪やタンパク質、炭水化物の燃焼を助ける作用が有名だ。

ほかには、ミネラルではクロムがインシュリン代謝の効率を上げることで、脂肪と炭水化物を燃焼させる効果が認められている。トウガラシの辛み成分カプサイシンも、代謝を上げることで近年に注目されるようになった。

体内に入った脂肪や炭水化物の吸収を阻止するダイエット・サプリメントには、エビやカニの外殻の繊維質キトサン（脂肪）、ハーブのカワラケツメイ（同）、ガルニシアカンボジア（炭水化物）、ギムネマシルベスタ（同）がある。これらは単体で用いられることより、L—カルニチンやB群と共にして商品化されることが多い。現状ではアスリート向きというより、女性をターゲットにした商品のほうが圧倒的に数が上回っている。

ただ、老婆心ながら申し添えるが、ダイエットに王道はない。効果の絶大なダイエット・サプリメントほど副作用も大きい。なかには命を落とすものもある。摂取カロリーを抑え、運動で消費カロリーを増やすという方法がいちばん安全で確実だ。

サプリメントは日々のパートナー

最後に、現役のボディビルダー・山岸秀匡選手に、サプリメントの用法用量やスケジュールについて聞いてみた。

山岸選手を取材対象としたのは、彼が2000年の全日本選手権3位、世界アマチュア選手権で75キロ級6位入賞という優秀な実績を残しているという理由だけでない。日本のスポーツ界を通して、間違いなくボディビルダーが最も豊富なサプリメントの知識を持っているからだ。

「サプリメントを摂取するには、まず最初に自分がどれだけの栄養を摂っているかを知っておきたいですね」

市販のカロリーブックを参照すると、肉や魚、野菜など食材の重量あたりの栄養素だけでなく、外食やおやつのカロリーや栄養が記されている。

「計算は厳密なものでなく、大ざっぱでもかまいません。ただ自分がどれだけの栄養素を摂っているのかを知ることで、食事や栄養バランスに気をつけるという意識が芽生えることが重要なんです」

山岸選手の場合は、年に数回血液検査をして、さらに精度の高い栄養チェックをしているそうだ。彼は栄養摂取の供給源を手作りの食事に据え、サプリメントはその補助役と割り切っている。取材当日の朝は、「焼き魚、全卵3個を使った卵焼き、納豆、みそ汁、ご飯1膳、温野菜、キウイとオレンジ」というメニューだった。168センチの身長で、オフシーズンの体重90キロ、コンテストには80から75キロで臨むだけにタンパク質を意識した内容となっている。

山岸選手は、契約をしている健康体力研究所のサプリメントを使用している。彼のサプリメントスケジュールは、まず朝食後に「マルチビタミン&ミネラル」を2粒、関節や腱などの結合組織の形成する栄養成分コンドロイチンとグルコサミン、コラーゲンを配合した「スーパージョイント」6粒、「コンディションジャームオイル」という、ベータカロチン、ビタミンE、ビタミンCに、渡り鳥のスタミナ源オクタコサノールを加えたサプリメントを1粒飲む。

トレーニング直前は、BCAAとグルタミンを5グラム、トレーニング中にもBCAAを「筋肉疲労を防ぎ、抗ストレス効果を期待して」服用する。トレーニング直後はホエイでないプロテインを50グラム、グルタミン10グラム、クレアチン5グラムだ。昼食後には、ホエイ・プロテインを30グラム、間食として夕方にプロテインや炭水化物、食物繊維、ビタミン、ミネラルなどをバランスよくパッケージした「バランスミール」を1パック。夕食後にスーパージョイント6粒、コンディションジャームオイル1粒、就寝前にはバランスミール1パックとグルタミン5グラムを摂って1日が終わる。

「サプリメントを飲んだからといって、未知の自分が出現することを期待してはいけません。それはアナボリック・ステロイドやプロホルモンなど、ドラッグの領域だからです。サプリメントは日々を共に過ごすパートナーのようなもので、いなくなったときにその大切さがわかるものだと思います」

日本のアスリートたちにとって、本格的なサプリメントとの付き合いはこれから始まるといってもいい。各自のニーズを正確に掴みつつ、最適なサプリメントを有効に使って、よりよいパフォーマンスの一助としてほしい。

《編集部からひとこと》

※プロホルモンや一部のダイエット・サプリメントは、日本ではサプリメントとして認可されていません。IOCのドーピング検査で陽性反応を示す場合がありますし、深刻な副作用が生じる危険性も指摘されています。今回は、参考資料という意味で掲載しました。

運ぶ働きが認められる。L−カルニチンは日本で医薬品扱いになるので、流通しているのは原則としてアメリカ製が主流だが、国産ダイエットサプリメントにも「牛肉抽出成分」という名で成分表示してある。

【ガルニシア】
東南アジアで栽培される植物ガルニシアカンボジアの皮から抽出したエキス。身体に入った余剰な糖分が脂肪になるのを防ぎ、脂肪細胞から脂肪酸を遊離させやすくする。

【クロム】
ミネラルのクロムは細胞内のインシュリン受容体を活性化し、インシュリンの分泌を抑え、ブドウ糖を筋肉へ取り込んでエネルギーとして使用する量を増加させる。

【ギムネマ】
ガガイモ科の植物、ギムネマシルベスタの主成分。小腸で糖分が吸収されるのを妨げる効果が認められている。

【カプサイシン】
副腎でアドレナリンの分泌を盛んにし、新陳代謝を活発化させ脂肪を燃焼しやすくする。

［関節の強化］

【コンドロイチン】
軟骨や結合組織の再生に役立つムコ多糖類。関節炎の治療に使用。

【グルコサミン】
関節組織中に高濃度で存在する物質で、関節炎に効果があるとされる。グルコサミンはコンドロイチンと共に用いられることが多い。

【MSM】
硫黄化合物メチルサルフォニルメタンの略称で、皮膚や関節などを作るコラーゲンの合成を助け、炎症を抑える。

【MRP（ミール・リプレイスメント）】
食事の代わりに摂るサプリメント。タンパク質、炭水化物、ビタミン、ミネラルなどが総合的にバランスよく配合してある。国産製薬会社や薬品メーカーからバランス栄養食と銘うった“おやつ”代わりの同種品があるが、MRPは内容的に遥かに充実している。

※それぞれは成分や物質名を表示。たいていのサプリメントは成分・物質名がそのまま商品名になっているが、別の商品名で販売されていたり、いくつかの成分を含んだサプリメントもあるので成分表示を確かめること。服用に際しては記載されている容量用法を守り、副作用が出たら中止する。できれば事前に医師や専門家に相談することが望ましい。

＜サプリメントの問い合わせ＞
・自社国産品を中心とした各種サプリメント
▶健康体力研究所
03(5276)3381
・海外ブランドの輸入代理、自社製BCAA「チェインアーマー」
▶ニュークラッシックシステム
03(3737)3845

目的別スポーツサプリメント

[筋肉を作る]

【ホエイ・プロテイン】

プロテインは人体を構成する基本要素。ホエイは乳清から精製された必須アミノ酸、BCAAなどを豊富に含む高純度で高品位のプロテインで、アスリートの筋力増強から、ダイエット時の栄養管理まで幅広く用いる。一般的に粉末だがドリンクタイプもある。


【プロテイン】

分離大豆タンパク、牛乳、卵などを主原料としており、それぞれ単独のもの、混合したタイプなどがある。ホエイと比べて安価なものが多い。プロテイン購入時には、人体にとってタンパク質が理想的に構成されているかを示す「アミノ酸スコア」や、タンパク質のパーセンテージを示す「タンパク質含有率」（両方とも最高値は100%。数値は高いほうがいい）を目安とする。粉末だけでなくタブレットタイプもある。


【アミノ酸】

プロテインの構成要素。吸収がよいのでプロテインに比べて胃や腸での負担が少ない。トレーニングの直後に摂るのが基本。


【BCAA】

バリン、ロイシン、イソロイシンの3種類の分岐鎖アミノ酸の総称。筋肉内で代謝されるほか、成長ホルモンの分泌も促す。


【グルタミン（L−グルタミン）】

アミノ酸の一種で、タンパク質を合成し分解を抑える。


【クレアチン】

最大筋力、筋持久力を向上させ、ATPの再合成を助けるので、長時間にわたる運動や最大筋力を何度も発揮するトレーニングに用いる。

[ダイエット]

【ファットバーナー】

ダイエット・サプリメントの総称。体脂肪を燃焼させるタイプと、体脂肪となる脂肪分や炭水化物の吸収を阻止するタイプがある。体脂肪燃焼系にはエフェドリンやカフェイン、T_2など副作用の強いものや、ドーピング検査で興奮剤として検出されるものもあるので注意。後者は以下に説明する物質を複数混合してあるタイプが一般的。


【ビタミンB群】

ビタミンB群は単体でなく複合して摂取する。B_6は脂肪肝の予防、タンパク質や脂肪の代謝も促す。B_1はアルコールの糖分をはじめ、糖質を分解してエネルギーに変える。B_2は脂肪の燃焼を助け、脂肪が肝臓に溜まりやすくなるのを防ぐ。


【L−カルニチン】

アミノ酸の一種で筋肉に脂肪を

仕事はデスクワークの鈴木さん、年齢とともに体重とお腹まわりは増える一方。年2回の健康診断では「肥満」と診断され、血中脂質やコレステロール値も高めだった。

学生時代陸上部だった鈴木さんは、エアロビックトレーニングシートからジョギングを選んだ。6kgの脂肪を落とすには1回 30分のジョギングを 130回を目安に行なわなければならない。土日週2回だけ走ったとして、月8回で約1年と4カ月ちかくかかる計算になる。鈴木さんの場合、半年間で落としたいと考えていたので、ジョギングを1回 60分に延ばし、土日以外にも隔週で週3回走り、トレーニング回数を増やした。

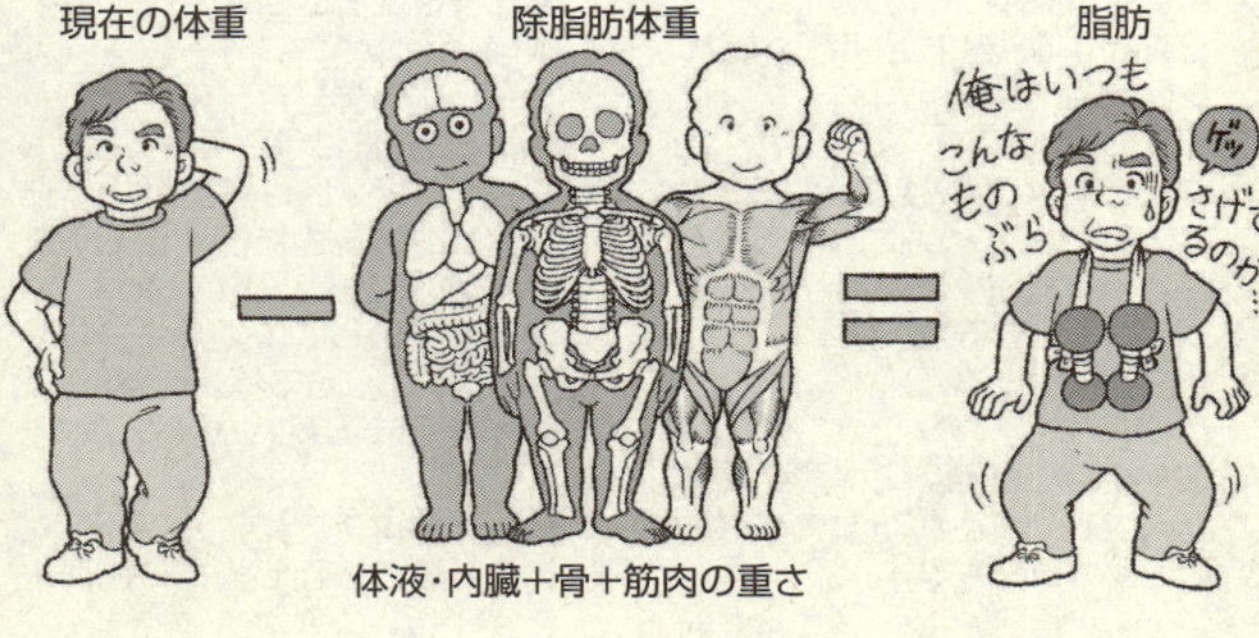

エアロビックトレーニングシート

この表は、まず自分の体重に占める脂肪の割合と、除脂肪体重を知ることができます。さらに、余分な脂肪を落とすために必要な運動量が簡単にわかります。目標体脂肪率になるまでにかかる日数、1回の運動時間をベースに、自分の減量目標値が設定できます。

年齢や生活スタイルに合わせた、無理のないトレーニングを行なってください。

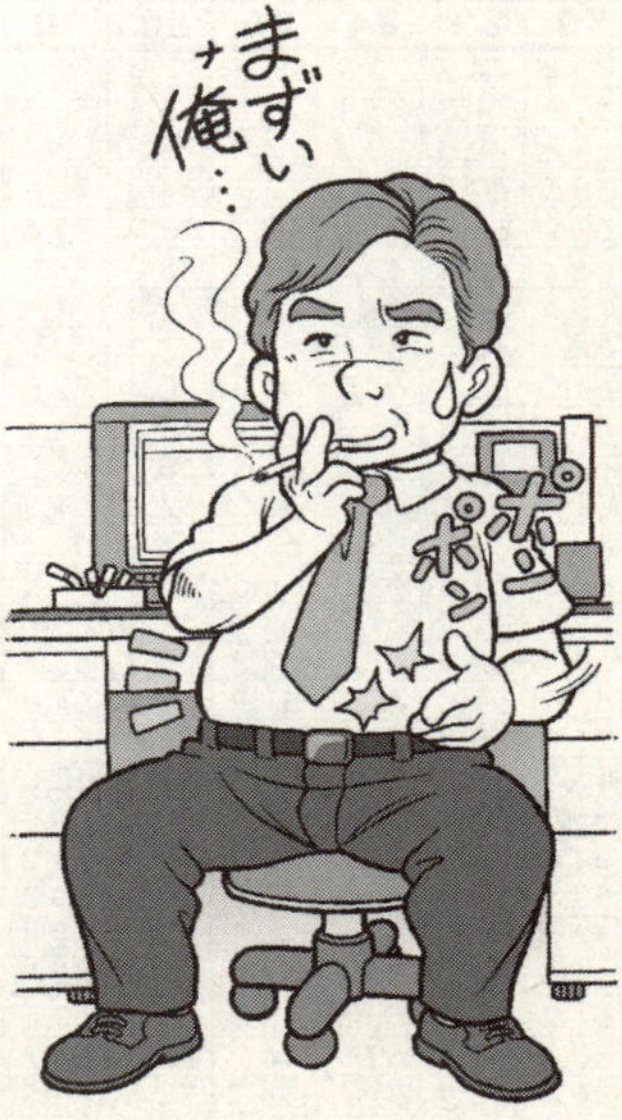

例）鈴木賢二さん
43歳、会社員
身長165cm
体重76kg
体脂肪率28%

目標体重70kg
目標体脂肪率22%
除きたい脂肪量6kg

イラスト／勝山英幸　作図／川野郁代
 考案作成 S.Hirotsu, J.Nakano

●算出方法
1◆下の表Aのヨコ軸で現在の体重、タテ軸で現在の体脂肪率を選び、交わったところが自分の「除脂肪体重（脂肪を除いた体重）」である。体脂肪を減らしてやせることが目的なので、やせたあとも除脂肪体重は変わらない。

2◆表Aのタテ軸で目標とする体脂肪率を見つけ、それを右にまっすぐ見ていき、1で出した除脂肪体重に最も近い値を探す。その上のヨコ軸の体重が目標体重になる。

3◆現在の体重から2で出した目標体重を引いた値が、減らしたい脂肪の量となる。

4◆表Bから自分の年齢に該当するグラフを選ぶ。自分の体重グループの中からやりやすい運動を、ヨコ軸から3で求めた除きたい脂肪量をそれぞれ選び、その交わったところの数値が、目標達成までに必要な運動回数となる。

6	78	80	82	84	86	88	90	92	94	96	98	100
6.9	68.6	70.4	72.2	73.9	75.7	77.4	79.2	81.0	82.7	84.5	86.2	88.0
6.1	67.9	69.6	71.3	73.1	74.8	76.6	78.3	80.0	81.8	83.5	85.3	87.0
5.4	67.1	68.8	70.5	72.2	74.0	75.7	77.4	79.1	80.8	82.6	84.3	86.0
4.6	66.3	68.0	69.7	71.4	73.1	74.8	76.5	78.2	79.9	81.6	83.3	85.0
3.8	65.5	67.2	68.9	70.6	72.2	73.9	75.6	77.3	79.0	80.6	82.3	84.0
3.1	64.7	66.4	68.1	69.7	71.4	73.0	74.7	76.4	78.0	79.7	81.3	83.0
2.3	64.0	65.6	67.2	68.9	70.5	72.2	73.8	75.4	77.1	78.7	80.4	82.0
.6	63.2	64.8	66.4	68.0	69.7	71.3	72.9	74.5	76.1	77.8	79.4	81.0
0.8	62.4	64.0	65.6	67.2	68.8	70.4	72.0	73.6	75.2	76.8	78.4	80.0
0.0	61.6	63.2	64.8	66.4	67.9	69.5	71.1	72.7	74.3	75.8	77.4	79.0
9.3	60.8	62.4	64.0	65.5	67.1	68.6	70.2	71.8	73.3	74.9	76.4	78.0
8.5	60.1	61.6	63.1	64.7	66.2	67.8	69.3	70.8	72.4	73.9	75.5	77.0
7.8	59.3	60.8	62.3	63.8	65.4	66.9	68.4	69.9	71.4	73.0	74.5	76.0
7.0	58.5	60.0	61.5	63.0	64.5	66.0	67.5	69.0	70.5	72.0	73.5	75.0
6.2	57.7	59.2	60.7	62.2	63.6	65.1	66.6	68.1	69.6	71.0	72.5	74.0
5.5	56.9	58.4	59.9	61.3	62.8	64.2	65.7	67.2	68.6	70.1	71.5	73.0
4.7	56.2	57.6	59.0	60.5	61.9	63.4	64.8	66.2	67.7	69.1	70.6	72.0
4.0	55.4	56.8	58.2	59.6	61.1	62.5	63.9	65.3	66.7	68.2	69.6	71.0
3.2	54.6	56.0	57.4	58.8	60.2	61.6	63.0	64.4	65.8	67.2	68.6	70.0
2.4	53.8	55.2	56.6	58.0	59.3	60.7	62.1	63.5	64.9	66.2	67.6	69.0
.7	53.0	54.4	55.8	57.1	58.5	59.8	61.2	62.6	63.9	65.3	66.6	68.0
0.9	52.3	53.6	54.9	56.3	57.6	59.0	60.3	61.6	63.0	64.3	65.7	67.0
0.2	51.5	52.8	54.1	55.4	56.8	58.1	59.4	60.7	62.0	63.4	64.7	66.0
9.4	50.7	52.0	53.3	54.6	55.9	57.2	58.5	59.8	61.1	62.4	63.7	65.0
8.6	49.9	51.2	52.5	53.8	55.0	56.3	57.6	58.9	60.2	61.4	62.7	64.0
7.9	49.1	50.4	51.7	52.9	54.2	55.4	56.7	58.0	59.2	60.5	61.7	63.0
7.1	48.4	49.6	50.8	52.1	53.3	54.6	55.8	57.0	58.3	59.5	60.8	62.0
6.4	47.6	48.8	50.0	51.2	52.5	53.7	54.9	56.1	57.3	58.6	59.8	61.0
5.6	46.8	48.0	49.2	50.4	51.6	52.8	54.0	55.2	56.4	57.6	58.8	60.0

1.現在の体重、体脂肪と表Aでわかった除脂肪体重　kg ______

2.目標とする体脂肪率から出した目標体重　kg ______

現在の体重 [　　kg] − 目標体重 [　　kg] ＝ これが除きたい脂肪の量 [　　kg]

表A　体　重　kg ………▶

体脂肪率%……▼	54	56	58	60	62	64	66	68	70	72	74
12	47.5	49.3	51.0	52.8	54.6	56.3	58.1	59.8	61.6	63.4	65.1
13	47.0	48.7	50.5	52.2	53.9	55.7	57.4	59.2	60.9	62.6	64.4
14	46.4	48.2	49.9	51.6	53.3	55.0	56.8	58.5	60.2	61.9	63.6
15	45.9	47.6	49.3	51.0	52.7	54.4	56.1	57.8	59.5	61.2	62.9
16	45.4	47.0	48.7	50.4	52.1	53.8	55.4	57.1	58.8	60.5	62.2
17	44.8	46.5	48.1	49.8	51.5	53.1	54.8	56.4	58.1	59.8	61.4
18	44.3	45.9	47.6	49.2	50.8	52.5	54.1	55.8	57.4	59.0	60.7
19	43.7	45.4	47.0	48.6	50.2	51.8	53.5	55.1	56.7	58.3	59.9
20	43.2	44.8	46.4	48.0	49.6	51.2	52.8	54.4	56.0	57.6	59.2
21	42.7	44.2	45.8	47.4	49.0	50.6	52.1	53.7	55.3	56.9	58.5
22	42.1	43.7	45.2	46.8	48.4	49.9	51.5	53.0	54.6	56.2	57.7
23	41.6	43.1	44.7	46.2	47.7	49.3	50.8	52.4	53.9	55.4	57.0
24	41.0	42.6	44.1	45.6	47.1	48.6	50.2	51.7	53.2	54.7	56.2
25	40.5	42.0	43.5	45.0	46.5	48.0	49.5	51.0	52.5	54.0	55.5
26	40.0	41.4	42.9	44.4	45.9	47.4	48.8	50.3	51.8	53.3	54.8
27	39.4	40.9	42.3	43.8	45.3	46.7	48.2	49.6	51.1	52.6	54.0
28	38.9	40.3	41.8	43.2	44.6	46.1	47.5	49.0	50.4	51.8	53.3
29	38.3	39.8	41.2	42.6	44.0	45.4	46.9	48.3	49.7	51.1	52.5
30	37.8	39.2	40.6	42.0	43.4	44.8	46.2	47.6	49.0	50.4	51.8
31	37.3	38.6	40.0	41.4	42.8	44.2	45.5	46.9	48.3	49.7	51.1
32	36.7	38.1	39.4	40.8	42.2	43.5	44.9	46.2	47.6	49.0	50.3
33	36.2	37.5	38.9	40.2	41.5	42.9	44.2	45.6	46.9	48.2	49.6
34	35.6	37.0	38.3	39.6	40.9	42.2	43.6	44.9	46.2	47.5	48.8
35	35.1	36.4	37.7	39.0	40.3	41.6	42.9	44.2	45.5	46.8	48.1
36	34.6	35.8	37.1	38.4	39.7	41.0	42.2	43.5	44.8	46.1	47.4
37	34.0	35.3	36.5	37.8	39.1	40.3	41.6	42.8	44.1	45.4	46.6
38	33.5	34.7	36.0	37.2	38.4	39.7	40.9	42.2	43.4	44.6	45.9
39	32.9	34.2	35.4	36.6	37.8	39.0	40.3	41.5	42.7	43.9	45.1
40	32.4	33.6	34.8	36.0	37.2	38.4	39.6	40.8	42.0	43.2	44.4

18-29歳

① ウォーキング 30分

② テニス 30分

③ ジョギング 160m/分 30分

ゴルフ・サイクリングはウォーキング、スキー・バレーボール・登山はテニス、水泳・縄跳び・サッカーはジョギングとおおよそ同じ運動量です。脂肪がいちばん燃えるマフェトン理論の最大心拍数をチェックしながら行なうと、より効果的です。

22	24	26	28	30	32	34	36	38	40	42	44	46	48
1120													
720													
530													
1090	1200												
700	770												
520	570												
1060	1170	1290											
680	760	830											
500	560	610											
1040	1150	1260	1370										
670	740	810	880										
490	540	600	650										
1010	1120	1230	1340	1460									
650	720	790	860	940									
480	530	580	640	690									
990	1090	1200	1310	1420	1540								
640	700	770	840	910	990								
470	520	570	620	670	730								
970	1070	1170	1280	1390	1500	1620							
620	690	750	820	890	960	1040							
460	510	560	610	660	710	770							
950	1050	1150	1250	1360	1470	1580	1690						
610	670	740	800	870	940	1010	1090						
450	500	540	590	640	690	750	800						
930	1020	1120	1220	1330	1430	1540	1650	1770					
600	660	720	790	850	920	990	1060	1140					
440	490	530	580	630	680	730	780	840					
910	1000	1100	1200	1300	1400	1510	1610	1730	1840				
580	640	710	770	830	900	970	1040	1110	1190				
430	480	520	570	620	660	710	770	820	870				
890	980	1080	1170	1270	1370	1470	1580	1690	1800	1920			
570	630	690	750	820	880	950	1020	1090	1160	1230			
420	470	510	560	600	650	700	750	800	850	910			
870	960	1050	1150	1240	1340	1440	1550	1650	1760	1870	1990		
560	620	680	740	800	860	930	990	1060	1130	1200	1280		
410	460	500	540	590	640	680	730	780	830	890	940		
860	940	1030	1120	1220	1310	1410	1510	1620	1720	1830	1940	2060	
550	610	660	720	780	850	910	970	1040	1110	1180	1250	1320	
410	450	490	530	580	620	670	720	770	820	870	920	980	
840	930	1010	1100	1190	1290	1380	1480	1580	1690	1790	1900	2010	2130
540	600	650	710	770	830	890	950	1020	1080	1150	1220	1290	1370
400	440	480	520	570	610	660	700	750	800	850	900	950	1010
820	910	990	1080	1170	1260	1360	1450	1550	1650	1750	1860	1970	2080
530	580	640	700	750	810	870	930	1000	1060	1130	1200	1270	1340
390	430	470	510	560	600	640	690	730	780	830	880	930	990

表B

現体重	除きたい脂肪量kg…	2	4	6	8	10	12	14	16	18	20
54kg	①	110	230								
	②	70	150								
	③	50	110								
56kg	①	110	220	340							
	②	70	140	220							
	③	50	110	160							
58kg	①	110	220	330	440						
	②	70	140	210	290						
	③	50	100	160	210						
60kg	①	100	210	320	430	550					
	②	70	140	210	280	350					
	③	50	100	150	200	260					
62kg	①	100	210	310	420	530	650				
	②	70	130	200	270	340	420				
	③	50	100	150	200	250	310				
64kg	①	100	200	300	410	520	630	750			
	②	60	130	200	260	330	410	480			
	③	50	100	140	190	250	300	350			
66kg	①	100	200	300	400	510	610	730	840		
	②	60	130	190	260	330	400	470	540		
	③	50	90	140	190	240	290	340	400		
68kg	①	90	190	290	390	490	600	710	820	940	
	②	60	120	190	250	320	390	460	530	600	
	③	50	90	140	190	230	280	340	390	440	
70kg	①	90	190	280	380	480	580	690	800	910	1030
	②	60	120	180	250	310	380	440	510	590	660
	③	40	90	130	180	230	280	330	380	430	490
72kg	①	90	180	280	370	470	570	670	780	890	1000
	②	60	120	180	240	300	370	430	500	570	640
	③	40	90	130	180	220	270	320	370	420	470
74kg	①	90	180	270	360	460	560	660	760	870	980
	②	60	110	170	230	300	360	420	490	560	630
	③	40	80	130	170	220	260	310	360	410	460
76kg	①	90	170	260	360	450	550	640	740	850	950
	②	60	110	170	230	290	350	410	480	550	610
	③	40	80	130	170	210	260	310	350	400	450
78kg	①	80	170	260	350	440	530	630	730	830	930
	②	50	110	170	220	280	340	400	470	530	600
	③	40	80	120	170	210	250	300	350	390	440
80kg	①	80	170	250	340	430	520	620	710	810	910
	②	50	110	160	220	280	340	400	460	520	590
	③	40	80	120	160	200	250	290	340	380	430
82kg	①	80	160	250	330	420	510	600	700	790	890
	②	50	110	160	210	270	330	390	450	510	570
	③	40	80	120	160	200	240	290	330	380	420
84kg	①	80	160	240	330	410	500	590	680	770	870
	②	50	100	160	210	270	320	380	440	500	560
	③	40	80	120	160	200	240	280	320	370	410
86kg	①	80	160	240	320	400	490	580	670	760	850
	②	50	100	150	210	260	320	370	430	490	550
	③	40	80	110	150	190	230	270	320	360	400
88kg	①	80	150	230	310	400	480	570	650	740	830
	②	50	100	150	200	260	310	360	420	480	540
	③	40	70	110	150	190	230	270	310	350	400
90kg	①	80	150	230	310	390	470	550	640	730	820
	②	50	100	150	200	250	300	360	410	470	530
	③	40	70	110	150	180	220	260	300	350	390
92kg	①	70	150	220	300	380	460	540	630	710	800
	②	50	100	140	190	250	300	350	400	460	520
	③	40	70	110	140	180	220	260	300	340	380
94kg	①	70	150	220	300	370	450	530	620	700	790
	②	50	90	140	190	240	290	340	400	450	510
	③	40	70	110	140	180	220	250	290	330	370
96kg	①	70	140	220	290	370	440	520	600	690	770
	②	50	90	140	190	240	290	340	390	440	500
	③	30	70	100	140	170	210	250	290	330	370
98kg	①	70	140	210	290	360	440	510	590	670	760
	②	50	90	140	180	230	280	330	380	430	490
	③	30	70	100	140	170	210	240	280	320	360
100kg	①	70	140	210	280	350	430	500	580	660	740
	②	40	90	130	180	230	280	320	370	430	480
	③	30	70	100	130	170	200	240	280	310	350

30-49歳

①ウォーキング 30分
②テニス 30分
③ジョギング 160m/分 30分

ゴルフ・サイクリングはウォーキング、スキー・バレーボール・登山はテニス、水泳・縄跳び・サッカーはジョギングとおおよそ同じ運動量です。脂肪がいちばん燃えるマフェトン理論の最大心拍数をチェックしながら行なうと、より効果的です。

22	24	26	28	30	32	34	36	38	40	42	44	46	48
1190													
760													
560													
1160	1280												
750	820												
550	610												
1130	1250	1370											
730	800	880											
540	590	650											
1110	1220	1340	1460										
710	790	860	940										
520	580	640	690										
1080	1190	1310	1430	1550									
690	770	840	920	1000									
510	570	620	680	740									
1060	1170	1280	1400	1510	1640								
680	750	820	900	970	1050								
500	550	610	660	720	780								
1030	1140	1250	1360	1480	1600	1720							
660	730	800	880	950	1030	1110							
490	540	590	650	700	760	820							
1010	1120	1220	1330	1450	1560	1680	1800						
650	720	790	860	930	1000	1080	1160						
480	530	580	630	690	740	800	850						
990	1090	1200	1300	1410	1530	1640	1760	1890					
640	700	770	840	910	980	1060	1130	1210					
470	520	570	620	670	720	780	840	900					
970	1070	1170	1280	1380	1490	1610	1720	1840	1960				
620	690	750	820	890	960	1030	1110	1180	1260				
460	510	560	610	660	710	770	820	870	930				
950	1050	1150	1250	1350	1460	1570	1690	1800	1920	2040			
610	670	740	800	870	940	1010	1080	1160	1230	1310			
450	500	540	590	640	690	750	800	850	910	970			
930	1030	1120	1220	1330	1430	1540	1650	1760	1880	2000	2120		
600	660	720	790	850	920	990	1060	1130	1210	1280	1360		
440	490	530	580	630	680	730	780	830	890	950	1000		
910	1010	1100	1200	1300	1400	1510	1610	1720	1840	1950	2070	2200	
590.	650	710	770	840	900	970	1040	1110	1180	1260	1330	1410	
430	480	520	570	620	660	710	770	820	870	930	980	1040	
900	990	1080	1180	1270	1370	1480	1580	1690	1800	1910	2030	2150	2270
580	640	700	760	820	880	950	1020	1090	1160	1230	1300	1380	1460
430	470	510	560	600	650	700	750	800	850	910	960	1020	1080
880	970	1060	1150	1250	1350	1450	1550	1650	1760	1870	1980	2100	2220
570	620	680	740	800	870	930	1000	1060	1130	1200	1280	1350	1430
420	460	500	550	590	640	690	730	780	830	890	940	1000	1050

表B

現体重	除きたい脂肪量 kg…	2	4	6	8	10	12	14	16	18	20
54kg	①	120	240								
	②	80	160								
	③	60	120								
56kg	①	120	240	360							
	②	80	150	230							
	③	60	110	170							
58kg	①	110	230	350	470						
	②	70	150	220	300						
	③	50	110	170	220						
60kg	①	110	220	340	460	580					
	②	70	140	220	300	370					
	③	50	110	160	220	280					
62kg	①	110	220	330	450	570	690				
	②	70	140	210	290	360	440				
	③	50	100	160	210	270	330				
64kg	①	110	210	320	440	550	670	790			
	②	70	140	210	280	360	430	510			
	③	50	100	150	210	260	320	380			
66kg	①	100	210	320	430	540	650	770	900		
	②	70	130	200	270	350	420	500	580		
	③	50	100	150	200	260	310	370	420		
68kg	①	100	200	310	420	530	640	750	870	1000	
	②	70	130	200	270	340	410	490	560	640	
	③	50	100	150	200	250	300	360	410	470	
70kg	①	100	200	300	410	510	620	740	850	970	1090
	②	60	130	190	260	330	400	470	550	620	700
	③	50	90	140	190	240	300	350	400	460	520
72kg	①	100	190	290	400	500	610	720	830	950	1070
	②	60	130	190	260	320	390	460	530	610	690
	③	50	90	140	190	240	290	340	390	450	510
74kg	①	90	190	290	390	490	590	700	810	920	1040
	②	60	120	190	250	320	380	450	520	590	670
	③	50	90	140	180	230	280	330	380	440	490
76kg	①	90	190	280	380	480	580	690	790	900	1020
	②	60	120	180	240	310	370	440	510	580	650
	③	40	90	130	180	230	280	330	380	430	480
78kg	①	90	180	280	370	470	570	670	780	880	990
	②	60	120	180	240	300	370	430	500	570	640
	③	40	90	130	180	220	270	320	370	420	470
80kg	①	90	180	270	360	460	560	660	760	860	970
	②	60	110	170	230	300	360	420	490	560	620
	③	40	80	130	170	220	260	310	360	410	460
82kg	①	90	170	260	360	450	540	640	740	840	950
	②	60	110	170	230	290	350	410	480	540	610
	③	40	80	130	170	210	260	300	350	400	450
84kg	①	90	170	260	350	440	530	630	730	830	930
	②	60	110	170	220	280	340	400	470	530	600
	③	40	80	120	170	210	250	300	340	390	440
86kg	①	80	170	250	340	430	520	620	710	810	910
	②	50	110	160	220	280	340	400	460	520	580
	③	40	80	120	160	200	250	290	340	380	430
88kg	①	80	160	250	340	420	510	600	700	790	890
	②	50	110	160	220	270	330	390	450	510	570
	③	40	80	120	160	200	240	290	330	380	420
90kg	①	80	160	240	330	410	500	590	680	780	870
	②	50	100	160	210	270	320	380	440	500	560
	③	40	80	120	160	200	240	280	320	370	410
92kg	①	80	160	240	320	410	490	580	670	760	850
	②	50	100	150	210	260	320	370	430	490	550
	③	40	80	110	150	190	230	280	320	360	410
94kg	①	80	160	240	320	400	480	570	660	750	840
	②	50	100	150	200	260	310	370	420	480	540
	③	40	70	110	150	190	230	270	310	350	400
96kg	①	80	150	230	310	390	470	560	650	730	820
	②	50	100	150	200	250	310	360	410	470	530
	③	40	70	110	150	190	230	270	310	350	390
98kg	①	80	150	230	310	390	470	550	630	720	810
	②	50	100	150	200	250	300	350	410	460	520
	③	40	70	110	150	180	220	260	300	340	380
100kg	①	70	150	220	300	380	460	540	620	710	790
	②	50	100	140	190	240	290	350	400	450	510
	③	40	70	110	140	180	220	260	300	330	380

50-69歳

① ウォーキング 30分

② テニス 30分

③ ジョギング 160m/分 30分

ゴルフ・サイクリングはウォーキング、スキー・バレーボール・登山はテニス、水泳・縄跳び・サッカーはジョギングとおおよそ同じ運動量です。脂肪がいちばん燃えるマフェトン理論の最大心拍数をチェックしながら行なうと、より効果的です。

22	24	26	28	30	32	34	36	38	40	42	44	46	48
1250													
810													
590													
1220	1350												
790	870												
580	640												
1190	1320	1450											
770	850	930											
570	630	690											
1160	1290	1410	1540										
750	830	910	990										
550	610	670	730										
1140	1260	1380	1500	1630									
730	810	890	970	1050									
540	600	650	710	770									
1110	1230	1350	1470	1600	1720								
710	790	870	940	1030	1110								
530	580	640	700	760	820								
1090	1200	1320	1440	1560	1680	1810							
700	770	850	920	1000	1080	1170							
520	570	620	680	740	800	860							
1060	1170	1290	1400	1520	1640	1770	1900						
680	750	830	900	980	1060	1140	1220						
500	560	610	660	720	780	840	900						
1040	1150	1260	1370	1490	1610	1730	1860	1990					
670	740	810	880	960	1030	1110	1190	1280					
490	540	600	650	710	760	820	880	940					
1020	1120	1230	1340	1460	1570	1690	1810	1940	2070				
660	720	790	860	940	1010	1090	1170	1250	1330				
480	530	580	640	690	740	800	860	920	980				
1000	1100	1210	1310	1420	1540	1650	1770	1900	2020	2150			
640	710	780	840	920	990	1060	1140	1220	1300	1380			
470	520	570	620	680	730	780	840	900	960	1020			
980	1080	1180	1290	1390	1500	1620	1730	1850	1980	2100	2230		
630	690	760	830	900	970	1040	1120	1190	1270	1350	1430		
460	510	560	610	660	710	770	820	880	940	1000	1060		
960	1060	1160	1260	1370	1470	1580	1700	1810	1930	2060	2180	2310	
620	680	740	810	880	950	1020	1090	1170	1240	1320	1400	1490	
450	500	550	600	650	700	750	800	860	920	970	1030	1090	
940	1040	1140	1240	1340	1440	1550	1660	1780	1890	2010	2130	2260	2390
610	670	730	790	860	930	1000	1070	1140	1220	1290	1370	1450	1540
450	490	540	590	630	680	740	790	840	900	950	1010	1070	1130
920	1020	1110	1210	1310	1420	1520	1630	1740	1850	1970	2090	2210	2340
590	650	720	780	840	910	980	1050	1120	1190	1270	1340	1420	1500
440	480	530	570	620	670	720	770	820	880	930	990	1050	1110

表B

現体重	除きたい脂肪量 kg…	2	4	6	8	10	12	14	16	18	20
54kg	①	130	260								
	②	80	170								
	③	60	120								
56kg	①	120	250	380							
	②	80	160	240							
	③	60	120	180							
58kg	①	120	240	370	500						
	②	80	160	240	320						
	③	60	120	180	240						
60kg	①	120	240	360	480	610					
	②	80	150	230	310	400					
	③	60	110	170	230	290					
62kg	①	110	230	350	470	600	730				
	②	70	150	220	300	380	470				
	③	50	110	170	220	280	340				
64kg	①	110	220	340	460	580	710	840			
	②	70	140	220	300	370	460	540			
	③	50	110	160	220	280	340	400			
66kg	①	110	220	330	450	570	690	820	950		
	②	70	140	210	290	370	440	520	610		
	③	50	100	160	210	270	330	390	450		
68kg	①	110	210	320	440	550	670	800	920	1050	
	②	70	140	210	280	360	430	510	590	680	
	③	50	100	150	210	260	320	380	440	500	
70kg	①	100	210	320	430	540	660	780	900	1020	1150
	②	70	130	200	270	350	420	500	580	660	740
	③	50	100	150	200	260	310	370	430	490	550
72kg	①	100	200	310	420	530	640	760	880	1000	1120
	②	70	130	200	270	340	410	490	560	640	720
	③	50	100	150	200	250	300	360	420	470	530
74kg	①	100	200	300	410	520	630	740	850	970	1100
	②	60	130	190	260	330	400	480	550	630	710
	③	50	100	140	190	240	300	350	410	460	520
76kg	①	100	200	300	400	500	610	720	830	950	1070
	②	60	130	190	260	320	390	460	540	610	690
	③	50	90	140	190	240	290	340	400	450	510
78kg	①	100	190	290	390	490	600	710	820	930	1050
	②	60	120	190	250	320	380	450	520	600	670
	③	50	90	140	190	230	280	330	390	440	500
80kg	①	90	190	280	380	480	580	690	800	910	1020
	②	60	120	180	250	310	380	440	510	580	660
	③	40	90	130	180	230	280	330	380	430	480
82kg	①	90	180	280	370	470	570	680	780	890	1000
	②	60	120	180	240	300	370	430	500	570	640
	③	40	90	130	180	220	270	320	370	420	470
84kg	①	90	180	270	370	460	560	660	760	870	980
	②	60	120	180	240	300	360	430	490	560	630
	③	40	90	130	170	220	270	310	360	410	460
86kg	①	90	180	270	360	450	550	650	750	850	960
	②	60	110	170	230	290	350	420	480	550	610
	③	40	80	130	170	210	260	310	350	400	450
88kg	①	90	170	260	350	440	540	630	730	830	940
	②	60	110	170	230	290	350	410	470	540	600
	③	40	80	120	170	210	260	300	350	390	440
90kg	①	80	170	260	350	440	530	620	720	820	920
	②	50	110	170	220	280	340	400	460	520	590
	③	40	80	120	160	210	250	290	340	390	430
92kg	①	80	170	250	340	430	520	610	700	800	900
	②	50	110	160	220	270	330	390	450	510	580
	③	40	80	120	160	200	250	290	330	380	430
94kg	①	80	160	250	330	420	510	600	690	780	880
	②	50	110	160	210	270	330	380	440	500	570
	③	40	80	120	160	200	240	280	330	370	420
96kg	①	80	160	240	330	410	500	590	680	770	860
	②	50	100	160	210	260	320	380	440	490	560
	③	40	80	120	160	200	240	280	320	360	410
98kg	①	80	160	240	320	400	490	580	660	750	850
	②	50	100	150	210	260	310	370	430	490	540
	③	40	80	110	150	190	230	270	320	360	400
100kg	①	80	160	230	310	400	480	570	650	740	830
	②	50	100	150	200	260	310	360	420	480	530
	③	40	70	110	150	190	230	270	310	350	390

著者紹介

●青木まき子（あおき・まきこ）
編集者を経てフリーライターになる。女性誌、健康雑誌を中心に活動中。

●内池久貴（うちいけ・ひさたか）
1967年福井県生まれ。早稲田大学卒業。かつては『別冊宝島プロレス読本』シリーズの編集長代行を務めたほか、『決戦！ワールドカップ読本』『男を鍛える本』などを企画・編集した。現在はフリーとして活動している。

●梅澤聡（うめざわ・あきら）
64年新潟市生まれ。早稲田大学第二文学部中退。編集プロダクション、出版社勤務を経て、現在フリーの編集者・ライター。スポーツ企画を中心に活躍中。

●折山淑美（おりやま・としみ）
53年長野県生まれ。神奈川大学工学部応用化学科卒。『週刊プレイボーイ』『陸上競技マガジン』などを中心に執筆するスポーツライター。

●酒井均（さかい・ひとし）
55年茨城県生まれ。スポーツ雑誌・書籍等の編集者を経て、現在メディア工房代表。DTPによるデジタルデザインと編集・執筆を主として活動、競技歴16年のトライアスリート。

●増田晶文（ますだ・まさふみ）
大阪府出身。同志社大学法学部卒。「ひと」を軸に据え、幅広い分野を対象に執筆活動を続けている。98年に第6回ナンバー・ノンフィクション新人賞を受賞した。著書に『果てなき渇望』（草思社）。

●中塚祐文（なかつか・ひろふみ）
1957年生まれ。慶應義塾大学文学部社会心理学科卒業。ユタ州立大学化学科にて基礎科学単位修得。ナショナル・カイロプラクティック大学人間生物学科卒業。同大ドクター・オブ・カイロプラクティックコース修了。米国イリノイ州カイロプラクティック・フィジシャン免許取得。米国アプライドキネシオロジスト認定。

●Philip Maffetone（フィリップ・マフェトン）
20年余にわたって開業医を務めると同時に、多くの世界トップクラスのプロを含む、あらゆるスポーツ選手の治療とトレーニングに関わっている。そして現在、健康とフィットネス、ダイエットと栄養、ライフスタイルとストレスなどについて広く講演活動を行ない、スポーツ選手、スポーツチームや団体のコンサルタントとして活躍中。

一般読者向けの、スポーツ関係の著書もあり、ＡＫ協会（International College of Applied Kinesiology—補完医療教育と研究の機関）の前会長を務めた。

本書は、二〇〇一年七月に小社より刊行された
別冊宝島591号『体脂肪を燃やすスポーツトレーニング』を改訂したものです。

宝島社
文　庫

体脂肪を燃やすスポーツトレーニング

（たいしぼうをもやすすぽーつとれーにんぐ）

2003年７月９日　第１刷発行
2003年12月25日　第３刷発行

編　者　別冊宝島編集部
発行人　蓮見清一
発行所　株式会社 宝島社
〒102-8388 東京都千代田区一番町25
電話：営業部03（3234）4621／編集部03（3234）3692
振替：00170-1-170829　㈱宝島社
印刷・製本　中央精版印刷株式会社

First published 2001 by Takarajimasha, Inc.

Printed and bound in Japan
ISBN4-7966-3419-3

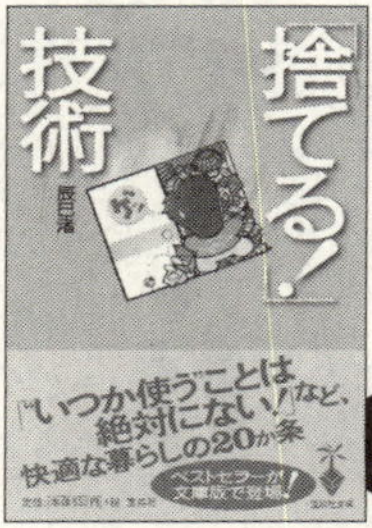
「捨てる!」
技術
辰巳渚
「"いつか使う"ことは
絶対にない!」など、
快適な暮らしの20か条
ベストセラーが!
文庫版で登場